SONDERABDRUCK AUS

HANDBUCH DER GEISTESKRANKHEITEN

HERAUSGEGEBEN VON OSWALD BUMKE-MÜNCHEN

ACHTER BAND

SPEZIELLER TEIL IV

SYPHILITISCHE GEISTESSTÖRUNGEN · PSYCHOSEN DES RÜCKBILDUNGS- UND
GREISENALTERS · EPILEPTISCHE REAKTIONEN UND
EPILEPTISCHE KRANKHEITEN

(VERLAG VON JULIUS SPRINGER IN BERLIN 1930)

A. BOSTROEM

DIE PROGRESSIVE PARALYSE (KLINIK)

MIT 43 ABBILDUNGEN

NICHT IM HANDEL

ISBN 978-3-662-01735-7
DOI 10.1007/978-3-662-02030-2

ISBN 978-3-662-02030-2 (eBook)

Die progressive Paralyse (Klinik).

Von

A. BOSTROEM

München.

Mit 43 Abbildungen.

Allgemeines.

Über die Probleme der Paralyse-Ätiologie und -Pathogenese, über ihre pathologische Anatomie und die Serologie ist in den letzten Jahrzehnten eine große Literatur entstanden, und auch die Paralyse-Therapie hat nach der Einführung des Salvarsans und dann vor allem durch die Fieberbehandlung eine umfangreiche Bearbeitung erfahren; demgegenüber hat man sich verhältnismäßig wenig mit den klinischen Fragen der Paralyse beschäftigt, und außer den lehrbuchmäßigen Darstellungen sind Einzelprobleme klinischer Art nur in spärlichem Umfang erörtert worden. Das liegt wohl daran, daß bei der Paralyse die Diagnose mit Hilfe von neurologischen Symptomen und serologischen Untersuchungsmethoden auf eine zu bequeme Weise zu sichern ist, als daß man es nötig hatte, sich allzu eingehend mit anscheinend doch nicht lohnenden differentialdiagnostischen Überlegungen zu plagen; es kam noch hinzu, daß man sich — wohl seit Einführung der phänomenologischen Forschungsrichtung — nicht sehr gerne mit organischer Psychiatrie befaßt, sondern lieber solchen Kranken sein Augenmerk zugewandt hat, deren Äußerungen psychologisch verständlicher, deren Tun einfühlbarer und deren Erlebnisse interessanter erschienen. Nun braucht aber gerade diese Einstellung auch bei der klinischen Betrachtung des Paralytikers nicht auszuscheiden; ganz besonders geben die Anfangsstadien der Paralyse Anlaß zu derartigen Untersuchungen. Es mag allerdings zugegeben werden, daß beginnende Paralysen, in denen uns z. B. die psychologischen Zusammenhänge interessieren können, nicht häufig in die Kliniken kommen. HOCHE hat einmal gesagt, daß das, was klinisch gewöhnlich als progressive Paralyse beschrieben wird, nämlich das Stadium der Anstaltsbedürftigkeit, nur den allerletzten Abschnitt des Krankheitsvorgangs bedeute.

Einen gewissen Umschwung in dieser Einstellung zu den klinischen Fragen der Paralyse hat offensichtlich die Malariabehandlung gebracht. Da ihr Erfolg zum großen Teil von einem frühzeitigen Beginn der Behandlung abhängt, wurde naturgemäß das Bestreben wachgerufen, die Paralyse möglichst in den ersten Anfangsstadien zu erkennen, und dazu mußte man sein Augenmerk auch auf die feinen Persönlichkeitsveränderungen richten, die den Kranken zwar noch nicht auffällig zu machen brauchen, die dem aufmerksamen Beobachter aber nicht verborgen bleiben und ihn zur näheren Untersuchung veranlassen können.

Die Erfolge der Fiebertherapie haben es neuerdings ganz besonders notwendig gemacht, sich eingehender mit dem psychischen Zustandsbild der Behandelten zu befassen, sich über ihre Berufsfähigkeit in verantwortlichen Stellungen, über die Frage ihrer Zurechnungsfähigkeit, Wiederaufhebung einer Entmündigung usw. zu äußern, alles Fragen, die früher mit der Diagnosenstellung erledigt waren, deren Beantwortung aber jetzt schwierig erschien und vor allem eine sehr eingehende Beschäftigung mit diesen Persönlichkeiten voraussetzte.

Aber auch bei dem voll entwickelten Krankheitsbild der Paralyse erscheint mir eine eingehendere Untersuchung wünschenswert, namentlich mit Rücksicht auf den Aufbau der psychotischen Erscheinungen. Hoche hat hier schon von Achsensyndromen und sekundären, für die Krankheitsdiagnose nicht wesentlichen Randsymptomen gesprochen, eine Unterscheidung, der Hauptmann auch vom biologischen Standpunkt eine Stütze zu geben suchte, dadurch daß er neben der lokalen Spirochätenwirkung noch einen toxischen Prozeß bei der Paralyse annahm und die klinischen Erscheinungen auf ihr Mit- und Nebeneinanderwirken zurückführte. Mit diesen beiden Faktoren ist die Buntheit der klinischen Bilder aber noch nicht erklärt, sondern Zustandsbild und Verlauf sind noch von einer Anzahl anderer Determinanten abhängig, deren Wirkung im Aufbau des paralytischen Krankheitsbilds nicht entbehrt werden kann. Das Studium des Krankheitsaufbaus erscheint mir hier ganz besonders lohnend, deshalb weil der Liquorbefund uns fast in jedem Einzelfall die Gewißheit gibt, daß wir es mit einer nosologisch umschriebenen Erkrankung zu tun haben, daß wir also wenigstens der pathogenetischen Faktoren im Sinne Birnbaums sicher sein können. Die Aufbaugleichung hat so eine Unbekannte weniger als sonst, ein Vorteil, der zu Schlüssen auch allgemeinerer Art berechtigen könnte. Denn wenn wir sehen, welche verschiedenartigen Symptome im Verlauf dieser anatomisch und ätiologisch so einheitlichen Erkrankung auftreten, so wird uns diese Tatsache einen Begriff von der symptomgestaltenden Bedeutung der für die Krankheits*entstehung* unwesentlichen Faktoren geben.

Die Aufbaubetrachtung gilt im wesentlichen nur für die psychischen Erscheinungen der Paralyse; diagnostisch stehen uns aber bei dieser Erkrankung drei Gruppen von Symptomen zur Verfügung: die psychischen, die neurologischen und die biologischen. Diese drei Kategorien setzen das Krankheitsbild der Paralyse gewissermaßen additiv zusammen, sie laufen nebeneinander her, durchflechten sich aber nicht, wie das die einzelnen Aufbaufaktoren des psychischen Bildes tun; höchstens könnte man in manchen hirnpathologischen Symptomen zuweilen eine Beteiligung am Aufbau im engeren Sinn annehmen; z. B. würde das für manche aphasische, apraktische usw. Erscheinungen gelten.

Angaben über die Paralysehäufigkeit, über die Verteilung auf das männliche und weibliche Geschlecht, über die örtliche Verbreitung usw. finden sich schon in dem Abschnitt über Ätiologie und Pathogenese von Hauptmann. Für die klinische Betrachtung interessiert an Zahlenangaben[1] vor allem das *Alter* bei Beginn der Erkrankung. Schon die jedem Arzte geläufige Regel, daß man bei nervösen oder psychischen Störungen im mittleren Alter an eine Paralyse denken soll, sagt, daß die Zeit zwischen 35 und 45 Jahren das Prädilektionsalter für die Paralyse bedeutet. Kraepelin findet die maximale Häufung für das

---

[1] Im übrigen möchte ich hier auf allgemeine statistische Angaben verzichten; ich kann das um so eher, als das mir zur Verfügung stehende Material der Münchener Klinik von Kraepelin in der 9. Auflage seiner Klinischen Psychiatrie in umfassender Weise verwertet ist.

männliche Geschlecht zwischen 40—45, für das weibliche zwischen 35—40 Jahren. Weitaus die meisten Statistiken kommen zu ähnlichen Resultaten. Die Zahlen für die Aufnahmen[1] der Münchener Klinik 1924 und 1925 enthält folgende Tabelle:

In dieser Gruppe sind die juvenilen Paralysen, d. h. die Paralysen auf Grund einer kongenitalen Lues *nicht* enthalten.		20—29 %	30—39 %	40—49 %	50—59 %	60—70 %
	♂	3	25	39	26	7
	♀		24	47	25	4

Daß das Lebensalter neben dem Infektionsalter wohl nur eine untergeordnete Bedeutung hat, ergibt sich aus der Tatsache, daß die Paralyse auf Grund kongenitaler Lues sich an diese Altersklassen nicht hält, sondern nach einer ganz ähnlichen Inkubationsdauer ausbricht wie die Paralyse der Erwachsenen. Will man diese Fälle mit Rücksicht auf die Infektion in utero bei der kongenitalen Lues nicht ohne weiteres verglichen wissen, so sei daran erinnert, daß NONNE jugendliche Paralytiker (14 Jahre) veröffentlicht hat, bei denen es sich nicht um connatale Syphilis, sondern um eine Infektion im frühen Kindesalter gehandelt hatte. Andererseits gibt es allerdings auch Fälle, bei denen die Paralyse erst in ungewöhnlich hohem Alter zum Ausbruch kommt. Ich selbst konnte vor kurzem eine Frau von 84 Jahren mit Paralyse (anatomisch bestätigt) sehen. Solche Fälle sind vereinzelt beschrieben; MOREIRA und VIANNA berichten gar über einen paralytischen Neger im Alter von 99 Jahren.

I. Symptomatologie.
1. Psychische Symptome.

Zur grundsätzlichen Einteilung der psychischen Erscheinungen eignet sich die von HOCHE hervorgehobene Unterscheidung zwischen Achsen- und Randsymptomen. Das Achsensymptom ist die *paralytische Demenz*. Alle anderen Erscheinungen sind diagnostisch nicht wesentlich; sie tragen zur Erkennung der Paralyse, wenn überhaupt, nur dadurch bei, daß auch sie von der Demenz eine eigenartige Färbung bekommen haben. Gleichwohl fehlen Randsymptome so gut wie nie, denn die paralytische Demenz betrifft ja eine konstitutionell bestimmt geartete Persönlichkeit, deren Eigenart auch in der Psychose nicht verlorenzugehen braucht, und die biologisch und psychisch auf diese Schädigung in ihrer Art reagieren muß. Diese Reaktion ist aber sehr verschiedenartig und kommt demgemäß in wechselnden Randsymptomen, aber auch in ungleichmäßiger Gestaltung der Achsensymptome zum Ausdruck.

Nun besteht die Demenz zwar immer in einem dauernden Ausfall geistiger Leistungen und Fähigkeiten (BUMKE). Die Art, *wie* sie sich äußert, ist aber verschieden; zunächst fragt es sich, ob wir an der Eigenart und Zusammensetzung dieser Demenz schon die *Paralyse* erkennen können; es würde sich hier also um die Unterscheidung einer paralytischen und einer andersartigen, etwa einer senilen Demenz handeln. Aber auch innerhalb einer derart abgegrenzten Demenz

---

[1] Daß das Alter zur Zeit der Aufnahme nur in seltenen Fällen auch dem Erkrankungsalter entspricht, ist ohne weiteres klar. Ein Zusammentreffen von Krankheitsbeginn mit Klinikaufnahme wird nur bei den wenigen Fällen angenommen werden können, bei denen ein paralytischer Anfall das wirklich erste Zeichen der Erkrankung gewesen ist. Sichere Angaben über den angeblichen Beginn der Paralyse gelang es bei unserem Material nur in den allerseltensten Fällen zu erhalten, da auch den intelligenten Angehörigen die ersten Veränderungen häufig ganz entgehen. Oft erfahren wir, daß gewisse Veränderungen schon Jahre zurückliegen, ohne daß sie als Krankheit aufgefallen wären.

wird die Erscheinungsform differieren, je nachdem ob es sich um ein fortgeschrittenes Stadium handelt oder nicht. Endlich wird auch die Art der Demenz abhängig sein von der Persönlichkeit, die von dem intellektuellen Abbau betroffen ist. Dabei spielen nicht nur die von vornherein vorhandenen Verstandesgaben eine Rolle, sondern auch gewisse Bildungsmöglichkeiten, sprachliche Fähigkeiten, Temperamentseinflüsse usw., und so kommt es, daß auch ein Einfluß der sonst nur die Randsymptome hervorrufenden Faktoren auf das Achsensymptom unverkennbar ist.

Wenn man an einer besonderen paralytischen Demenz festhalten will, so müssen ihr gewisse Eigenarten zukommen, die entweder direkt oder an ihrer Wirkung auf andere Symptome auch in Anfangsstadien bemerkbar sind. Nach Hoche ist das Wesentliche der paralytischen Demenz die *allgemeine* Störung des Seelenlebens, während Herderscheinungen zurücktreten. Es ist dies ein ähnlicher Unterschied, wie er uns bei den Luespsychosen unter den Begriffen der *globären* und *lakunären* Demenz entgegengetreten ist. „Das seelische Leben wird bei der progressiven Paralyse, bildlich gesprochen, von oben nach unten abgetragen; die Psyche macht eine Entwicklung rückwärts durch, die sie schließlich wieder auf das Niveau tiefer Stufen im Tierreich zurückführt" (Hoche). Nach Hoches Definition würde sonach das Wesen der paralytischen Demenz in ihrer Verlaufsqualität und in der schließlich erreichten Vollständigkeit des Abbaues beruhen. Es handelt sich dabei um Kriterien, die alleine eine Erkennung einer Demenz als paralytische aus dem jeweiligen Zustandsbild im allgemeinen nicht zulassen würden. Eine solche ist m. E. auch nicht möglich, wenn man nur die intellektuelle Herabminderung, die ja das Wesentliche einer Demenz ist, ins Auge faßt. Das nach außen Charakteristische gewinnt die paralytische Demenz vor allem dadurch, daß *gleichzeitig mit* der Herabminderung der Verstandesleistungen auch das *allgemeine Persönlichkeitsniveau*, wie Stertz[1] sich ausdrückt, sinkt, d. h. es machen sich auch Störungen von seiten des Gefühls- und Willenslebens bemerkbar. Bei der Beschreibung ist es aber nicht zu umgehen, diese im Bilde der paralytischen Demenz eng verflochtenen Komponenten einzeln darzustellen, ohne daß dabei andererseits immer eine pedantische Scheidung möglich wäre.

Will man sich das Bild der paralytischen Demenz in seinen Grundzügen klarmachen, so tut man gut, sich Fälle mit möglichst wenig Randsymptomen auszusuchen; ganz besonders wird es zweckmäßig sein, Fälle mit Bewußtseinstrübungen nicht dazu auszuwählen, weil — das haben m. E. die Remissionen nach Fieberbehandlung besonders deutlich gelehrt — eine Bewußtseinsbeeinträchtigung oft Ausfälle vortäuscht, während es sich in Wirklichkeit nur um vorübergehende Funktionsstörungen handelt.

Bei einem solchen noch relativ im Beginn der Erkrankung stehenden Paralytiker finden wir trotz eines im allgemeinen geordneten und im Gleichmaß des Anstaltslebens unauffälligen Verhaltens fast immer eine gewisse Störung der Auffassung, und zwar ergibt sich das meist schon als Nebenbefund bei der Exploration. Hier merkt man zunächst keine Beeinträchtigung, solange sich die Unterhaltung um praktische alltägliche Dinge dreht; kommt man mit gleichwohl noch einfachen Fragen abstrakter Art, so erscheint bereits die Auffassung erschwert. Recht deutlich wird das meist schon bei gewöhnlichen Unterschiedsaufgaben. Man begegnet Mißverständnissen oder Rückfragen; daß es sich hier nicht um eine Urteilsstörung handelt, ergibt sich daraus, daß nach Richtig-

---

[1] Hier liegt ein von Stertz herausgearbeiteter Unterschied gegenüber manchen, ebenfalls zunächst als dement imponierenden Fällen von Spätencephalitis, bei denen trotz Senkung des Persönlichkeitsniveaus der Ausfall der mnestischen Funktionen fehlt.

stellung einer verkehrten Auffassung korrekte Antworten erfolgen. Bei dialekt-
redenden Kranken muß berücksichtigt werden, daß die Auffassung einer hoch-
deutschen oder in anderer Mundart gestellten Frage an sich schon erschwert
sein kann. Es ist aber auffällig, daß diese Erschwerung besonders dann eintritt,
wenn das Thema inhaltlich unbequem wird, ein Vorgang, den man auch bei
Gesunden beobachtet, der aber beim Dementen — nicht nur beim Paralytiker —
schon bei harmlosen Fragen auftritt und sich oft in einer recht charakteristischen
Weise abspielt.

Eine Verlangsamung oder eine Schwerfälligkeit der Auffassung ist ebenfalls
frühzeitig zu beobachten, man kann sie aber meist nicht auf eine durch Urteilsschwäche bedingte Denkverlangsamung zurückführen, sondern sie ist in der
Regel die Wirkung einer leichten Bewußtseinstrübung. Dagegen erscheint die
Verlangsamung der Auffassung mit zunehmender Ermüdung recht charakteristisch für eine einfache paralytische Demenz. Bei manchen Kranken steht die
Oberflächlichkeit der Auffassung im Vordergrund, eine Störung, die natürlich
nicht ohne eine gewisse Kritiklosigkeit möglich ist; diese kann ihrerseits wieder
ihre Ursache sowohl in einer Demenz wie auch in einer Euphorie haben. Oft
macht gerade das Zusammentreffen beider Grundsymptome die charakteristischste Kritiklosigkeit.

Oberflächlichkeit und Unrichtigkeit der Auffassung finden wir z. T. in sehr
naher Abhängigkeit voneinander auf den verschiedenen Sinnesgebieten. Abgesehen von der bei jeder Exploration in Frage kommenden akustischen Auffassung ist die optische in gleicher Weise, mitunter auch sehr viel stärker oder
gar isoliert gestört. So war ein Patient mit einem sonst recht guten Aufnahme-
vermögen und wenig herabgesetzter Intelligenz nicht imstande, einfache Bilder
aufzufassen oder grobe Fehler in Zeichnungen zu merken.

Eine sehr häufig beobachtete Störung, die man auch bei beginnender Paralyse
oft sieht, ist eine eigentümliche Beeinträchtigung der „*motorischen Auffassung*",
wie ich mich kurz ausdrücken möchte. Sie besteht in einem Fehlen des Ver-
ständnisses für motorische Begriffe, in der Unfähigkeit, eine geforderte, kurz
beschriebene Bewegung auszuführen. Man merkt das meist schon bei der körperlich neurologischen Untersuchung und wundert sich immer wieder, wie schwer
es diesen Kranken fällt, den Knie-Hacken-Versuch zu machen, oder bei der
Motilitätsprüfung etwa den Fuß isoliert zu dorsalflektieren und ähnliches. Wenn
die Fähigkeit, willkürlich bestimmte Muskeln zu entspannen, auch bei Gesunden
oft nicht sehr ausgeprägt ist, so sieht man doch selten eine so groteske Ver-
ständnislosigkeit für derartige Aktionen wie beim Paralytiker. Zwar mögen
gerade bei diesem letzten Versuch auch zentrifugale Störungen eine Rolle spielen,
aber weder bei ihm noch namentlich bei den erstgenannten Ungeschicklichkeiten
ist ein Mangel an Auffassung wegzudenken, denn wenn dem Kranken einmal
klargemacht worden ist (nicht etwa durch Vormachen!), was er soll, so geht
das Verlangte in der Regel ganz gut. Es fehlt vor allem die Fähigkeit, einen erhaltenen Befehl räumlich umzusetzen, d. h. ihn so aufzufassen, daß daraus eine
Bewegung geformt werden kann. Der Einwand, es könne sich bei diesen Störungen, ebenso wie etwa bei der Beeinträchtigung der optischen Auffassung,
um herdbedingte Ausfälle handeln, ist m. E. nicht zutreffend. Darüber wird
später noch zu sprechen sein.

Daß es zu Auffassungsstörungen kommt, ist nicht nur durch eine Herabminderung der Aufnahmefähigkeit bedingt, sondern vielfach stammt die Beeinträchtigung auch daher, daß das Versagen der mehr passiven Auffassungsbereit-
schaft nicht durch ein aktives Sichhinwenden ausgeglichen werden kann, und
so kommt es zu *Aufmerksamkeitsstörungen*; durch sie wird die Fähigkeit, wahr-

genommene Inhalte in den Erfahrungsschatz einzugliedern, noch besonders geschädigt. Das Fehlen oder das rasche Nachlassen der Aufmerksamkeit hat beim Paralytiker mehrere Gründe, die häufig zusammen wirksam sind; einmal bewirkt der Mangel an Interesse, die Indolenz der Kranken eine derartige Störung — dagegen ist z. B. bei hypomanischen Paralytikern Aufmerksamkeit und Auffassung besser, wenigstens rascher, aber aus naheliegenden Gründen auch oberflächlicher; dann kann selbstverständlich auch die Herabminderung der Intelligenz Auffassung und Aufmerksamkeit namentlich für schwerere Themen schädigen. Eine Bewußtseinstrübung spielt ebenfalls oft eine Rolle, und schließlich kann eine Merkstörung bestimmte an sich richtig wahrgenommene Inhalte von der Verwertung ausschließen.

Derartig starke *Merkstörungen* sind jedoch im Beginn der Paralyse selten, auch in mittleren Graden ist die Merkfähigkeit verhältnismäßig weniger stark beeinträchtigt als die Intelligenz im engeren Sinne; nur die Fähigkeit, Zeitpunkte sich zu merken und sie in Beziehung zu bringen, ist häufig beeinträchtigt. Es kommt hier leicht zu Verwechslungen und Ungenauigkeiten. So war z. B. ein sonst ganz unauffälliger Paralytiker nicht in der Lage, die Geburtsdaten seiner Kinder aus erster und zweiter Ehe auseinander zu halten.

Das Umgehen mit Jahreszahlen, insbesondere die Feststellung von Daten durch Berechnen, leidet früh not; 4 Jahre vor dem Krieg, also 1911 habe sie geheiratet, meinte eine Frau. Bei stärkeren Störungen werden auch kurz zurückliegende Daten wichtiger Ereignisse vergessen. Ein Kranker, der vor zwei Jahren geheiratet hatte, wußte das Hochzeitsdatum nicht mehr und begründete das damit, daß er schon lange nicht mehr auf den Trauschein geschaut habe. Hoche erklärt derartige Störungen damit, daß die Eindrücke, die das Bewußtsein passieren, nicht den beim Gesunden unbewußt erfolgenden Niederschlag der zeitlichen Anordnung hinterlassen; es fehle die innere Uhr, die beim Gesunden im Unterbewußtsein dauernd mitgehe. So gibt es in schweren Fällen Kranke, „die überhaupt in ihrem Bewußtsein gänzlich außerhalb der Zeit existieren". Selbst das Lebensalter wird zuweilen verkehrt angegeben. Beobachtungen, die dafür sprechen könnten, daß die Paralytiker dazu neigen, ihr Alter bei der Luesinfektion (Hollós) statt des richtigen anzugeben, habe ich nie gemacht. Auch die von Hollós, Ferenczi und anderen Psychoanalytikern hervorgehobene Regelmäßigkeit in den Zahlenangaben kann ich nicht bestätigen.

Vielfach sind auch schlechte Rechenleistungen mit auf eine Merkstörung zurückzuführen; die Kranken vergessen Teilresultate oder die Aufgabe überhaupt. Im Anfang werden gerade solche Ausfälle von den Kranken selbst bis zu einem gewissen Grade bemerkt, sie versuchen sich oft durch schriftliches Rechnen zu helfen. Einer von unseren Paralytikern bat seine Frau, ihm ein Notizbuch mitzubringen, damit er sich alle Namen und Erlebnisse in der Klinik aufschreiben könne.

Eine so starke und isolierte Herabsetzung der Merkfähigkeit, daß man von einem Korssakowschen Zustand sprechen kann, ist selten bei der Paralyse. Die meisten Fälle dieser Art zeigen Komplikationen (Alkoholismus, Arteriosklerose), oder sie schließen sich doch an delirante Zustände resp. andere exquisit exogene Reaktionsformen an (Pfeifer). Auch die Neigung zur Ausfüllung von Erinnerungslücken durch Konfabulationen wird nicht oft beobachtet. Das ist wohl so zu erklären, daß größere Merkausfälle in der Regel nur bei vorgeschrittenen Paralysen[1] vorkommen, also in einem Stadium, in dem Erinnerungslücken nicht

---

[1] Vgl. hierzu auch Stannojewić, der Korssakowsche Bilder auch nur bei älteren schon voll entwickelten Paralysen sah.

mehr als peinlich empfunden werden und in dem auch nicht mehr die nötige Regsamkeit und Beweglichkeit für eine erfinderische Tätigkeit dieser Art besteht.

Zusammenfassend wird man sagen können, daß Merkstörungen bei der Paralyse vorkommen, namentlich wenn es sich um das Behalten von zeitlichen Beziehungen handelt; die Merkausfälle spielen aber nicht die Rolle wie z. B. bei den senilen Erkrankungen; sie sind zudem meist sekundärer Art (Indolenz, schlechte Aufmerksamkeit) und treten hinter der Urteilsschwäche an Bedeutung zurück. Das entspricht auch den experimentellen Ergebnissen GREGORS, der eine relativ gut erhaltene Merkfähigkeit bei erschwerter Assoziationsbildung und verminderter Nachdauer der Lernwirkung feststellen konnte. Ähnliches gilt auch von dem *Gedächtnis*, d. h. von der Verfügbarkeit über den alten Kenntnisschatz. Der alte Besitzstand kann oft lange erhalten und reproduzierbar sein; besonders läßt sich das von den einmal ins praktische Leben geretteten Schulkenntnissen und von den beruflichen Fertigkeiten sagen. Auch die Anwendungsmöglichkeit beruflicher Erfahrung, soweit sie sich in den üblichen Bahnen bewegt, bleibt zuweilen lange bestehen. Die Berufs- und Geschäftsrutine ist offenbar ein Hilfsmittel, das für weitaus die meisten Vorkommnisse einen guten oder doch unauffälligen Ablauf garantiert, derart, daß auch ein Dementer, wenn er in dem Fach groß geworden ist, damit einigermaßen weiter arbeiten kann; so erleben wir es immer wieder, daß Angehörige den Kranken aus der Klinik nehmen, weil er trotz der Paralyse im Geschäft unentbehrlich sei, oder daß sie ihn um Rat fragen, was in diesem oder jenem Falle getan werden soll. Diese Fähigkeit verdankt der Paralytiker aber offenbar nur dem Umstand, daß er in einem einfachen Geschäft Bescheid weiß, Tatsachen, Verabredungen, Verfahren usw. beherrscht, deren Kenntnis den nicht dementen Angehörigen abgeht, so daß sie sich nicht zu helfen wissen. Übrigens ergibt sich daraus, daß in einfachen Berufen die Kenntnis von Tatsachen und eine einmal erworbene Rutine in ihrer Ausnützung oft wichtiger ist als eine gute aber ungeschulte Urteilsfähigkeit. Bei allen etwas schwierigeren Berufen, bei denen man auf Neues eingestellt sein muß oder wo jeweils angepaßte Leistungen gefordert werden (Handwerk), treten allerdings die Schwierigkeiten sehr viel früher zutage.

Selbstverständlich bröckelt auch beim Paralytiker mit Fortschreiten der Erkrankung das alte Gedächtnismaterial allmählich ab, und man bekommt Antworten wie: der Tag hat 12 Stunden, die Nacht 10, das Jahr 335 Tage. Nach Amerika fährt man in 6 Stunden. Den 30jährigen Krieg hat Friedrich Barbarossa geführt; die Kreise von Bayern heißen: Oberbayern, Niederbayern, Oberschwabing und Niederschwabing. Das Wasser siedet bei 50^0 und gefriert bei 3^0, usw. Aber oft ist auch in diesem Stadium noch mehr erhalten als man denkt. Denn wenn es gelingt, den Kranken auf ein bestimmtes Gebiet einzustellen, so wird noch scheinbar längst entfallenes Wissen wieder reproduziert. Auch äußere Momente, z. B. die Vorstellung im Kolleg regen zuweilen den Paralytiker zu einer nicht erwarteten Konzentration und damit zu guten Gedächtnisleistungen an, bis bei fortschreitender Verblödung der Begriffs- und Vorstellungsschatz so verarmt, das meiste Wissen so tief versunken ist, daß weder äußere Hilfen noch sonstige Momente es zutage fördern können. Die Ansicht von STANNOJEVIĆ, daß beim Paralytiker zuerst das Alterworbene schwinde, kann ich nicht bestätigen, ich bin vielmehr der Meinung, daß im Beginn der Paralyse ein Mangel an Wissen nur durch zufällige äußere Momente — Randsymptome, wie Bewußtseinstrübung usw. — vorgetäuscht wird, oder aber es handelt sich um angeboren Schwachsinnige mehr oder weniger hohen Grades, bei denen diese Kenntnisse nie ordnungsgemäß erworben waren.

Mit dem relativ langen Erhaltensein von Kenntnissen ist aber die Fähigkeit mit ihnen umzugehen beim Paralytiker keineswegs immer noch vorhanden. Die ja meist wenig gestörte Merkfähigkeit gehört ebenso wie die Auffassung u. a. nach Jaspers zu den *Vorbedingungen der Intelligenz,* der Kenntnisbesitz dient als *Inventar,* und erst die eigentliche Intelligenz, die *Urteilsfähigkeit* ermöglicht den richtigen Gebrauch des geistigen Materials. Sie bedeutet eine Leistung, die im Gegensatz zu der bisher erwähnten reproduktiven Tätigkeit in irgendeinem Sinne produktiv ist, sie schließt in sich die Fähigkeit, neuen Anforderungen zu entsprechen und auf solche bewußt eingestellt zu werden (W. Stern). Wichtig ist ferner ein Verständnis für Zusammenhänge, sowie ein Sinn für das Wesentliche. Die Intelligenz äußert sich weiter noch in einer Fähigkeit zur Kritik gegenüber den Gedankengängen anderer wie auch gegenüber eigenen Einfällen, jedoch können gerade hier affektive Momente bei sonst guter Intelligenz das Urteil trüben.

Für die Untersuchung und Erkennung der paralytischen Demenz kommt in Betracht, daß das Verhältnis von Material und Leistung verschieden ist (Stertz). Ebenso wie bei dem Heranwachsenden die Leistung von heute dem Material von morgen angehört (Stertz), so ist bei einem wohl erzogenen und gebildeten Paralytiker manche Antwort als Material vorhanden und evtl. leicht ekphorierbar, die bei einem anderen Kranken im gleichen Stadium, aber von niedererem Bildungsniveau eine nicht mehr aufzubringende Leistung bedeutet.

In letzter Zeit ist verschiedentlich (Steiner, Fleck) an eine Revision des Demenzbegriffs gedacht worden, besonders mit Rücksicht auf die Erfahrungen bei Paralytikern. Man hat die Beobachtung gemacht, daß auch anscheinend demente Paralytiker nach der Fieberbehandlung wieder erhebliche Urteilsleistungen aufweisen, und daraus hat man schließen wollen, daß es sich bei der Demenz nicht um einen *dauernden* Ausfall an psychischen Leistungen und Fähigkeiten handeln könne. M. E. liegt es aber viel näher, anzunehmen, daß man sich in der Beurteilung der intellektuellen Leistungsfähigkeit derartiger Paralytiker geirrt hat: entweder war der Kranke durch „Randsymptome" wie Bewußtseinstrübungen beeinträchtigt oder andere akzessorische Erscheinungen: depressive Hemmung, expansive Oberflächlichkeit, Indolenz usw. haben eine Demenz vorgetäuscht. Man vermeidet diese zweifellos vorhandenen grundsätzlichen Schwierigkeiten m. E. am besten durch folgende Erwägung: nicht jedes Versagen bei Intelligenzleistungen beruht auf Urteils*schwäche,* viel häufiger hat man es dabei mit einer einfachen Urteils*losigkeit* zu tun. Urteilslos benimmt sich auch der de facto intelligente Manische, dadurch, daß seine derzeitige Urteilsleistung von affektiven Einstellungen beeinträchtigt ist; urteilslos ist auch oft der Paralytiker im Anfangsstadium, wenn er von seiner an sich noch vorhandenen Urteilsfähigkeit aus irgendwelchen Gründen nicht Gebrauch zu machen geneigt oder imstande ist. Werden diese Hindernisse beseitigt (Remission, Fieberkur, oder auch nur Stimmungsumschlag), so ist die Urteilslosigkeit behoben, aber eine einmal eingetretene Urteils*schwäche* eines Paralytikers ist irreparabel. Sie kann wohl am Fortschreiten verhindert, aber nicht wieder rückgängig gemacht werden. Eine Besserung der Leistung kann bei Urteilsschwäche nur auf dem Wege irgendwelcher kompensatorischen Vorgänge eintreten. Urteilslosigkeit und Urteilsschwäche sind Erscheinungsformen, die sich äußerlich ähneln. Während aber eine urteilsschwache Äußerung geradlinig auf eine Demenz irgendwelcher Art zurückgeführt werden muß, kann eine urteilslose Aussage durch das Zusammentreffen mehrerer an sich rückbildbarer psychischer Erscheinungen zustandekommen. Zwischen Urteilslosigkeit und Urteilsschwäche kann man beim Paralytiker nicht immer leicht unterscheiden. Ein Versagen bei indifferenter

Stimmungslage, bei ungetrübtem Bewußtsein, ohne irgendwelche motorische Hemmungserscheinung wird noch am ehesten als echte Urteilsschwäche gedeutet werden dürfen, beim Paralytiker ganz besonders dann, wenn die Art der Fehlleistung durch eine ausgemachte Kraftlosigkeit charakterisiert ist.

Mit den üblichen — meist ursprünglich für die Untersuchung der angeboren Schwachsinnigen angegebenen — Methoden kann man beim Paralytiker in Anfangsstadien in der Regel keine Defekte feststellen, und in vorgerückten Krankheitszuständen liegt die Demenz so zutage, daß man einer besonderen Intelligenzprüfung oft entraten kann. Immerhin gewinnt man durch systematische Untersuchungen einen gewissen Eindruck von der Leistungsfähigkeit der Kranken überhaupt, und gelegentlich verraten charakteristische Antworten auch dabei die paralytische Demenz; so erwiderte ein noch gar nicht sehr abgebauter Paralytiker bei der Prüfung der Kritikfähigkeit auf die Frage, ob ein Nachtwächter bei Tage sterben könne: „Ja, da hat er ja frei“. Derselbe Kranke produzierte bei der Aufgabe, aus den Bestandteilen: „Stehengebliebene Uhr — Eisenbahnunglück — Freude“ einen Satz zu bilden, folgendes: „Ich war im Schnellzug, plötzlich gab es einen Ruck, meine Uhr blieb stehen und zu meiner größten Freude war mir weiter nichts passiert. Als ich hinaussah, war ein Eisenbahnunglück geschehen.“ Diese Fassung ist um so kennzeichnender für eine Demenz, als sie von einem dialektisch nicht ungewandten Manne stammte, der aber hier die Einstellung auf das Wesentliche aus eigenem Vermögen nicht finden konnte. Wichtig für die Erklärung solcher Fehlleistungen ist auch der Umstand, daß der Paralytiker es sich teils aus Indolenz gerne leicht macht, teils in gehobenem Selbstvertrauen eine besondere Mühewaltung als unnötig betrachtet und in großer Kritiklosigkeit den ersten Einfall ohne Nachprüfung für die richtige Antwort hält. So sagt ein Paralytiker z. B. als Erklärung des Sprichworts „der Apfel fällt nicht weit vom Stamm“: „Ja, weil er schwer ist“, eine Antwort, die gleichzeitig auch die Unfähigkeit, die Gesamtaufgabe zu überblicken, dokumentiert.

Nun treten an den Kranken in der Klinik im allgemeinen nur außerordentlich wenig Anforderungen heran, und selbst die Intelligenzprüfung enthält — ganz abgesehen von der Frage, ob man wirklich die Urteilsfähigkeit damit prüft — kaum Aufgaben, die mit den Anforderungen des täglichen Lebens und des Berufes verglichen werden könnten; es kommt noch hinzu, daß man bei Vornahme einer solchen Intelligenzprüfung unvermeidbar eine Einstellung bei dem Kranken erzeugt und ihn dadurch zur Konzentration anregt[1]. Auf diese Weise gelingen dem Kranken gelegentlich verhältnismäßig bessere Einzelleistungen, als wenn er außerhalb der Klinik im beruflichen und gesellschaftlichen Leben steht, an das er gewöhnt ist und das ihm keine Veranlassung gibt, sich anzustrengen; hier wird er dann dank seines mehr passiven Verhaltens gegenüber den komplizierteren Ansprüchen der Wirklichkeit vielleicht früher versagen. Oft sind es z. B. geschäftliche Torheiten, die die Kranken zuerst auffällig erscheinen lassen. Aus Geldnot verkaufte ein Paralytiker Uhr und Kette für eine Kleinigkeit, und für eine Schuld von 30 Pfennig gab er sein Fahrrad als Pfand. Ein Inhaber eines Mützengeschäfts, der sich früher um die Leitung sehr energisch angenommen hat, schneidet nur noch ganz mechanisch Mützen zu, für die Werkstatt ist ein Arbeiter da, was dort geschieht, „ist ihm einerlei“, die geschäftlichen Sachen „gehen ihn nichts an“, das macht seine Frau. Er geht gerne ins Theater, weiß aber kein Stück zu nennen, das er gesehen hat, — „moderne Sachen halt“ —.

---

[1] Bei einer Krankenvorstellung in der Klinik geschieht dies in besonderem Maße durch die Anwesenheit der Zuhörer und durch die Besonderheit der Situation (vgl. hierzu auch STOCKERT).

Mit seinem Aufenthalt in der Klinik ist er sehr zufrieden. Neulich hätten ihn im Kurs zwei Studenten untersucht vom Corps X.; das Corps kaufe jetzt auch seine Mützen bei ihm, sei die beste Kundschaft. Bei den üblichen Intelligenzprüfungen ist bei ihm kein Versagen festzustellen und die Merkfähigkeit ist experimentell ungestört.

Auch soziale Entgleisungen lassen oft die Demenz erkennen. Eine Frau, die dem Bäcker Brot ohne Zahlung weggenommen hatte, meinte, er solle froh sein, wenn er es los werde. Ein erst 27jähriger Paralytiker ging eine leichtsinnige Verlobung ein, unterhielt daneben noch ein öffentliches Verhältnis mit einer Puella; im Berufe machte er sich unmöglich dadurch, daß er im Geschäft exhibierte. Er vergaß alles, machte unsinnige Handlungen, wurde aber erst, als er ein Auto in den Graben gefahren hatte, in die Klinik gebracht. Hier zeigte er sich distanzlos, er schrieb an seine Braut auf offener Postkarte von seiner Lues. Ein Metzger kaufte kurz vor seiner Einweisung einen ganzen Ochsen, obwohl er nur einen Teil für sein Geschäft hätte brauchen können. Zum Ausgleich gab er im Laden den Kunden 3 Pfund, wenn nur eins verlangt war, offenbar von dem nicht zu Ende gedachten Gedanken ausgehend, das Fleisch wieder los zu werden, wobei er übersah, daß er durch sein Verfahren das eingebüßte Geld nicht wieder einbrachte. Ein Reisender weinte über den Verlust seiner Brieftasche, machte am gleichen Tag noch eine unnötige, große Weinbestellung. Ein anderer Paralytiker sprang von einer hohen Brücke ins Wasser, um seinen Hut, der hineingefallen war, zu holen; er brach sich dabei beide Beine. Schilder führt solche Vorgänge zurück auf die Unmöglichkeit des Paralytikers, Einzelheiten in die Gesamtsituation einzuordnen; dies zeigt sich auch, wenn man den Kranken Geschichten nacherzählen läßt; er nimmt oft schon zu den Details Stellung, noch bevor er die Gesamtsituation überschaut hat (Schilder).

Ein in gesunden Tagen überdurchschnittlich begabter Paralytiker, der auch bei gewöhnlichen Untersuchungen noch keine Defekte erkennen ließ, war aus der Anstalt entwichen und wurde von einem Pfleger eingeholt. Die Aufforderung, mit zurückzukommen, lehnte er ab; erst als der Pfleger bemerkte, er müsse sich dann doch wenigstens erst von Herrn Geheimrat verabschieden, ging er ohne weiteres mit. Dies Verhalten zeigt auch, wie leicht sich die Paralytiker etwas einreden, sich von anderen beeinflussen lassen, einmal dank ihrer auf Urteilsschwäche beruhenden Kritiklosigkeit, aber wohl auch vielfach deshalb, weil das Geschlossene und Einheitliche, das eine „Persönlichkeit" charakterisiert, gelitten hat. Der Paralytiker ist so auf intellektuellem wie auch auf affektivem Gebiet zielunsicherer geworden, er ist sich selbst nicht mehr maßgebend und so ist er äußeren Einwirkungen in hohem Maße ausgeliefert, insofern als er ihnen weder von der intellektuellen Seite (Kritik), noch von der affektiven Seite (Selbstsicherheit), noch von der Willensseite her (Zielrichtung und Energie) Widerstand entgegenzusetzen vermag. Eine derartige Überredungsmöglichkeit erklärt z. B. die Leichtigkeit, mit der man Paralytiker oft unter allerhand nichtigen Ausflüchten in die Anstalt bringen kann. Kennzeichnend für diese Beeinflussungsfähigkeit ist auch folgende Unterhaltung mit einer 36jährigen Paralytika, die von Beruf Kontoristin war: „(Verdienst?) 100 Mark im Monat. (Nicht in der Woche?), Ja, in der Woche. (Haus?) Ja, ein schönes, drei Stockwerk hat's. (Auch Stall?) Ja, mit drei Ochsen und einem Pferd. (Kein Auto?) Auch ein Auto und ein Rad. (Und?) Und Wagen und Pferd, da fahren wir allesamt spazieren. (Sind Sie nicht verwandt mit dem König von Bayern?) Das schon, der grüßt mich auf der Straße. (Wie heißt er?) König Sonnenschein, gelt, ein schöner Name. (Gibt's auch König Mondschein?) Ja, das ist der König von Spanien. (Wieviel Kinder?) 2. (Ich dachte 5?) Ja, 5, sie heißen . . .".

Wenn man zunächst die intellektuelle Seite ins Auge faßt, so zeigt es sich, daß die Kranken nicht über das unmittelbar vor ihnen Liegende hinaus denken, und oft wird auch der in Angriff genommene Gedanke nicht zu Ende gebracht. Am wenigsten können sie, wie auch andere organisch Demente, große Zusammenhänge auf einmal denken (BUMKE). Es kommt noch hinzu, daß Gegenvorstellungen nicht von selbst auftauchen, und daß Gedanken, deren Inhalt sich ausschließen sollte, nebeneinander leben (BUMKE). Das gilt ganz besonders von den Größenideen, bei denen dem Paralytiker der Widerspruch mit der augenblicklichen Lage nicht zum Bewußtsein kommt. Diese Kritiklosigkeit in Verbindung mit der später noch zu erörternden Willensschwäche bringt es weiter mit sich, daß sie sich oft fast sklavisch irgendeiner Persönlichkeit unterwerfen, sich zu geschäftlichen Unternehmungen ausnutzen lassen, ein willenloses Opfer von Agenten und Reisenden werden, mit Leichtigkeit zu testamentarischen Bestimmungen, Verträgen, aber auch zur Eheschließung veranlaßt werden können. Andererseits setzt diese Ausnutzung eine gewisse Geschicklichkeit in der Behandlung (Stimmungsanregung, Schmeichelei, Ausnutzung der emotionellen Inkontinenz) voraus, denn wenn einmal von anderer Seite Gegengründe angeführt, die Folgen des verkehrten Tuns klargelegt werden, so treten dann bei halber Einsicht die tiefer liegenden Persönlichkeitseigenschaften, wie Trotz, Eigensinn, die nun ihrerseits auch wieder keine Beeinflussung durch die eigene Urteilsfähigkeit mehr erfahren können, in den Vordergrund und machen die Situation in der Familie z. B. gewöhnlich noch schlimmer.

Die Kritiklosigkeit gegenüber dem eigenen Zustand führt zu der bei der paralytischen Demenz meist schon sehr früh zu beobachtenden *Einsichtslosigkeit,* die neben den intellektuellen natürlich auch affektive Wurzeln hat. Daß Paralytiker sich nicht für krank halten und ihren Aufenthalt in der Klinik mit belanglosen Gründen erklären, ist fast die Regel; wenn man naturgemäß nicht erwarten kann, daß die geistigen Defekte erfaßt werden, so ist es doch geradezu erstaunlich, daß auch erhebliche Sprachstörungen gar nicht bemerkt, eine schwere Ataxie beim Gehen kaum beachtet zu werden pflegt. Der Gang sei etwas wackelig, das komme vom Zubettliegen, sagt der eine, wenn man auf derartige Facta aufmerksam macht. Sprachstörungen werden auf Zahnausfälle und ähnliches unbesorgt zurückgeführt; zuweilen nimmt die Einsichtslosigkeit in gewisse grobe Ausfallserscheinungen einen derartigen Grad an, daß an Beziehungen zum ANTONschen Symptom (mangelnde Selbstwahrnehmung eigener Blindheit resp. Taubheit) gedacht werden könnte (vgl. hierzu auch STERTZ). Nun besteht aber die charakteristischste Form paralytischer Einsichtslosigkeit nicht oder doch nicht immer in dem Negieren von Krankheitserscheinungen, sondern ganz besonders kennzeichnend erscheint mir ein Wissen vom Kranksein ohne affektiven Widerhall oder gar mit paradoxer gemütlicher Betonung; das mag in manchen Fällen dadurch bedingt sein, daß die Paralytiker in euphorischer Stimmung rasch einen Trost bei der Hand haben. Ein Kellner mit starken Rechendefekten betont, daß er ja noch vor 14 Tagen 27 Tische im Café bedient und den ganzen Tag gerechnet habe; ein anderer, der in der Erregung seine Frau verletzt hatte, meinte, er sei auch als Kind schon leicht aufgeregt gewesen und das habe sich nun ein bissel gesteigert. Auch „halbe" Einsichten kommen vor. Ein Stadtingenieur gab an, er sei krank, weil sein Baurat es ihm gesagt habe, er selbst fühle sich wohl, er hätte zwar wegen seiner Vergeßlichkeit alles falsch gemacht, aber er brauche nur ein paar Wochen Ausspannung. Eine Kranke sagte zur Erklärung ihrer Fehler im Rechnen: „das kommt alles von den Sorgen, aber für mich reicht das Rechnen schon aus; wenn andere Menschen so viel Kummer gehabt hätten, würden sie auch krank sein". Bemerkenswert und für die intellektuelle Wurzel der Einsichtslosigkeit charakteristisch ist, daß auch depressive Zustände nicht etwa eine bessere Einsicht mit sich zu bringen brauchen. Nun scheinen sich die Kranken ja in der Tat körperlich in der Regel wohl zu befinden, sie haben keine Schmerzen, und schon deshalb kommt ein ernstes Krankheitsgefühl in der Regel nicht auf. Ich kann mich auch nicht erinnern, von einem Paralytiker einmal gefragt worden zu sein, was ich von seinem Zustande hielte oder ähnliches.

Wie wenig das Wissen um Defekte beim Paralytiker affektiv verarbeitet wird, zeigen weiter Kranke, die lachend von ihren Dummheiten erzählen, die sie in ihrer Vergeßlichkeit gemacht haben. Wenn er im 3. Stock eines Hauses eine Reparatur habe ausführen sollen, so habe er sie gewiß im 2. Stock gemacht, sagte ein 37jähriger Monteur freudestrahlend. Lachend berichtete ein silbenstolpernder Kaufmann, er habe die P. P., die „doppelte Paralyse", d. h. er sei total verrückt. Sachlich sehr klar urteilte dagegen ein ebenfalls paralytischer Mechaniker über seinen mittelweit vorgeschrittenen Zustand, indem er weinend sagte: „Ich kann nicht mehrere Dinge zusammen denken, das ist das Schwere, ich komme einfach nicht nach, das alles war mir früher ein Spaß. Seit einem halben Jahr merke ich, daß ich nicht mehr denken kann. Früher habe ich auch gerne Romane gelesen und dann das Gelesene wieder erzählt. Vor einiger Zeit hatte ich 6—7 Sätze im Gehirn, wenn ich jetzt gefragt werde, kann ich mich nicht mehr besinnen." Derartige Äußerungen sind aber, namentlich wenn sie von entsprechendem Affekt begleitet sind, ungewöhnlich selten. Ich erinnere mich nur noch an einen anderen ähnlichen Fall, in dem ein allerdings ganz im Anfang der Erkrankung stehender Paralytiker fragte: „bin ich ein Moriturus?" Meist gehört die Einsichtslosigkeit resp. die Sorglosigkeit, mit der krankhafte Störungen wahrgenommen werden, zu den charakteristischsten und auch frühesten Symptomen auf psychischem Gebiet.

Dem gegenüber glaubt Schilder, daß der Paralytiker auch bei schwerer Demenz eine spezifische Stellungnahme gegenüber seinem Defekt habe. Das Bewußtsein der geistigen Störung sei aber mit dem Gedanken an sexuelle Schädigung eng gekoppelt. Er geht aus von der psychoanalytischen Meinung, daß die sexuellen Schuldgefühle sich z. T. in dem Gedanken verdichten, der Geschlechtsteil sei bedroht (Kastrationskomplex); weiter ist es ihm wahrscheinlich geworden, daß die Störung des Gehirns und der Denktätigkeit gleichfalls als Folge sexueller Verfehlung aufgefaßt wird. Auch die Luophobie stehe in engster Beziehung zum Kastrationskomplex. Nun seien vom Körper jene Teile am stärksten mit Eigenliebe besetzt, welche direkt oder indirekt der Geschlechtlichkeit dienen, und Läsionen der Geschlechtsteile haben für das Individuum eine Bedeutung, welche weit über die unmittelbare Beeinträchtigung hinausgeht. Der Wunsch, den Körper unversehrt zu halten, konzentriert sich, ebenso wie die Furcht ihn verletzt zu sehen, auf das Genitale. Zweifellos schätzt aber der Mensch auch seine geistigen und intellektuellen Fähigkeiten hoch ein, und eine Schädigung derselben *muß also* ähnlich wie die Schädigung des Gesamtorganismus und wie die Schädigung des Genitales erlebt werden. *Dementsprechend* sehe man mit dem Beginn der geistigen Störung das Bewußtsein der syphilitischen Infektion außerordentlich deutlich in Erscheinung treten und auch in vorgeschrittener Demenz selbst bei Euphorie verliere der Patient das Bewußtsein der Minderwertigkeit nicht, häufig werde die Kleinheit des Genitales beklagt und in sehr vielen Fällen sei die paralytische Größenidee direkte Reaktion auf solche erlebte Minderwertigkeit und korrigiere gerade den sexuellen Defekt[1]. Sehr häufig tauche auch das

---

[1] Wie auch das manische Zustandsbild überhaupt als durch körperliche Faktoren unterstützte Reaktionsbildung auf kränkende Erlebnisse angesehen werden könne.

Bewußtsein der schweren Gefährdung in einer symbolisch entstellten Form
auf. Als besonderen Beweis dafür, daß beim Paralytiker ein derartiges Krank-
heitsbewußtsein bestehe, führt SCHILDER Beobachtungen bei den halluzinatorischen Zuständen nach Malariatherapie an. Hier trete das Bewußtsein der
luischen Infektion und der Schädigung durch die Lues deutlich hervor und
man müsse annehmen, daß die halluzinatorischen Motive eine klare Darstellung
bringen, die auch sonst in der Paralyse erlebt werden.

Ich habe die SCHILDERschen Anschauungen der Vollständigkeit halber hier
kurz referiert. Die hier zitierte[1] und andere Arbeiten SCHILDERs enthalten eine
Reihe feiner Beobachtungen über die Paralyse, die ich auch z. T. an anderer Stelle
erwähnt habe; leider wird das Material oft nach gewissen mir unzutreffend er-
scheinenden Denkgewohnheiten der Psychoanalyse gedeutet, wodurch es m. E.
an klinischem Wert verliert. Ohne jedoch darauf eingehen zu wollen, möchte
ich nur auf die — von mir gesperrten — Stellen hinweisen, in denen SCHILDER
in seinen Ausführungen m. E. logisch unmögliche Verknüpfungen bildet. Ich
glaube, daß das genügt, um die Unhaltbarkeit seiner Anschauungen in dieser
Beziehung darzutun.

Daß bei der Frage der Krankheitseinsicht der intellektuelle Abbau von dem
affektiven nicht zu trennen ist, ergibt sich aus dem Vorstehenden leicht, aber
auch an anderen Symptomen merkt man die Beeinträchtigung gemütlicher
Persönlichkeitseigenschaften. Ohne zunächst auf die mehr den Randsymptomen
angehörenden gröberen Affektstörungen einzugehen, sei im Rahmen der Achsensymptome auf gewisse Persönlichkeitsveränderungen aufmerksam gemacht. Die
Kranken werden stumpf, indolent; weder durch erfreuliche noch durch traurige
Ereignisse erfährt die Stimmung eine besondere Färbung. Daß ein gerichtlich
verurteilter Paralytiker Berufung einlegt, habe ich noch nie gesehen.

Wie den meisten Hirnkranken, so fehlt auch dem Paralytiker die Möglichkeit
zur *affektiven Orientierung*; d. h. die Fähigkeit, sich in veränderten Situationen,
in einer neuen Gesellschaft gemütlich einzufinden, auf den dort herrschenden
Ton einzugehen, instinktiv im Rahmen des Milieus zu bleiben und feinfühlig an
Erzählungen oder Erlebnissen anderer teilzunehmen, ist verloren. Durch takt-
lose Bemerkungen, durch unangebrachte Zoten oder durch plump-vertraulich
distanzlose Art am verkehrten Orte wirken sie oft deplaciert und peinlich. Auch
eine rasche Umstellung, wie sie jedem Gesunden, wenn er einen anderen, ihm bekannten Kreis betritt oder verläßt, möglich ist, kann nicht geleistet werden.
Ein Familienvater bleibt im Familienkreise bei Allüren, die ihm beruflich notwendig erscheinen, oder bei einer Ausdrucksweise, wie sie auf der Kneipe üblich
ist. Ein anderer läßt sich in feiner Gesellschaft trotz Frack und Orden so gehen,
wie er zu Hause unbeobachtet auf dem Sofa räkelt. Auf diese Weise sind Takt-
losigkeiten und grobe Entgleisungen aller Art zu erklären. Dabei werden die
Paralytiker von Ereignissen, die sonst jeden bewegen, schmerzlich oder traurig
berühren, nicht betroffen, sie nehmen in ihrem Tun und Reden in keiner Weise
darauf Rücksicht, machen Äußerungen, die jedes Zartgefühl vermissen lassen.
So erzählte mir freudestrahlend ein Paralytiker bei der Visite, heute habe er *zwei*
Teller Suppe gegessen, „die Portion von dem Seligen dort nämlich auch!" — dabei deutete er auf den eben verstorbenen Bettnachbar. Die Kranken merken das
Unangemessene ihres Benehmens gar nicht, können weder fühlen noch begreifen,
daß sie auffallen. Auch wenn man ihnen etwas Derartiges vorhält, so pflegt das
keinen oder doch nur einen ganz vorübergehenden Eindruck zu machen. Un-
gehindert kann sich daher diese Eigenart weiter auswirken, und so findet der
Paralytiker unter Umständen nichts dabei, eine Puella mit ins eheliche Schlaf-

---

[1] Z. Neur. **95**, 623, 25.

zimmer zu bringen, in Gegenwart seiner Frau anderen weiblichen Wesen unsittliche Anträge zu machen, in der Öffentlichkeit oder vor den Kindern zu onanieren oder zu exhibieren. Auch Sexualdelikte anderer Art, namentlich Attentate auf Kinder kommen in diesen Stadien vor.

Selbstverständlich setzen derartige Zuwiderhandlungen gegen Sitte und Pflicht neben der Kritiklosigkeit[1] und neben der Unfähigkeit zur affektiven Orientierung auch einen Mangel an *Selbstbeherrschung* voraus, der deutlich macht, daß auch die Willensfunktionen dem allgemeinen Abbau unterliegen; das ist besonders wichtig deshalb, weil auch die Willensvorgänge für die Einheitlichkeit einer Persönlichkeit und für die Aufrechterhaltung des Niveaus zum großen Teil maßgebend sind. Während nun auf der einen Seite die höheren dynamischen Komponenten des Willenslebens, insonderheit die Energie des Auftretens, die Tatkraft in beruflichen Dingen, die Beherrschung von Triebregungen, von Affekten und von gedanklichen Einfällen bald versagen, bleiben die niederen Willensphänomene erhalten und nehmen die oberste Stufe willentlicher Vorgänge ein; es dominieren demgemäß meist die ungebremsten Triebvorgänge: abgesehen vom Sexualtrieb, der bei dem allgemeinen körperlichen Abbau, man kann wohl sagen, zum Glück meist nicht sehr lange allzu rege bleibt, spielt der Nahrungstrieb eine große Rolle; dieser zeigt sich zuweilen in einer tierischen Freßsucht, und oft beobachtet man allerhand andere primitive, egoistische Strebungen, die keine feinere Regung mehr aufkommen lassen.

Die Umgestaltung der Persönlichkeit braucht beim Paralytiker nicht immer zu einem äußerlich nur unerfreulichen Zustande zu führen. Bei temperamentvollen Leuten von brutaler Vitalität kann die durch die Paralyse bedingte Herabsetzung der Aktivität die Kranken scheinbar zu ihrem Vorteil verändern; die Ehefrau freut sich darüber, daß ihr Mann nun endlich „zur Vernunft gekommen" sei, leider nur um sich bald von der schweren Erkrankung überzeugen zu müssen. Hegar berichtet über ähnliche Fälle in der Remission. „So ordentlich sei ihr Mann in seinen gesunden Tagen nie gewesen" bekundete eine Ehefrau. Hegar macht weiter auf eine oft beim Paralytiker zutage tretende Pedanterie und Ordnungsliebe aufmerksam, ganz besonders darauf, daß jede Neuordnung, jedes unrichtige Verhalten anderer Kranker sie oft schmerzlich berührt. Da ein Einfluß praemorbider Eigenschaften nicht in Frage kam, erklärt Hegar diese Symptome durch das Bewußtsein einer Schwäche, die der Paralytiker durch diese Ordnung auszugleichen bestrebt ist, ganz besonders verdeckt er, wie Hegar durch Beobachtungen belegt, durch diese Ordnung seine Merkausfälle. Ähnliche Erfahrungen habe ich auch machen können; fast immer sind es Paralytiker, die das Zeichen des Haustelephons melden und den Pfleger durch Zuruf dorthin beordern; gerade die Paralytiker erzählen, wenn Kranke sich ungebührlich benommen haben; mit einer Mischung von pharisäerhafter Entrüstung und kindlicher Hilflosigkeit berichten sie jeden Verstoß gegen die Hausordnung; nicht selten lesen wir in den Krankengeschichten der Paralytiker Bemerkungen wie „macht den Ordnungsmann auf der Abteilung", „spielt den Saalportier", „weist andere zurecht" usw. Abgesehen von den von Hegar namhaft gemachten Ursachen für diese Erscheinungen möchte ich aber annehmen, daß hier auch präpsychotische Persönlichkeitseigenschaften eine Rolle spielen, oft freilich solche, die auch vor der Erkrankung nicht gerade an der Oberfläche lagen. Mir scheint, als ob sich bei solchen Zuständen das Erhaltensein einer bestimmten Willens*richtung* kundgibt, die aus gesunden Zeiten herübergenommen ist und nach dem Abbau höherer Funktionen so zutage tritt.

---

[1] Bumke führt das Versagen der feineren ethischen und ästhetischen Gefühle darauf zurück, daß der Kranke die zu ihnen gehörigen gedanklichen Inhalte nicht mehr begreift.

Schließlich sei noch einer mehr allgemeinen, meist schwer von der eigentlichen Demenz und der gemütlichen Verstumpfung abtrennbaren Willensstörung gedacht, die äußerlich in einem Mangel an Beherrschung, im Versagen jeder Regsamkeit, sowie im Verlust an Initiative und Spontaneität in Erscheinung tritt. Ihre Bedeutung ist in den Anfangsstadien m. E. größer als man denkt, denn vielfach ist die Urteilsfähigkeit dabei noch recht gut erhalten. Die Kranken sind nur nicht in der Lage, aus eigener Kraft zur Betätigung ihrer de potentia vorhandenen Leistungsfähigkeit zu gelangen; sie empfinden kein Bedürfnis, aus sich herauszugehen oder über etwas nachzudenken. Auch leichte äußere Reize regen sie nicht an, sie versinken gewissermaßen in sich und können nur durch energisches Zureden zu irgendeiner Tätigkeit veranlaßt werden. Bei anderen Persönlichkeiten wirkt die Herabminderung des Willenslebens in erster Linie auf die Fähigkeit der Affektbeherrschung, sie sind entweder im Gegensatz zu früher abnorm leicht erregbar, werden dann unter Umständen rücksichtslos brutal, oder sie sind enorm rührselig, fangen bei jeder unbedeutenden Veranlassung zu weinen an.

Vom Standpunkt der Willenspsychologie gesehen handelt es sich um einen allmählichen Abbau der höheren Willensformen.

Das ideomotorische[1] Handeln bildet eine Zeitlang die höchste Form der Willensbetätigung, wobei es aber angesichts der in diesem Stadium im allgemeinen schon recht starken gemütlichen Indolenz selten zu der Halsstarrigkeit kommt, wie sie z. B. bei der senilen Demenz unter der Herrschaft der ideomotorischen Handlungen häufig ist. Im weiteren Verlauf der Paralyse gewinnen aber sehr bald Triebhandlungen die Übermacht, die bei starker vitaler Energie ja auch schon früher gelegentlich die höheren Willensfunktionen beiseite gedrängt haben. Schließlich werden selbst die Triebregungen nicht mehr energiebesetzt sein, auch sie verkümmern, und von dem Willensleben sind schließlich nur noch Reste in der Gestalt spärlicher reaktiver und reflektorischer Äußerungen vorhanden.

Während der Abbau der Willensfunktionen ungefähr in umgekehrter Reihenfolge der einstigen Entwicklung langsam und allmählich stärker wird, macht sich schon frühzeitig in der *Zusammenarbeit* der einzelnen Willensformen eine Störung bemerkbar. Am frühesten fällt in der Regel auf, daß die Selbstbeherrschung fehlt, aber auch sonst wird der aktive Wille immer weniger da eingreifen, wo eine Verstärkung oder Änderung im Bereich der niederen Willensformen notwendig wäre. Nun geht die Anregung für dieses Eingreifen von der Erkenntnis aus, daß bei irgendeinem Handeln die Ausführung nicht dem Gewohnten entspricht. Bei einer Urteilsschwäche, die das nicht mehr zu erkennen vermag, würde damit das Motiv zu dieser Willenseinschaltung wegfallen. Ein noch feineres Reagens für eine unbefriedigende Ausführung ist aber bei den differenzierten Menschen das Gefühl, das auf Grund unanschaulicher Gegebenheiten eine Verbesserung schon früher als notwendig empfindet und damit Anregung zu verbessernden Willenseinschaltungen gibt. Da diese feiner ansprechenden affektiven Regungen bei der Paralyse schon früh zugrunde gehen, wird man gerade das Ausbleiben der verbessernden und verstärkenden Willensschaltungen bei der Paralyse als Frühsymptom ansehen dürfen; hier handelt es sich aber nicht um eine primäre Willensstörung, sondern um den Einfluß der Affekte auf die Willensleistungen.

Die affektive Veränderung wirkt dann noch im Zusammengehen mit der Urteilsschwäche auf die *Motivbildung* ein, die natürlich auch ihrerseits die Willensentschließungen krankhaft zu verändern in der Lage ist.

---

[1] Vgl. hierzu den Abschnitt „Störungen des Wollens" dieses Handbuchs Bd. II.

Auf dem Gebiete der *Willenshandlungen* zeigen sich bei der Paralyse ebenfalls Störungen, und zwar sind am bedeutsamsten die einer *inneren* Willenshandlung, der Aufmerksamkeitszuwendung. Auch für die Aufmerksamkeit gilt das, was von den verschieden hohen Stufen der Willensvorgänge gesagt war; es gibt eine willkürliche und eine, die etwa dem instinktiven Wollen entspricht, und schließlich wird man auch eine mehr triebhafte reaktive Aufmerksamkeit unterscheiden können. Die Aufmerksamkeitsleistung, die in einer geistigen Hinwendung zu einem Bewußtseinsinhalt (Lindworsky) besteht, bewirkt eine größere Klarheit dieses Inhalts. Die willentliche Seite dieses Vorgangs besteht in der Hinwendung und in der Konstanz der Aufmerksamkeit; die willkürliche Aufmerksamkeit wird mit dem Abbau der Willensentschließungen nachlassen, auch die instinktive Aufmerksamkeitszuwendung kommt allmählich nicht mehr zur Geltung und dadurch wird offenbar auch ein Teil der paralytischen Demenz erklärt. Die Kranken können wegen der mangelnden Aufmerksamkeit keine Zusammenhänge mehr überblicken, sie richten ihre Aufmerksamkeit nicht mehr instinktiv auf alles, was zum Thema gehört. Sind äußere Anregungen vorhanden, die sie zur Konzentration veranlassen, oder kann man die nötige Einstellung künstlich erzeugen, so werden auch die intellektuellen Leistungen besser. Die reaktive Aufmerksamkeitsfesselung kann durch auffallende Dinge, z. B. bunte aufdringliche Farben, noch recht lange bestehen bleiben, ohne daß die Kranken sie zu irgendwelchen geistigen Leistungen auszunutzen verstünden.

Während hier auch nur ein besonderer Fall der allgemeinen Willensstörung und nicht eine spezifische Alteration der Willenshandlung selbst vorliegt, so finden wir auf dem Gebiet der *äußeren* Willenshandlungen einige gewissermaßen spezifische Störungen. Ohne daß Lähmungen, Schwächen oder extrapyramidale motorische Auffälligkeiten bestehen, ohne daß ein Anhaltspunkt für eine Apraxie vorliegt, beobachten wir beim Paralytiker sehr häufig verkehrte oder ungewöhnlich ungeschickte motorische Akte. Auf die Bedeutung der Auffassung für diese Erscheinungen habe ich oben schon aufmerksam gemacht; hier handelt es sich um den davon natürlich nur schwer abtrennbaren zentrifugalen Teil dieser Vorgänge: Die Kranken ziehen ihren Mantel an wie ein Hemd, binden sich zwei Schlipse um, vergessen aber den Kragen. Bei der Untersuchung machen sie einfache Bewegungen wie den Kniehackenversuch verkehrt, strecken das Bein, anstatt die geforderte Beugung zu machen; vor allem sind sie aber sehr häufig außerstande, auf Wunsch bestimmte Muskeln zu entspannen. Auch die geforderten Bewegungen werden mit einem übermäßigen Aufwand an Anstrengung und vor allem an Muskelspannung vorgenommen; schließlich sind ihre motorischen Akte, namentlich die, welche sie auf Aufforderung machen, von einer für den Erwachsenen ungewöhnlich großen Zahl von Mitbewegungen begleitet.

Die erstgenannten Verkehrtheiten erstrecken sich vor allem auf Handlungen, die in der Regel ideomotorisch ausgeführt werden. Beim Gesunden gehen diese Bewegungen ohne weiteres vonstatten, und wenn je in der Zerstreutheit z. B. ein Fehler vorkommt, wird eine höhere Willenshandlung eingeschaltet, um den Fehler zu beseitigen. Der Paralytiker, der ja auch an dem Gelingen seiner Gewohnheitshandlungen nie gezweifelt hat, wird sich dabei von vornherein nicht auf irgendeine Schwierigkeit einstellen, und in dem Gefühl, daß er sein Hemd doch immer richtig angezogen hat, wird er auch gar nicht merken, wenn er es jetzt verkehrt macht oder wenn irgendwie ein Hindernis kommt; vor allem wird dieses Hindernis ihn nicht zur Einschaltung einer höheren Willensform veranlassen. Daß dabei Auffassungsstörung, Urteilsschwäche und Indolenz zusammenwirken, bedarf keiner besonderen Erörterung.

Die Erregungszustände der Paralytiker beruhen im allgemeinen nicht auf einer Steigerung der Willensleistungen, sondern auf einem Wegfall willensmäßiger Hemmungen und Dämpfungen. Ganz besonders gilt das von den triebhaften Erregungen, bei denen die vitale Energie ungezügelt sich auswirkt. Schließlich kommt es neben dem Abbau der höheren Willensformen allmählich zu einem Erschöpfen der Energiequellen für alle Willensbetätigungen, und auf diese Weise erlöschen bei vorgeschrittener Erkrankung schließlich auch die Triebregungen.

Wenn man so die zentralen Veränderungen beim Paralytiker in ihrer Gesamtheit betrachtet, so darf man nicht nur von einer Herabminderung der intellektuellen Fähigkeiten sprechen, sondern die paralytische Demenz zeichnet sich in gleicher Weise durch einen Abbau auch des Gemütslebens und der Willensfunktionen aus. Auf allen drei Gebieten, die natürlich nicht rein abgrenzbar sind, hat der Krankheitsprozeß die höheren Errungenschaften zunichte gemacht und Funktionen, Eigenschaften und Verhaltensweisen zur Herrschaft verholfen, die beim Menschen sonst unterdrückt und beherrscht zu sein pflegen.

Die paralytische Demenz als eine bestimmte, lokaldiagnostisch fundierte Verblödungsform aufzufassen, ist m. E. unmöglich; selbst wenn man lediglich die intellektuelle Seite in Betracht zieht, läßt sich nur bei wenigen Fällen etwa ein frontaler Demenztyp (BERGER) feststellen. Ähnliches gilt von dem optischen Demenztyp (PICK); zwar wurden bei einer darauf gerichteten Untersuchung (KUHL) derartige Ausfälle gelegentlich gefunden (vgl. Abb. 1, die auf eine optisch räumliche Störung hinweist). Aber einmal kommen diese Erscheinungen meist nur zusammen mit andersartigen Ausfällen vor, und dann verliert sich bei zunehmender Erkrankung jedes Charakteristische eines solchen Demenztyps vollständig, auch in den wenigen Fällen, in

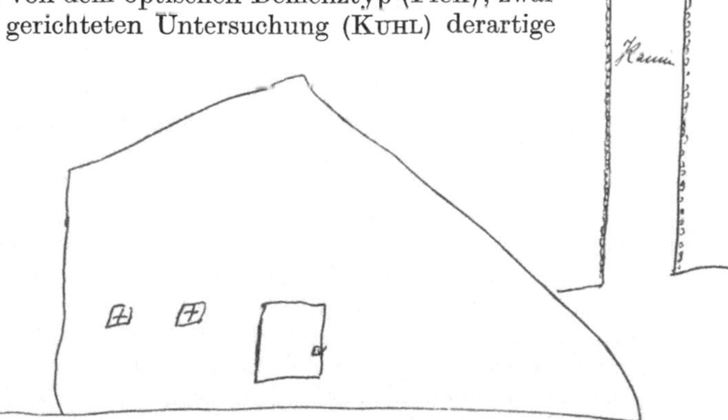

Abb. 1. Paralytische Zeichnung: Es sollte ein Haus gezeichnet werden. Nach Vollendung der Zeichnung wird der Kranke darauf aufmerksam gemacht, daß er den Kamin vergessen habe; er zeichnete ihn nunmehr in unrichtigem Größenverhältnis daneben.

denen er im Anfang überhaupt angedeutet war. Beziehungen der paralytischen Rechenstörung zu optischen Demenztypen, an die in Anlehnung an die Meinung von PERITZ[1] gedacht werden konnte, haben sich aus den Untersuchungen von KUHL ebenfalls nicht ergeben. Eine derartige Klassifikation ist auch schon aus dem Grunde nicht durchführbar, weil man dabei die Erscheinungen auf dem Gemüts- und Willensleben vernachlässigen müßte, die, wie wir gesehen haben, so untrennbar mit den Symptomen der Verstandestätigkeit verbunden sind, daß fast jedes Einzelsymptom der paralytischen Demenz seine Entstehung aus Störungen im Gebiet aller drei Sphären herleiten kann.

---

[1] PERITZ ist der Auffassung, daß dem Rechnen ein Zentrum zukommt, das im optischen Gebiet liegt, und daß beim Rechnen das optische Moment (Überschaubarkeit) eine Rolle spiele.

Dieses *Kernsymptom*, die paralytische Demenz, bleibt in der Regel nicht isoliert, sondern es wird umrankt von einer ganzen Reihe von *Nebenerscheinungen*, die wohl nie ganz fehlen, die aber in den verschiedenen Fällen und beim einzelnen Kranken zu verschiedenen Zeiten erheblich differieren.

Fast immer findet man wenigstens zu gewissen Zeiten eine *Bewußtseinstrübung* bei der Paralyse. Nicht selten ist sie, wenn auch nur in geringem Grade, dauernd vorhanden und gibt dann dem Bilde der paralytischen Demenz eine besondere recht charakteristische Prägung. Bei den langsam sich entwickelnden Krankheitsbildern im Anfang hat man, wie Bumke sagt, den Eindruck, als ob sich ein Schleier immer fester über das Denken und damit über die Persönlichkeit des Paralytikers lege. In den vorgerückteren Stadien läßt sich oft eine gewisse Benommenheit nicht verkennen, und gerade sie ist es, die zuweilen eine viel tiefere Demenz und Merkstörung vortäuscht, als sie in Wirklichkeit besteht. Solche Kranke sind auch gelegentlich nicht orientiert, und vielleicht ist gerade die oben geschilderte Schwierigkeit, sich in zeitlichen Dingen zurecht zu finden, ganz oder zum Teil auf diese leichte Bewußtseinstrübung zurückzuführen. Ähnliches gilt vielleicht auch von der Auffassungserschwerung und von dem Mangel an Konzentration, besonders wenn diese Symptome unter der Erscheinungsform einer gewissen Zerstreutheit auftreten. Auch ausgemachte Verwirrtheitszustände vorübergehender Art kommen vor und machen die Kranken dann rasch auffällig. So stieg einer unserer Paralytiker auf das Dach seines Hauses in der Meinung, eine Bergtour zu unternehmen.

Da es sich bei der Paralyse um eine exogene Psychose handelt, ist das Auftreten von Bewußtseinstrübungen ohne weiteres erklärlich, ja überhaupt zu erwarten. Ob Zeiten stärkerer Bewußtseinsbeeinträchtigung mit dem akuten Wirksamwerden des paralytischen Krankheitsprozesses, insbesondere vielleicht mit raschen Verschlimmerungen desselben zusammenhängen, ist schwer zu entscheiden; eine gewisse Wahrscheinlichkeit hat diese Annahme jedenfalls; das geht schon daraus hervor, daß solche Zustände sich erfahrungsgemäß gerne an Anfälle anschließen, von denen man ja vermutet, daß sie ihre Ursache in akuten Exazerbationen des Hirnvorgangs haben. Allerdings kommt diese Möglichkeit nicht als einzige Erklärung für die Entstehung exogener Prädilektionstypen bei der Paralyse in Betracht, denn auch sonst erfolgen im Laufe der Paralyse nicht selten exogene Einwirkungen. In erster Linie ist dabei an die bei der Paralyse offenbar auch vorkommenden Stoffwechselstörungen und die namentlich im Endstadium auftretenden Inanitionsvorgänge zu denken, dann an interkurrente Infektionen, ferner an Furunkulose, Abscesse, an Alkoholwirkungen usw. M. E. können schon verhältnismäßig geringfügige Schädlichkeiten zu Bewußtseinstrübungen führen, weil die Noxe hier ja ein bereits krankes Gehirn trifft, das in diesem Zustand wahrscheinlich eine größere Neigung zu exogenen Reaktionen aufweist als ein gesundes.

Außer der wie gesagt im Verlauf einer Paralyse nie ganz vermißten leichten Bewußtseinstrübung beobachtet man, allerdings seltener, auch die schwereren Formen des exogenen psychischen Prädilektionstyps, Delirien, Amentiabilder, Dämmerzustände usw. In manchen Fällen lassen sich die deliranten Zustände bei der Paralyse von einem Alkoholdelir nicht unterscheiden, und zwar unter Umständen auch dann nicht, wenn der delirante Paralytiker keinen Alkoholmißbrauch getrieben hat. Da beim Paralytiker eine Unruhe der Gesichtsmuskulatur und eine Unsicherheit der Hände oft vorkommt, so werden auch die körperlichen Symptome eines Alkoholdelirs zuweilen nachgeahmt. In einem Falle hatte uns die Mitteilung eines enormen Alkoholkonsums zunächst zur Diagnose Delirium tremens veranlaßt; es hatte sich aber bei dieser Angabe um eine

„Größenidee" gehandelt, denn wie von den Angehörigen versichert wurde, kam ein Alkoholmißbrauch bestimmt nicht in Betracht. Ähnliche Fälle teilt auch KRAEPELIN mit. Umgekehrt berichtet JOHANNES über einen Fall, der 17 Jahre vor der Paralyse ein Delirium tremens alcoholicum durchgemacht hatte und während seiner Paralyse keinen deliranten Zustand und keine Halluzinationen zeigte. In unserem Material kamen in 10 Jahren unter 1218 Paralytikern 41 typische Delirien vor (3,3%). Bei diesen 41 Fällen war 12mal Alkoholmißbrauch, zum Teil in recht erheblichen Mengen, festzustellen. Unter ihnen erinnerten aber nur einige besonders stark an das Bild des Delirium tremens.

Wenn es im Verlauf der Paralyse auch kurzdauernde delirante Episoden gibt, so halten doch die ausgesprochenen Delirien bei dieser Erkrankung in der Regel länger an als z. B. das typische Alkoholdelir. Die Fälle, in denen es nach 3 bis 5 Tagen zu einem terminalen Schlaf und völliger Aufhellung kommt, sind selten, meist verzettelt sich der delirante Zustand über längere Zeit. In einem meiner Fälle dauerte das Delir zirka 6 Monate, und dann kam der Kranke in einer sich über weitere 5 Monate hinziehenden Verwirrtheit zum Tode. Auch sonst darf das Auftreten eines deliranten Zustands bei der Paralyse als ungünstig für die Prognose quoad vitam angesehen werden.

Die Erscheinungsweise dieser Zustände bietet nichts vom üblichen Typ wesentlich Abweichendes; nur gelegentlich war an der ausgemacht blöden Euphorie oder an gewissen Größenideen die paralytische Demenz ohne weiteres erkennbar.

In 14 von den genannten 41 Fällen entwickelte sich das Delir nach einem paralytischen Anfall, 2mal ging das Delir einem Anfall voraus; in 12 weiteren Fällen kamen paralytische Anfälle ohne unmittelbaren Zusammenhang vor oder nach dem deliranten Zustande vor.

In 4 Fällen bestanden Beziehungen zu körperlichen Erkrankungen, wie Grippe, Nierenentzündung, Vergiftung, Krebs.

Alles in allem weisen diese Beobachtungen, die von WÖRNER zusammengestellt sind, darauf hin, daß allgemein gesprochen „exogene Vorgänge" sehr wahrscheinlich im Ursachenkomplex dieser deliranten Zustände eine Rolle spielen[1], und wir werden wohl auch annehmen dürfen, daß Ähnliches für die übrigens selteneren Verwirrtheitszustände vom Amentiatyp gilt.

PFEIFER hat neuerdings delirante Zustände in Verbindung mit Korssakowscher Psychose bei Paralyse beschrieben, darunter auch Fälle, bei denen sich der Korssakowsche Zustand aus einem Delirium entwickelt hat; symptomatologisch ungewöhnlich war bei diesen Krankheitsbildern, daß Konfabulationen in der Form von phantastischen Erlebnissen und ungeheuerlichen Größenideen auftreten; die Komplikationen, die im Laufe der Krankheit hinzukamen, gehörten in der Regel den exogenen Reaktionstypen an; das erscheint um so bemerkenswerter, als PFEIFER bei seinen Fällen sonst keinerlei Anhaltspunkte für die Wirksamkeit exogener Noxen feststellen konnte.

Wohl am häufigsten hat man heute Gelegenheit, Delirien oder Verwirrtheitszustände im Verlauf der Fieberbehandlung bei der Paralyse zu sehen; das spricht auch für die Annahme, daß zum Zustandekommen derartiger Erscheinungen exogene Noxen gehören. Da aber bei der natürlichen Malaria Hirngesunder derartige symptomatische Psychosen doch recht selten sind, läßt sich meine oben schon erwähnte Auffassung rechtfertigen, daß symptomatisch psychotische Erscheinungen bei hirnkranken Individuen besonders leicht und wohl auch schon bei verhältnismäßig geringfügigen Einwirkungen auftreten; diese sind

---

[1] Für diese Annahme spricht auch der Umstand, daß SCHROTTENBACH bei Delirien und Anfällen im Verlauf der Paralyse eine Leukocytose gefunden hat.

vielleicht zuweilen so unbedeutend, daß sie sich gelegentlich dem Nachweis entziehen, und man wird sich daher nicht wundern dürfen, wenn, wie bei den Fällen von Pfeifer, unter Umständen überhaupt nichts Exogenes (natürlich mit Ausnahme der Lues selbst) gefunden wird. Amentiabilder sind auch nach Fieberbehandlung seltener, Schilder hat solche Zustände beschrieben; auch charakteristische Dämmerzustände findet man nur wenig. Einen sehr typischen Dämmerzustand sah ich einmal nach einem epileptiformen paralytischen Anfall sich entwickeln.

Schließlich sind die Endstadien der Paralyse in der Regel durch das Bild einer schweren allgemeinen Benommenheit ausgezeichnet, bei der man nicht sagen kann, ob das zunehmende Absterben aller geistigen Funktionen diesen Eindruck erzeugt oder ob eine tiefe Bewußtseinstrübung vorliegt.

Sinnestäuschungen vorzugsweise optischer Art gehören zum Bilde des Deliriums; sie brauchten deshalb in diesem Zusammenhang nicht eigens erwähnt zu werden. Bei der nun folgenden Besprechung von *Trugwahrnehmungen* bei Paralytikern werden daher nur solche Fälle berücksichtigt, die nicht ein mit Halluzinationen einhergehendes Syndrom zeigen wie die deliranten oder auch die schizophrenieähnlichen Bilder bei Paralyse.

Die bisherigen Untersuchungen über Sinnestäuschungen bei Paralyse berücksichtigen diese Unterscheidung nicht, sondern betrachten alle Halluzinationen beim Paralytiker unabhängig von den jeweiligen besonderen Zustandsbildern. So konnten Junius und Arndt bei Männern in 17, bei Frauen in 26,7% Sinnestäuschungen feststellen; von den halluzinierenden Männern hatten etwa ein Drittel, von den Frauen ca. 7,5% Alkoholmißbrauch getrieben. Kraepelin errechnet 12,5%, Johannes 11,9% halluzinierende Paralysen. Die übrigen Prozentzahlen schwanken zwischen 5 und 25% (zit. nach Johannes). Es handelt sich bei diesen statistischen Erhebungen um die Beteiligung aller Sinnesgebiete, und innerhalb dieser wird man auch mit verschiedenen Arten der Trugwahrnehmungen rechnen dürfen. Naturgemäß sind die deliranten Episoden mit dabei enthalten, sie werden vor allem das Material für die optischen Sinnestäuschungen geliefert haben. Die Zahlen von Wörner (3,3% delirante Zustände) stimmen mit den am gleichen Material gewonnenen Johannesschen Ermittelungen von 3% Gesichtshalluzinationen + 1,2% Gesichts- + fragliche Gehörstäuschungen recht gut überein. Sehr viel schwieriger ist aber die Frage zu beantworten, wieviel von den Gehörstäuschungen auf eine besondere etwa schizophrene Bereitschaft der betroffenen Paralytiker zu rechnen ist. Wenn Schiffmann bei einer diesbezüglichen Untersuchung an unserem Material 4,4% schizophrene Zustandsbilder gefunden hat, so wird man annehmen dürfen, daß die 3,4% Gehörshalluzinationen aus den Feststellungen von Johannes ebenso wie die 0,6% Sensationen, Geschmacks- und Geruchshalluzinationen zu diesen Bildern gehören. Da ferner ein Teil der Halluzinationen bei progressiver Paralyse, auch ohne daß es zum Delir kommt, durch früheren Alkoholismus mit bedingt ist, so wird man beim Vorhandensein von Sinnestäuschungen wohl immer mit dem Auftreten irgendwelcher besonderer Faktoren rechnen dürfen, mag es sich dabei um endogene Bereitschaften, exogene Einwirkungen oder um das akute Anschwellen der paralytischen Krankheitsprozesse selbst handeln. In der Beziehung ist der von Johannes angegebene Umstand bemerkenswert, daß die meisten Halluzinationen in affektiv bewegten oder bewußtseinsgetrübten Zeiten auftreten. Allenfalls käme noch eine hirnpathologische Entstehung der Sinnestäuschungen in Betracht, aber auch damit darf man nach den Untersuchungen von Wilmanns und Ranke, sowie neuerdings besonders nach den Arbeiten von Spielmeyer nicht rechnen.

Die Halluzinationen werden zum Teil als solche positiv angegeben, zum Teil muß man ihr Vorhandensein aus dem Verhalten der Kranken erschließen. Die Beobachtung von Johannes, daß die Halluzinationen bei Paralytikern meist flüchtig sind, wird wohl darauf zurückzuführen sein, daß die Paralytiker in ihrer Indolenz nicht sehr eifrig darüber berichten. Dafür, daß bei den mit schizophrenieähnlichen Bildern einhergehenden Paralysen Halluzinationen auch von längerer Dauer auftreten, gibt Johannes selbst Beispiele. Zu dem Zustandsbild der Halluzinose kommt es selten, nach Johannes in einem Material von 2100 Fällen nur 5mal. Besonderheiten in der Art der Halluzinationen ließen sich nicht feststellen; auch spezifische Inhalte waren nicht nachzuweisen, insbesondere keine Hineinbeziehung von Größenideen. Erklärungsideen werden selten geäußert, was wohl zwanglos auf den durch die Demenz bedingten Mangel an Denkbedürfnis zurückgeführt werden kann.

Neben den akustischen Trugwahrnehmungen, insbesondere Stimmen, die gewöhnlich mit positivem Realitätsurteil und vollständigem Wirklichkeitswert verbunden sind (JOHANNES), beobachten wir optische Täuschungen meist plastischer Art, oft auch szenenhaften Charakters; selten sind elementare Erscheinungen; einmal wird von Kleingestaltshalluzinationen berichtet.

Bei den Körpersensationen handelt es sich zum Teil um wahnhafte Deutung resp. Umgestaltung von tabischen Reizerscheinungen. Auch bei Berichten über krankhafte Organempfindungen, die Beine seien zu schwer, der Kopf zu groß usw., wird man eine neurologische Grundlage nicht immer ausschließen können. Es ist dabei zu bedenken, wie schwer es oft dem gesunden Menschen wird, sachlich über Beschwerden zu berichten, und schon deshalb muß man mit Rücksicht auf die paralytische Demenz mit grotesken Verzerrungen dieser Art rechnen. Echte Körpersensationen sind aber offenbar selten. Das gleiche gilt für die Geruchs- und Geschmackshalluzinationen. Diese wie auch Beeinflussungsgefühle, Hypnotisiertwerden, elektrische Stimmen, Gedankenübertragung werden wohl immer auf schizophrene Beimengungen zurückzuführen sein.

JOHANNES spricht auch von Gehörshalluzinationen nach Anfällen, eine Beobachtung, die ebenfalls in dem Sinne einer Auslösung von Trugwahrnehmungen durch eine besondere Exazerbation des paralytischen Prozesses gedeutet werden kann (vgl. oben). Im ganzen traten bei 58,9% der halluzinierenden Paralysen Anfälle auf.

Die Unterscheidung von Halluzinationen, Illusionen und Pseudohalluzinationen ist bei der Paralyse im allgemeinen unmöglich, ja oft ist es schon schwer, sich darüber klar zu werden, ob im Einzelfall Halluzinationen oder Konfabulationen vorliegen. Überhaupt ist immer zu berücksichtigen, daß man auch beim halluzinierenden Paralytiker einen Dementen vor sich hat, dessen Auskünfte naturgemäß kritisch aufgenommen werden müssen.

Nur kurz erwähnt seien noch die seltenen Fälle von optischen Trugwahrnehmungen bei erblindeten Paralytikern, bei denen die Sinnestäuschungen in Verbindung mit kritiklos-euphorischer Einstellung zu der Überzeugung führen, das Sehvermögen sei erhalten (STERTZ).

JOHANNES hat auch Ermittlungen darüber angestellt, ob dem Auftreten von Halluzinationen im Gesamtverlauf der Paralyse irgendeine Bedeutung zukomme. Bezüglich des Alters bei Ansteckung oder Erkrankung, sowie bezüglich der Vorbereitungszeit findet er gegenüber den anderen Paralysen keine Besonderheiten, dagegen zeigten die Fälle mit Trugwahrnehmungen durchschnittlich eine längere Krankheitsdauer als die übrigen Paralysen; ganz besonders gilt das, wenn man die nicht nur episodisch halluzinierenden Kranken besonders berücksichtigt. Dem entspricht, daß T. SCHMIDT-KRAEPELIN bei der Paralyse mit langsamem Verlauf annähernd doppelt so viel Halluzinanten gefunden hat als sonst.

Während die Bewußtseinstrübung eine kaum je vermeidbare Reaktion auf den biologischen Vorgang bei der Paralyse darstellt, würden wir als psychologische Reaktion auf das Erlebnis des Krankseins eine *Verstimmung* erwarten. Eine solche ist auch bei der Paralyse sehr oft vorhanden, aber meist nur im Anfang, in dem sogenannten neurasthenischen Vorstadium der Paralyse. Um diese Zeit pflegt fast immer — vielleicht mit Ausnahme der endogen manischen Naturen — das Krankheitsgefühl in irgendeiner Form vorhanden zu sein und sich meist in bedrückter Stimmung, unbestimmter Angst, gelegentlich aber auch in Gereiztheit, die wohl dem Empfinden herabgesetzter Leistungsfähigkeit entstammt, zu äußern. Diese Stadien bekommt der Kliniker verhältnismäßig selten zu Gesicht, und wir sind daher, von Zufallsbefunden abgesehen, meist auf die Berichte der Angehörigen angewiesen. Zu länger dauernden psychogenen resp. reaktiven Verstimmungen kommt es aber offenbar selten, vermutlich weil dazu eine bessere Krankheitseinsicht gehören würde, als sie beim Paralytiker gewöhnlich vorliegt. Andererseits scheint auch die adäquate affektive Ansprechbarkeit beim Paralytiker früh zu leiden, denn wir haben ja gesehen, daß ein Wissen um die Erkrankung oft nicht zu einer entsprechenden affektiven Einstellung zu führen braucht. Freilich ist nicht gesagt, ob mit dem Wissen um die Erkrankung auch das Verständnis für ihre Bedeutung einhergeht. Vielfach dürfte auch hier die oben schon erwähnte Unfähigkeit, einen Gedanken zu Ende zu denken und alle zu einer Vorstellung gehörigen Begriffe zu erwecken, sowie das geringe Denkbedürfnis eine Rolle spielen. So sehen wir, daß die kurze Dauer oder auch der Mangel einer affektiven Reaktion sich nicht allein auf Störungen im gemütlichen Gebiet zurückführen lassen, sondern daß dabei auch die Demenz mit herangezogen werden muß.

Länger anhaltende Depressionen bei der Paralyse haben, wenigstens zunächst, meist einen ausgemacht vitalen, endogenen Charakter, so daß man oft eine endogene Bereitschaft zu derartigen Depressionen anzunehmen geneigt ist. In den ersten Stadien sind solche Zustände auch zuweilen kaum von einer gewöhnlichen endogenen Depression zu unterscheiden; sie sind wie diese von ausgesprochenen Hemmungen, Kleinheitsvorstellungen, Versündigungsideen usw., unter Umständen auch von Gewichtsabnahme begleitet. Man hat daher von einer *depressiven Verlaufsform* der Paralyse gesprochen. Junius und Arndt haben ihr Vorkommen auf durchschnittlich 18% berechnet (16,8% bei Männern, 19,47% bei Frauen). In meinem Material konnte ich die depressive Form nur in 7% der Fälle finden.

Auch in den Fällen, bei denen der Eindruck einer Depression während des ganzen Krankheitsverlaufs besteht, kommt sehr bald die Demenz im Symptomenbild unverkennbar zum Ausdruck. Zunächst erhalten die depressiven Äußerungen eine ausgemacht schwachsinnige Färbung. Sinnlos hypochondrische Ideen stehen im Vordergrund: die Beine sind verbogen, die Speisen gehen nicht durch den Magen durch, das Herz ist abgestorben, der Kopf aufgetrieben, die Knochen sind steif, der Hals ist zu, wie wenn man einen an der Gurgel nimmt. Ein paralytischer Arzt beschrieb, daß die Glia das Gehirn nicht mehr zusammenhalte. Auch die üblichen depressiven Kleinheitsideen werden oft in dementer Form und oft ohne jede Konsequenz vorgebracht. Versündigungsideen und Selbstvorwürfe, die unter Umständen sich inhaltlich und formal nicht von denen einer echten Depression unterscheiden, verraten ihre paralytische Genese dadurch, daß sie zuweilen abrupt verschwinden. So hatte ein Paralytiker Selbstvorwürfe wegen seiner früheren Syphilis geäußert und gesagt, er habe die ganze Welt angesteckt, alle ängstlich abgewehrt, weil alles an seinem Körper Syphilis sei; einige Tage darauf sprach er verächtlich über diese Ideen, zeigte keine Spur Einsicht und verlangte gebieterisch etwas Gutes zu essen. Entsprechend der depressiven Einstellung kann es auch zu Selbstmorden resp. Selbstmordversuchen kommen, die ebenfalls oft den Stempel der paralytischen Demenz entweder in der Unsinnigkeit oder in der Ungeschicklichkeit der Ausführung tragen. So verschluckte ein depressiver Paralytiker in selbstmörderischer Absicht eine Klinge vom Rasierapparat. Typisch ist auch der von Bumke angeführte Paralytiker, der von einem Selbstmordversuch durch Hinausstürzen aus dem Fenster absah, weil man sich dabei doch direkt das Bein hätte brechen können. Nicht jede Selbstverletzung ist aber als Selbstmord gedacht. Ein depressiv verstimmter

Paralytiker brachte sich z. B. Verletzungen am Handgelenk bei, nicht etwa in suicidaler Absicht, sondern um sich zur Ader zu lassen, weil das gut täte.

Interessant ist auch die von KRAEPELIN und BUMKE bereits erwähnte Mischung von Größen- und Kleinheitsideen, resp. von expansiven Ideen mit Selbstvorwürfen. KRAEPELIN berichtet von einem Kranken, der sich über seine Lues Vorwürfe machte, besonders darüber, daß er ein „hohes Fräulein" angesteckt hätte. Ähnlich der vorhin erwähnte Paralytiker, der die ganze Welt infiziert haben wollte. Auf entsprechenden Denkmechanismen mag es auch beruhen, wenn ein Paralytiker sich über Tausende von Fieberanfällen beklagt oder bei der Malariakur mit depressiv-hypochondrischer Einstellung berichtet, daß er in der Nacht weit über 100° Fieber gehabt habe.

Auch ängstlich depressive Erregungszustände kommen bei der Paralyse nicht selten vor, sie haben meist ein ausgesprochen organisches Gepräge. Die Kranken sind dabei verwirrt, klammern sich ängstlich an allem möglichen an, glauben, sie werden umgebracht, man martere sie langsam hin. Ein Kranker dieser Art verlangte voll schlotternder Angst wenigstens den Friedhof zu wissen, wo er hinkomme. Der depressive Affekt wird allmählich immer schwächlicher, dürftiger und geht gewöhnlich im Laufe der Zeit verloren, während Klagen, Weinerlichkeit, Jammern und auch der äußere Eindruck des Depressiven bleibt; aber oft ist das nur die motorische Haltung und die stereotyp gewordene Äußerung, hinter der nichts von einer echten Verstimmung mehr steckt, denn diese ist mit der zunehmenden Vernichtung der gesamten Persönlichkeit zugrunde gegangen. Ähnlich wie bei Arteriosklerotikern und senil Dementen werden in diesem Stadium noch nihilistische Ideen vorgebracht, und schließlich läßt sich in der allgemeinen Herabminderung des Endzustands nicht mehr unterscheiden, ob der Kranke depressiv ist oder nicht; stumpf und reaktionslos, ohne jede Ansprechbarkeit vegetiert er hin.

Ob die gelegentlich auftretenden Stuporzustände im Verlauf der Paralyse zu den depressiven Formen gerechnet werden sollen, ist bloß von Fall zu Fall und nur nach dem Verlauf zu entscheiden. Ich glaube, man wird lediglich einen sehr kleinen Teil der vorkommenden Stuporen auf depressive Vorgänge zurückführen dürfen; gewöhnlich sind es dann solche Fälle, bei denen im Anfang des paralytischen Prozesses sich noch eine schwere vitale Depression zu entwickeln vermag. Die Mehrzahl der Stuporen gehört jedoch zu den Paralysen mit katatonen bzw. schizophrenen Symptomen.

Häufiger als diese depressiven Bilder sind die Paralysen mit *euphorischer Stimmungslage*, bei denen es gelegentlich zu ausgemachten Größenideen kommt (*expansive Form*). Die euphorische Einstellung ist bei der paralytischen Demenz ungemein verbreitet, in meinem Material ca. 30%; 10% des Gesamtmaterials, also etwa ein Viertel der Euphorischen, zeigten dabei ausgemachte Größenideen. JUNIUS und ARNDT fanden ca. 27% für expansive Fälle, rechnen aber einfach euphorische Formen nicht besonders. KRAEPELINS Zahlen betragen beim Heidelberger Material 30%, beim Münchener 22% für die expansive Gruppe; da er aber auch unter dem Abschnitt „Demente Form" eine Reihe offensichtlich euphorischer, ja expansiver Fälle anführt, scheint er von anderen Einteilungsprinzipien ausgegangen zu sein. Die Euphorie gehört ja wohl meist zu den Voraussetzungen für die Einsichtslosigkeit, deren intellektuelle Wurzel oben schon besprochen war.

Nicht selten geht der Euphorie eine Zeit trauriger Verstimmung oder Verdrossenheit voraus, so daß man bei manchen Fällen in dem subjektiv erfreulichen Wechsel der Stimmungslage wohl eine besondere Veranlassung, das auftretende Behagen in vollen Zügen zu genießen, sehen könnte. RÜHMKE hat es bei seinen

Studien über das Glücksgefühl verhältnismäßig oft gefunden, daß das Glücksgefühl einem Zustand folgte, der stark mit ihm kontrastierte; er meint jedoch nicht, daß es sich um ein Aufeinanderfolgen, gewissermaßen ein Ablösen kontrastierender Zustände handle, sondern das Glücksgefühl durchbricht den Verdruß plötzlich und ist auf einmal vollständig vorhanden.

Wir finden die euphorischen Paralytiker immer in bester Laune, strahlend von Zufriedenheit mit sich und der Umgebung, sie loben die Ordnung, die sie umgibt, freuen sich, daß sie bei dem Dreckwetter nicht auf der Straße herumzulaufen brauchen, sondern hier schön im Bett liegen können. Der Bettnachbar ist der beste Freund, ein Prachtkerl. Sie reden zuweilen ununterbrochen, oft mit ausgesprochener oder doch angedeuteter Ideenflucht, die sich nur gelegentlich durch die Flachheit der Ideenverbindung und eine gewisse Schwunglosigkeit von den Produkten des Manischen unterscheidet. Die Paralytiker sind auch im Gegensatz zu den Manischen nicht immer sehr publikumbedürftig; sie erzählen oft ganz unbekümmert darum, ob jemand auf ihr Geschwätz eingeht oder nicht. Dementsprechend findet man auch in der Regel die bei Manischen auf die Dauer wohl unvermeidbare Gereiztheit nicht so sehr häufig, wenigstens nicht in der dort gewohnten Form. Oft besteht auch ein ans Manische erinnernder Betätigungsdrang, jedoch pflegt die motorische Unruhe beim Paralytiker in der Regel nicht sehr lange

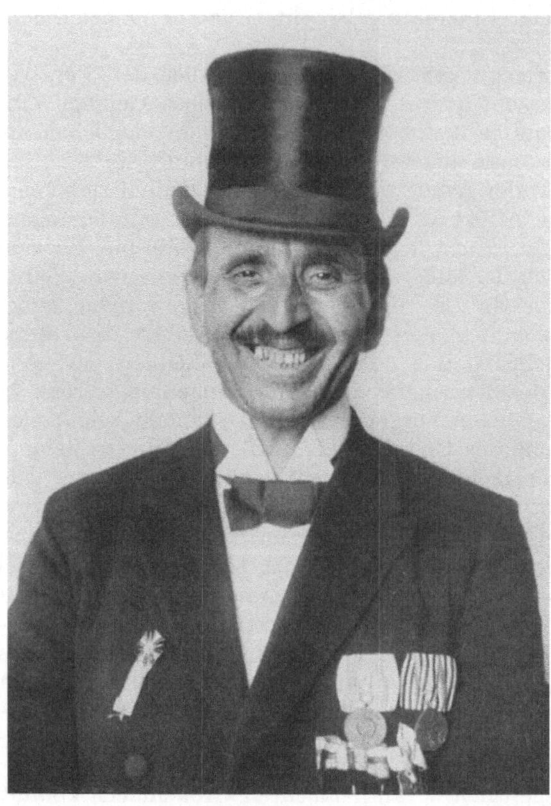

Abb. 2.
Expansiver Paralytiker erscheint in der Klinik zur Malariakur.

anzuhalten, er ist viel ermüdbarer als der Manische, und ein Ideenflüchtiger, der im Bett liegen bleibt, erweckt schon deshalb einen gewissen Verdacht auf Paralyse. In anderen Fällen dagegen sieht man schwere motorische Erregungen, die Patienten reden, singen, schreien, bis sie total heiser sind; auch in solchen Zuständen tritt das ideenflüchtige Abschweifen gelegentlich noch zutage, häufiger überwiegt jetzt aber das organische Moment, und es kommt zu zunehmender Verworrenheit.

Der kritiklos euphorische Optimismus in Verbindung mit der Tatsache, daß diese Kranken keinem Anreiz widerstehen können, verleitet sie zu unnützen Geldausgaben, ja Verschwendung, zu unsinnigen Einkäufen. Nach seiner Entlassung gegen Revers kaufte sich ein Paralytiker eine goldene Uhr und für 400 Mark Kriegsauszeichnungen. Es ist bemerkenswert, daß derartige extravagante

Anschaffungen den Geschäftsleuten nicht auffallen, wie überhaupt ein gehobenes Selbstbewußtsein anscheinend in den meisten Fällen vor dem Verdacht, geisteskrank zu sein, schützt, selbst wenn die sonderbarsten Handlungen ausgeführt oder die absurdesten Zumutungen gestellt werden. Mir ist der Fall eines paralytischen expansiven Arztes bekannt, der eingreifende Operationen wegen harmloser Erkrankungen vornahm, ohne daß sein Zustand als pathologisch erkannt wurde, bis ihn eine wegen eines Zahngeschwürs versuchte Oberkieferresektion doch auffällig machte. Ein paralytischer Hochschullehrer mußte seine Vorlesung regelmäßig gleich im Beginn wegen schwerer artikulatorischer Sprachstörung unterbrechen; in seiner Euphorie ließ er sich aber nicht stören, sondern zeichnete (er war Architekt) den Rest der Stunde an die Tafel, ohne daß man von seiten der Zuhörer anscheinend auf den Gedanken gekommen ist, es könne sich hier um eine Geisteskrankheit handeln.

Daß die euphorische Stimmungslage den Kranken eine gute Meinung von sich selbst schenkt, erscheint begreiflich. Das so gesteigerte Selbstvertrauen führt folgerichtig zu Größenideen, die auch in kleinem Rahmen oft schon außerordentlich kennzeichnend sind. Ein Techniker erzählte, er sei Betriebsleiter der Straßenbahn, des Bürgerheims, der Krankenhäuser und der beiden Krematorien; auf Vorhalt meinte er zwar, das sei ein bißchen viel, ohne aber etwas zurückzunehmen. Im Normalpsychologischen präformierte Renommiereien mit Kriegserlebnissen, sportlichen Leistungen oder galanten Abenteuern werden ins Groteske gesteigert. Geschlechtskrankheiten habe er *alle* gehabt, die es überhaupt gebe, und natürlich mehrfach, verkündete einer unserer Paralytiker. Ein Kleinbauer will von seinem kleinen Anwesen 250 Stück Vieh füttern können und dazu noch etliche Schafherden. Ferner lasse er 10 Pferde bei Rennen laufen, habe ein ganzes Zimmer voll erster Preise zu Hause, auch in Baden-Baden seien seine Pferde schon gelaufen.

Im allgemeinen sind die Kranken recht anregbar, und durch entsprechende Fragen gelingt es meist leicht, eine Steigerung der expansiven Ideen zu erzielen. Ein Postsekretär will seiner Frau lauter Brillanten schenken; bei der Visite erzählt er strahlend: „Heute werde ich überschüttet von Millionen, Milliarden und Billionen. Ich werde Ihnen ein Schloß bauen und alles vergolden lassen usw. Ganz Österreich-Ungarn bis zum Schwarzen Meer ist meine Provinz. Meine Frau wird sich auch zur Ruhe begeben, die hat genug gearbeitet. Mein Vater war Tierarzt, heilte Kindsfüße, und ich bin auch Arzt." Seine Größenideen lassen sich sehr leicht steigern, z. B. gibt er erst an, Gemeiner, dann Oberstleutnant im Felde gewesen zu sein. Auf die Frage, ob er dann noch befördert worden sei, sagt er: „Ja, zum Generalmajor." Und dann? „Dann werde ich König." Und die Republik? „Die schaffe ich ab und lasse alle standrechtlich erschießen." Auf Vorhalt, daß er gar nicht so viel Geld habe, um das alles zu machen, meint er, sein Gehalt betrage ungezählte Billionen.

Ein paralytischer Tierarzt berichtet von seinem Bruder in Amerika, der habe sich erst vor kurzem wieder bemerkbar gemacht und ihm ein Telegramm geschickt und nachher einen Sack mit Dollars, einfach nicht zum Zählen, kein Teufel wisse, wieviel, rundheraus gesagt, eine Billion Milliarden Goldmark; das wolle er jetzt dem deutschen Staat vermachen, damit der der reichste der Welt sei; er wisse einfach nicht wohin mit dem Geld. Soviel Villen wolle er bauen, jede für einen Fürsten geeignet, mit Marmor und Bädern und Rennställen und Rennpferden und Zeppelinen. „Ha Ha", führt er ideenflüchtig fort, „Frankreich habe ich gestern mit meinem Zeppelin vernichtet, der wird schauen, der Poincaré", und eine Garnison wolle er bauen in Wiesbaden, der schönen Stadt, ein militärisches Schauspiel der Welt gegenüber. In Erlangen habe er 8 Semester

Medizin studiert, und am Schluß seien es 26 Semester gewesen. Sämtliche Universitäten Deutschlands habe er absolviert. Daß er daneben erhebliche Ausfälle auf allen möglichen Gebieten zeigt, macht ihm gar keinen Eindruck. Nach einigen Fragen lehnt er eine weitere Exploration ab als seiner unwürdig und betont unendlich wichtig, er habe keine Zeit zu verlieren.

Wenn sich die Größenideen inhaltlich auf enge Verhältnisse beziehen oder einem von jeher beschränkten Gesichtskreis entstammen, wirken sie u. U. besonders grotesk. So erzählte der übrigens oben schon erwähnte Mützenmacher von einer Begegnung mit 30 Abiturienten; sie hätten ihn sehr höflich gegrüßt und bei ihm für 30000 RM. Mützen bestellt. Die beste Kundschaft seien die Handelsschüler, die gäben Mützen gleich zehntausendweise in Auftrag, kauften Bänder mehrere Kilometer, und Bierzipfel hätten sie 2 Millionen Stück bestellt. Auch eine angeborene Kleinlichkeit kann die im paralytischen Glücksgefühl realisierten naiven Wunschträume durchbrechen; so war ein 51jähriger Hausbesitzer, der sich eben noch als den größten Wohltäter bezeichnet hatte, darüber empört, daß ein Arzt, den er kurz vor der Aufnahme konsultiert hatte, „so unverschämt war, dafür 4,50 Mark zu verlangen"; immerhin meinte er, anzeigen wolle er ihn nicht.

Ebenso wie die Größenideen ohne Schwierigkeit oft ins Ungemessene gesteigert werden können, teils durch die eigene Begeisterungsfähigkeit, teils durch äußere Anregung, ebenso ist es, allerdings seltener, bei der leichten Beeinflußbarkeit unter Umständen nicht schwer, auch dämpfend einzuwirken, ohne daß man dann wie bei Manischen auf Widerspruch oder Gereiztheit stößt. So hatte ein Paralytiker, ein kleiner Kaufmann, die Idee geäußert, seine Tochter trete im Nationaltheater als Opernsängerin auf, sei nach Amerika mit einer Gage von 50000 Dollar im Monat verpflichtet; als man ihm vorhielt, daß es doch zweckmäßig sei, wenn die Tochter im Geschäft helfe, meinte er, ja, das wäre wahr, und das Singen könne sie ja auch zu Hause besorgen.

Kritiklosigkeit und Größenideen mischten sich in echt paralytischer Weise mit kurzsichtiger Habgier bei einem leidlich remittierten Paralytiker, der bei seiner Wiederaufnahme in die Klinik kam in dem Glauben, er erhalte 10000 RM. herausgezahlt, weil man ihn das letztemal 8 Tage zu lange zurückbehalten habe.

Ein immer religiös interessierter Kranker verkündete im Dauerbad, er sei von Gott heilig gesprochen und habe die Aufgabe, das Wasser und die Quellen zu segnen, damit sie eine heilsame Wirkung hätten. Er erkundigte sich, dabei auf die Badewanne deutend, ob noch andere Quellen da seien. Wenn er alle Leute photographiere, so meinte ein Photograph, so höre alle Armut auf. Ein ehemaliger Offizier gab Befehle heraus, die er auf Klosettpapier in Rollen fortlaufend schrieb. Wenn ihm nichts einfiel, bedeckte er das Papier mit Namen für seine angeblichen Rennpferde. Meist schrieb er Erlasse: „Im übrigen bestimme ich: die Kutscher H. und L. werden zu Leibkutschern ernannt, die Gestirne werden herangezogen, die Völker werden neu verteilt, die Gebirge zu Vesuven gestaltet, riesige Kaskaden in ihren Wänden, die Meere werden verlegt, Ebbe und Flut geregelt, drei neue Erdteile geformt und besetzt, die Menschen erhalten eine Größe von 100000 Kilometern mit einem Uhrwerk als Herz, die Frauen werden jeden Tag entbunden, sie schenken täglich Millionen Kindern das Leben, die Bauten nehmen riesige Ausmaße an, die Vegetation desgleichen, die Tiere ebenso; sie werden gekreuzt. Essen findet den ganzen Tag statt, geschlafen wird nicht, der Tag verläuft sonst mit Sport, Kunst, Spiel und Tanz, Eisenbahnen und Kriegsschiffe verschwinden, es bleiben nur Segelschiffe und Automobile. Ich bestimme, daß der Brand beginnt, sobald die neuen Bauten entstanden sind."

Sein Haus ist so groß wie vom Himalaya nach Gibraltar, unendlich alt wird er werden, er wird dann zum Himalaya fahren und sich unter die Papageien mischen, das gehe jetzt nur noch mit Flügeln. Er könne jeden Tag 20 Flaschen Sekt trinken. Kunstmenschen wird er schaffen mit Metallherz, damit könnten sie sehr alt werden. Sie bekommen eine große Afteröffnung, um die Flatulenz geräuschloser zu gestalten, er habe sehr viel Kinder, auch Miniaturkinder, die er vor sich auf den Schreibtisch stellen könne. Geld brauchten die Menschen nicht, sie hätten ja die Erde, „denken Sie an, die Mutter Erde, welch ein riesiges Wertobjekt". Weiter will er sich eine Frau herstellen, er habe sich eine Maschine dafür angelegt, nur die Augen machten Schwierigkeiten, nach seiner Konstruktion kämen 9 Augen dabei heraus wie bei einem Neunauge, daher müßten die überzähligen übermalt werden. Das gäbe ein Riesenweib und Riesenkinder. Er braucht sich nur 36 solche Riesen machen zu lassen, die schickt er gegen die Westfront und ließe dort alles zertrampeln. Wenn das nicht hilft, macht er eine große Klappe und klappt alles zu. Er werde dann Kaiser, denn ein anderer sei ja nicht da. Nimmt man seine Pläne nicht ernst, so ist er sehr entrüstet. Weiter will er sich einen Luftballon bauen lassen mit drei Etagen und großen Pferdeställen, mit Gas und Landwirtschaft — „so ein Ding ist wie eine kleine Erde so groß".

Charakteristisch expansive Wünsche zeigt der folgende Ausschnitt aus einem Weihnachtsbrief eines Paralytikers an seine Tante:

„. . . Nun wünsche ich mir noch einige praktische Sachen. Zuerst einen goldenen Spazierstock, d. h. nur einen goldenen Griff natürlich. Dann ein paar seidene gelbe Handschuhe, auch ein paar grüne, ein paar dunkelrote und ein paar „Nappa". Glacé, bitte!

Ferner einen ganz schwer seidenen Regenschirm mit goldenem oder silbernem Griff und meinem Monogramm und dem Tag der Premiere, der letzten, in Berlin, sagen wir am 22. November, aber fragt L., ob es richtig ist, das Datum, da ich es schon eigentlich ganz und gar vergessen habe.

Dann wünsche ich mir ein paar schöne Schlipse, dann ein paar Manschetten- und Hemdknöpfe aus Platin mit Brillanten, recht groß. !!!!!!! Dann bitte möchte ich auch an den Stock ein kleines goldenes Kettchen zum Anhängen. — — — — Vielleicht hast du auch ein seidenes schönes weißes Halstuch für mich im Häusel. Das würde. Dann wünsche ich mir noch ganz besonders etwas sehr Schönes: 5 Pfund oder ein Kilo Kaviar, Malossol von K., diesen esse ich so wahnsinnig gern, auch vielleicht ein kleines Büchschen Ananas, auch frisch, wenn sie zu haben. Dann auch ein Pfund amerikanische Nüsse. Dann auch Backpflaumen, die mir ärztlich sozusagen aufs Herz gelegt worden sind. Dann möchte ich auch einen Brillantring mit Stein, mit Rubin und Smaragd. Letzteren recht groß. !!!!!!!!!!!!!!!

Liebe Tante, sehr notwendig brauchte ich auch ein Portemonnaie, sonst verliere ich zu viel Geld oder es wird mir gestohlen. Liebe Tante . . . . "

Im allgemeinen neigt der Expansive dazu, in seinem überströmenden Seligkeitsgefühl auch die Umgebung glücklich zu sehen. Er baut dem Arzt ein großes Krankenhaus, gibt ihm unendlichen Gehalt, für die Kranken werden Feste gefeiert, Bier wird ausgegeben, Sekt fließt in Strömen.

Widersprüche mit der Wirklichkeit werden von selbst nie gemerkt; macht man die Kranken auf solche aufmerksam, so beobachtet man meist eine ausgesprochene Abneigung, auf dieses Thema einzugehen, nach kurzer Pause fährt der Kranke in seinen expansiven Schilderungen fort, oder es folgen eine Reihe schwachsinniger Ausreden, oder aber, das ist vielleicht das häufigste, der Kranke versteht gar nicht, was man will.

Was die phänomenologische Auffassung dieser euphorisch gefärbten Krankheitsbilder anlangt, so hat Rühmke sicher recht, wenn er diese Zustände scharf von dem Bilde des echten Glücksgefühls getrennt wissen will. Er definiert das Glückssyndrom als „ein stark hervortretendes Glücksgefühl, das der Schicht der psychischen oder Persönlichkeitsgefühle im Sinne Schelers angehört und mit einer Veränderung im Erleben der Außenwelt, sowie einer Veränderung der inneren Erfahrungswelt im Sinne dieser Gefühle und mit der Erfahrung, daß alles tieferen Sinn hat, mehr Klarheit und mehr Relief besitzt, verbunden ist".

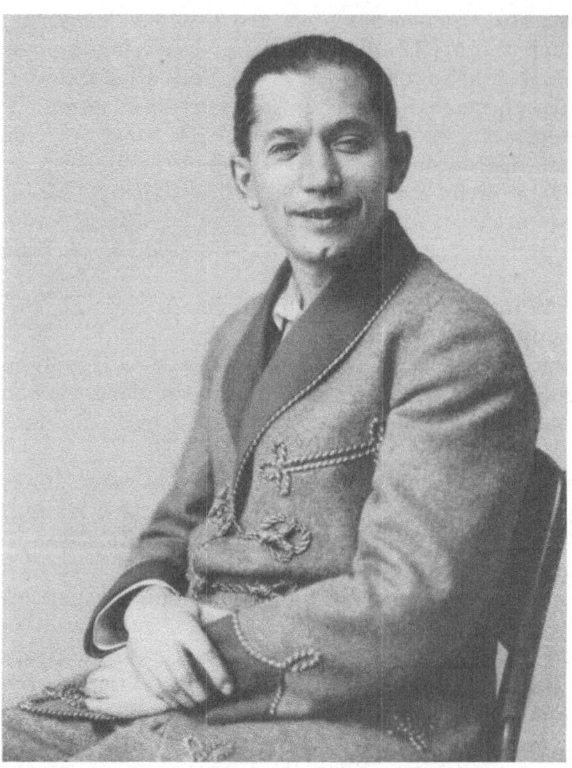

Abb. 3. Kindlich euphorischer Paralytiker.

Gewiß, bei diesen Anforderungen an das Glücksgefühl wird man beim Paralytiker das Glückssyndrom nicht feststellen, aber ich habe den Eindruck, daß auch Rühmke es nicht bei allen seinen Kranken in vollem Umfang verwirklicht gesehen hat, insbesondere scheint es mir schwer zu sein, gerade bei Kranken zu unterscheiden, ob es sich im Einzelfall um eine Beteiligung der psychischen und nicht vielmehr der vitalen Gefühle im Sinne von Scheler handelt; man muß zwar Rühmke recht geben, daß die Euphorie und Expansivität der Paralytiker im allgemeinen nicht einem Glücksgefühl gleichgesetzt werden darf; aber ich möchte doch annehmen, daß man ein Glücksgefühl, allerdings auf einer etwas primitiveren Stufe als Rühmke definiert, auch beim Paralytiker wenigstens gelegentlich antrifft; bedeutungsvoll erscheint mir dabei namentlich der auch von Rühmke an anderer Stelle betonte Umstand, daß das Glücksgefühl bestrebt ist, alle psychischen Inhalte mit seinem Gefühlston zu färben und auf alle Gegenstände auszustrahlen. Auch das Gefühl einer gewissen Harmonie gehört zu diesem Bewußtsein des Glückes. In den wenigen Fällen, bei denen ich ein echtes Glücksgefühl annehmen möchte, handelte es sich dank der vorhandenen schweren Demenz um ausgemacht kindliche Glückszustände. Einen solchen Eindruck machte ein ziemlich dementer Herrenschneider, der von seinen Verwandten einige Vögel geschenkt bekommen hatte. Er lag still, in seinen modernen Schlafanzug gekleidet, für sich, strahlte den ganzen Tag in kindischer Glückseligkeit, freute sich an der Sonne, an seiner Heldenbrust, an seiner Stimme, an den Vögelchen, die so herzig fliegen können, war stolz auf seine Schönheit und Eleganz. In dieser Zeit war er über alles, was ihm begegnete, entzückt, und vor allem unterschied sich sein Zustand durch das ausstrahlend Verklärende in seinem Wesen und die Überschwänglichkeit, mit der eine innere Harmonie zum Ausdruck gebracht wurde, von den übrigen euphorischen oder einfach expansiven Zuständen der Paralyse.

Ähnlich in mancher Beziehung war ein Paralytiker, der sich in expansiver Eitelkeit für den schönsten Mann der Welt hielt. Der Glaube an seine Schönheit ergibt sich aus folgendem Brief:

Sehr gehrte Terese Tr.

Zum zweitenmahle schreibe ich Ihnen einen sehr schönen Brief. Meine liebse Terese, Sie werden sich noch erinern könen. Wie wir uns beide, am heiligen WeinahtsAbend in einem sehr schönen KafeHaus uns beide kenen lernten. Wir beide verlebten bis zum 1 August 1914, sehr herliche Tage. Ich kam am 1 August ins Feld. Meine liebste Terese, wir beide sind an 1 August in die Teresienstrasse gegangen, und gingen zum Hofotograf M. um Sie mir ein sehr schöne Bild machen zu machen lasen. Ich wahr geziehrt mit den schönsten weisen Rosen. Auch hate ich einen schönen Ofirshelm, und trug einen neuen Feld.Anzug. Ja meine liebste Terese Herr Hofotraf M. stelte seit 1914, in ser sehr schönen Auslage bis 1925 mein sehr schönes Bild aus. Ja da standen täglich sehr schöne Frauen, und auch sehr viele Mäner, tag täglich stehen Sie stundenlang und betrachten mein sehr schönes Bild. Ja liebe Tresi Herr M. ist durch userm sehr schönen Bild sehr viele Miliarden verdiente. Meine liebe Terese mus noch miteilen, das ich volständig unschuldig in die Pfisiatische Klinik kam. Nusbaumstr N. 7. Meine liebste Terese ich möchte Ihnen aufs höflichste ersuchen, mich in Balde zu besuchen zu wollen. Ich habe mit Ihnen sehr viel zu bestrechen. Betref dem Hofotografen M. Der genante Herr mus uns beide auch ein sehr viele Miliarden geben. Den der genante Herr M. hat doch das sehr viele Geld verdient duch mein sehr schönes Bild. Ja meine liebste Terese, ich nus jezt mein Schreiben beenden und möchte Sie nochmals aufs herzlichste bitten, mich in Bälde abholen zu wollen. Es grüsts Sie auf alerbeste Dein dich liebender Lorenz K.

Entsprechende Briefe schrieb er mit erstaunlicher Ausdauer immer wieder, ohne sich darum zu kümmern, daß er nie Antworten erhielt. In seine expansiven Ideen steigerte er sich immer mehr hinein. Er war schließlich nicht nur der reichste Mann der Welt, er hatte auch goldene Haare — ein Herz aus Gold gemacht.

Gelegentlich haben expansive Paralytiker auch das Bedürfnis, sich als Dichter zu betätigen. In so entstandenen Machwerken sieht man dann Ideenarmut und Kritiklosigkeit deutlich hervortreten; das folgende Beispiel, das von einem gebildeten Mann stammt, zeigt außerdem noch das Kleben an einzelnen Worten und Reimen:

Hochzeitslied.

Glockengeläut klingt von Hochzeitszeit
Alle Träume der Geliebten werden Wahrheit
In seligem Entzücken stehen sie vor ihrem Glücke
Sie träumen von Liebe und Leben und hoffen
Daß ihnen sei der Himmel offen
Daß ihnen das höchste Glück auf Erden
Möge in Frieden beschieden werden
Daß sie noch in alten Tagen hoffen
Daß Ihnen steht der Himmel offen
Daß reicher Kindersegen ihnen sei beschieden
Daß Lieb und Freud ihnen sei beschieden
Daß der Himmel auf Erden erscheine
Daß Liebe und ungemessenes Glück sei ihr Geschick

Daß Zufriedenheit und Reichtum
Ihnen zufalle, daß ein seeliges Glück
Sei Ihr Geschick
Gott gebe seinen Segen, an dem ist alles gelegen
Der Kinder Glück ist Ihr Geschick.

Bei den meisten Paralytikern kommt in der Euphorie die Demenz sehr gut zum Ausdruck, und die expansiven Ideen sind ein Zeichen für die blöde Kritiklosigkeit, mit der auftauchende Wünsche erfüllt werden, ohne daß Gegenvorstellungen sich bemerkbar machen. Auf der andern Seite sind gerade bei diesen Kranken auch wieder gewisse Leistungen vorhanden, die mit einer hochgradigen allgemeinen Demenz schwer vereinbar sind. So ist es eigentümlich, daß die Kritiklosigkeit oft nur gegenüber den eigenen Ideen besteht, während die Kranken zum Größenwahn anderer Paralytiker zuweilen eine ganz richtige Einstellung haben, ihn u. U. ironisch belächeln und für krankhaft halten. (Poschoga.)

Außerdem bedarf es zum Hervorbringen der mannigfachen expansiven Gedanken, die nicht immer unoriginell sind, oft einer gewissen Phantasie, die an sich ja nicht als Defektsymptom aufgefaßt werden kann; ja wir kennen Fälle, bei denen trotz unverkennbarer Kritiklosigkeit doch eine gewisse Regsamkeit, ein ausgemacht produktives Vorstellungsvermögen nicht zu leugnen war. Einzelne Kranke machen in den Größenideen sogar von technischen Kenntnissen, neuen Erfindungen usw. Gebrauch. Ein Teil dieser Fälle mag zu den von dem beginnenden paralytischen Hirnprozeß ausgelösten manischen Phasen gehören (vgl. später); erheblich seltener sieht man auch vorgeschrittene Paralysen mit expansiv konfabulatorischen Zuständen, bei denen der Krankheitsvorgang Phantasie und Regsamkeit noch nicht wesentlich beeinträchtigt haben kann. Ein Beispiel dieser Art bot ein in gesunden Tagen kluger, wortgewandter und wohl auch vielseitig interessierter Hauptmann, der übrigens nicht dem zirkulären Formenkreis angehörte. Während er in seinem lässigen, distanzlosen Wesen schon deutlich eine paralytische Persönlichkeitsveränderung zeigte, die auch in schwächlichen Affektausbrüchen und in weinerlicher Inkontinenz zutage trat, waren Intelligenz und Merkfähigkeit verhältnismäßig wenig tangiert, insbesondere aber war sein Kenntnisbesitz sehr gut erhalten. Er will die Nacht vermeiden dadurch, daß er große Motore an der Erdachse an beiden Polen anbringt, die den Erdball am Abend einfach wieder zurückdrehen, dadurch will er doppelte Ernten erzielen und die bestehenden Ernährungsschwierigkeiten beseitigen. Um im Winter die Kälte zu mildern, hat er vor, die ganze Erde mit einem Glasdach zu überdecken, es sei in 10000 m Höhe anzubringen, der Regen würde dann durch Bassins auf die Erde gelassen. Kleine Flugzeuge will er erfinden, das Fahrrad der Luft, usw.

Die paralytischen Größen- und Kleinheitsideen stehen in so unmittelbarer Abhängigkeit von der jeweiligen Affektlage, daß man ihre Beschreibung nicht von der der Stimmungsanomalien trennen kann. Gerade wegen dieser Abhängigkeit halte ich es auch nicht für gerechtfertigt, diese Fälle mit Rücksicht auf die vorhandenen Wahnideen etwa als eine besondere paranoide Form der Paralyse abzugrenzen. Bei der spielerischen suggestiblen Art der Wahnideen ist es auch schwer, hier von einer paranoischen Einstellung zu sprechen. *Paranoische* Ideen im Sinne einer Verfolgung werden, wenn man von gewissen schizophrenieähnlichen paranoiden Zuständen absieht, auch nicht produziert. Das Zustandekommen einer echten paranoischen Auffassung setzt ja auch eine intellektuelle Intaktheit voraus; weiter muß die Persönlichkeit von einer charakteristischen Beschaffenheit, insbesondere von einer gewissen Kraft sein, Eigenschaften, an denen es bei Paralytikern meist früh schon mangelt. So finde ich bei Durchsicht eines großen Paralytikermaterials nur einen Fall, bei dem sich aus der Vorgeschichte eine Andeutung eines paranoischen Verhaltens entnehmen läßt. Dieser Kranke hatte, als man ihm ein Formular zur Ausfüllung für die Volkszählung gab, das zurückgewiesen mit dem Bemerken, er werde anscheinend polizeilich verfolgt. Aber weder von dieser noch von anderen paranoischen Ideen hat er später wieder etwas geäußert. Auch KRAEPELIN betont, daß die Wahnbildung bei Paralytikern durch die geistige Schwäche ein eigenartiges Gepräge verliehen bekommt. Geschlossene, innerlich zusammenhängende Wahnvorstellungen hat auch er anscheinend nicht beobachtet. Nun sind ja bei den bis jetzt besprochenen Krankheitsbildern die Voraussetzungen für die Entstehung einer echten Wahnbildung nicht gegeben. Der kritiklos Expansive wird nie auf die Idee kommen, daß Verfolger ihm etwas anhaben könnten, und der depressive Paralytiker bringt nicht die Kraft zu paranoischen Produkten auf. Auch hindert offenbar die paralytische Indolenz die Wahnbildung dieser Art überhaupt, denn wir sehen, daß es selbst bei Menschen, die in präparalytischen Zeiten eine gewisse paranoische Bereitschaft aufgewiesen haben, in der Paralyse nicht zu paranoischer Weiterentwicklung kommt. Wenn einmal verfolgungswahnähnliche Gebilde auftreten, dann sind sie von ganz kurzer Dauer, sind leicht Beeinflussungen ausgesetzt, werden in keiner Weise persönlich vertreten, geschweige denn, daß für sie etwa Kämpfe oder Unbequemlichkeiten in Kauf genommen würden.

Jedenfalls muß das Auftreten von Wahnideen im Sinne einer echten Paranoia, also verständliche resp. einfühlbare, systematisierte oder doch sich nicht widersprechende Verfolgungs- oder Beeinträchtigungsideen, die eine gewisse Zeit wenigstens bestehen und nicht ohne weiteres von Außenstehenden beeinflußbar sind, Veranlassung geben, die Diagnose „Paralyse" zu überprüfen.

Das gilt aber nicht von den Wahnideen, die ein schizophrenes[1] Bild aufweisen. Diese paranoiden Formen sind zwar auch nicht sehr häufig, aber sie kommen doch in ca. 2% der Fälle vor[2], meist oder fast immer in Verbindung mit charakteristischen Halluzinationen, gelegentlich auch Denkstörungen. Deshalb hat es keinen Zweck, hier etwa die paranoiden Ideen und ihr Vorkommen bei der Paralyse gesondert zu betrachten, ich ziehe es vielmehr vor, sie im Rahmen der schizophrenen oder schizophrenieähnlichen Zustände zu besprechen. Oft sind diese Bilder so typisch schizophren, daß man namentlich bei jüngeren Individuen und wenn etwa neurologische Krankheitszeichen nicht vorliegen, ohne die Blut- und Liquorbefunde nicht an die Möglichkeit einer Paralyse denken würde.

Bei einer 44jährigen Frau[3] begann die Paralyse mit einer Art Wahnstimmung. Seit 5 Wochen werde sie so schrecklich verfolgt, alle Leute tun ihr etwas an, man hat die Glocken abgestellt und das Klosett kaputt gemacht; die Leute schauen ihr auf der Straße nach, und sie meint, sie habe etwas Unrechtes getan, was, weiß sie aber nicht; sie muß seit 14 Tagen so viel zu Gott beten, damit er ihr hilft, daß sie nicht so viel verfolgt wird. Stimmen hat sie zunächst keine gehört. In dem weiteren, sehr lang hingezogenen Verlauf (keine Behandlung! Pat. war schon 5 Jahre zu Hause krank) kam es dann zu einem ganz schizo-

---

[1] Zum Unterschiede von den Bildern mit psychologisch verständlichen, logisch geordneten Wahnbildungen, die ich als *paranoische* bezeichne, möchte ich hier von *paranoiden* Zuständen sprechen.

[2] Dabei sind Fälle, bei denen erst im Verlauf oder nach Abschluß einer Fiebertherapie ein derartiges Bild aufgetreten ist, *nicht* mitgerechnet.

[3] Dieser und die folgenden Fälle sind in extenso in der Dissertation von SCHIFFMANN aus der Münchener Klinik bearbeitet.

phrenen Bild. Es bestand bei der Wiederaufnahme ein wortreiches zerfahrenes Schimpfen mit paranoidem Inhalt: „Das ist hart, immer wieder schimpfen müssen, die Gedanken nicht aus dem Kopf bringen, die Schimpfsachen waren ganz schrecklich, die Schimpfsachen kommen von den Leuten, die einen martern lassen . . .“, „es gab Verhetzungen durch die Wand“. Eine Stimme sagte: „Dir wird eingegeben, daß es die Nase frißt“, und „ich werde aufgehängt und umgebracht, ich bin doch keine Klosterfrau, bin doch die heilige Magdalena . . .“ „Jemand hat gesagt, dem Manne seine Eltern bezahlen das Hypnotisieren, weil sie herausbringen wollen, wer von uns an der Krankheit schuld ist . . .“ „Hinter der Wand wird geschimpft . . . was ich durch die Wände erlitten habe, ist unaussprechbar.“ Sie müsse auch schimpfen, und wenn sie versucht, es zu unterdrücken, habe sie Schmerzen bekommen; manchmal habe sich ihr auch der Mund von selbst geöffnet. Die Kranke, die übrigens schon früher durch sonderbares Wesen und Bedürfnis zum Alleinsein aufgefallen sein soll, bot auch katatone Erscheinungen. Ein paralytischer Defekt war lange nicht erkennbar. Auch zuletzt war sie affektiv recht gut erhalten und war trotz nunmehr unverkennbarer Demenz doch zu gewissen Leistungen, z. B. ironischen Bemerkungen, imstande.

Eine andere — 39jährige — Frau fühlt sich beschuldigt, bei ihrer Herrschaft allerhand gestohlen, gleichzeitig mit dem Herrn „schlechten“ Verkehr, d. h. Coitus per os, getrieben zu haben. Auch die Freundin spräche solche Sachen durch die Wand. Nun sei diese gekommen, sich zu entschuldigen und ihr einen Kuchen zu bringen, aber der Portier habe sie nicht vorgelassen. Eine 42 Jahre alte Patientin behauptet von den Mitpatientinnen: „Die Damen hier sind nicht krank, das ist nur meinetwegen so gemacht, daß sie so im Hemd und Rock herumlaufen; denn wenn ich mir das Bett so betrachte, ist das ja ganz schön.“ Auch sie hört Stimmen, ißt sehr wenig, weil sie glaubt, es sei Gift im Essen. Bei anderen überwiegt mehr das Halluzinatorische, sie hören Stimmen, sehen gelegentlich auch allerhand. Körperliche Sensationen sind seltener; Dickerwerden des Kopfes, ein Wölben des Schädeldaches wird gefühlt, die Ohren werden länger, die Augen sind „nur noch drei Viertel“. Ein anderer fühlt sich durch elektrischen Strom belästigt. Eine Frau empfindet ihr Bein als fremd, es gehört einer anderen, die sie haßt; sie mißhandelt das Bein deshalb. Auch von Apparaten wird gesprochen, mit deren Hilfe die Ärzte oder andere diese Veränderungen machen. Eine Patientin weiß durch Gedankenübertragung, daß Herren aus dem Nebenzimmer auf dem Wege zu ihr sind. Ein andermal sagt sie, nach der Decke schauend: „Die Schwägerin bittet mich, der Philippine Welser ihr Bild nicht aus der Hand zu geben, welches im Abort verkehrt drinnen hängt; jetzt ist's verloren für Sie, ich hätte es Ihnen ausgehändigt.“ Sie spricht unter lebhaftem Grimassieren zur Decke hinauf, spricht mit Straßburg, mit 13 Cousinen. „Das ist Begabung, Beeinflussung, das geht alles von Herrn W. aus“ usw.

Auch typische Zerfahrenheit kann man bei diesen Fällen finden. Besonders deutlich — allerdings zuweilen mit ideenflüchtigen Reaktionen gemischt — zeigte sich diese über 3½ Jahre bei einer übrigens auch anatomisch verifizierten Paralyse. Die Erkrankung begann hier mit sonderbaren Erlebnissen, der Teufel habe sie mit Kot beworfen, sie rutsche von Zeit zu Zeit durch die Welt, sie hört Stimmen, ist oft von einer fahrigen, nicht ausgemacht katatonen Bewegungsunruhe: „Ja gelt, ich bin ja dich nicht, die Frau gewesen, der sagt, das ist schon gewesen. Aber wer hat das gesagt, der hast gesagt, daß ich da gesagt habe, da — meines ist ausgefranst, gewesen ist gar nicht, das ist doch gar nicht wahr, kennst den Schlüssel, was ich gehabt, nein der Papa — Element nein, den gibt's doch heute nimmer, jetzt kommt der Herr, der wo alleweil, meinst denn du, ich hab gehabt . . ." Oft wird ein ausgemachter Wortsalat von ihr produziert, in dem z. B. Worte wie „Schuhbürstenhandlung, Kartoffel, Großpapa, Dornröschen, Trambahn" in wirrem Durcheinander immer wiederkehren. Typisch zerfahren ist auch folgender Satz: „Emil der I., ich bin froh, daß die Häfen da sind, Maria zu lieben, ist alleweil mein Sinn. Ich möcht ein Papier erben, weil ich doch nicht allein bleib."

Eine deutliche Beeinflussung durch paralytische Defekte bei den primär mehr schizophren anmutenden Wahnideen und Sinnestäuschungen sieht man nicht selten, namentlich bei fortschreitender Erkrankung; ein paralytischer Arzt, dessen Erkrankung mit Stimmenhören begann, sah nachts „die Engel vom blauen Himmel, der strahlend und als Diamant und alles, was sein kann, die Erde bewölket und mit Donner und Sturm und mit allem, was ist; und der Engel war je nachdem wie Maria und Josef in Indien und Palästina und in allen Ländern."

Sehr schön zeigt das Überwuchertwerden der schizophrenen Symptome durch die zunehmende paralytische Demenz folgender Fall, der ganz schizophren begann. Die im Beginn ihres Leidens 38jährige Patientin beklagte sich anfangs darüber, daß der Arzt ihr durch Hypnose Hautjucken mache; man habe ihr das Tränen- und das Schlaforgan entfernt, sie glaubt, der Arzt vergewaltige, hypnotisiere sie, der Arzt telephoniere mit ihr. Der Apparat ist im Kopfkissen, mit einem zweiten Apparat erregt der Arzt sie sexuell. Beschreibt immer neue Apparate, einen Schweißapparat, mit dem sie fett gemacht werde, einen Kräusel- und einen Brennapparat, Hypnotisierapparate, mit denen der Arzt neue Menschen macht. Im Laufe der Zeit tritt die Kritiklosigkeit und die Urteilsschwäche auch in den wahnhaften Dingen immer mehr hervor, wobei gelegentlich auch expansive Faktoren paralytischer Art auftauchen. Sie habe 3 Personen in ihrem Leib, und zwar ist eine, die sie nicht leiden kann, im Unterkiefer und gehört deshalb eigentlich nicht zur Familie. Sie fühlt giftige Stränge im Munde, diese kämen von Else (ihrer Schwester), die im Halse sitzt, am Eck in der Decke sitzt ein Jude; mit diesem unterhalte sich Else im Halse, und dieser wollte sie von den Nasenflügeln herunterhypnotisieren. Hier finden wir auch Wortneubildungen: z. B. was marksamen sie da unten?; ferner spricht sie von Steinstimme, Klammergeist usw., jedenfalls finden wir bei ihr das vollständige Inventar einer Schizophrenie, das aber im Laufe der Zeit immer mehr in der zunehmenden Demenz untergeht, wobei schließlich nur noch in ganz verworrenen blöden unproduktiven Ideen Reste der ursprünglich sehr lebhaften und auch sehr plastischen wahnhaften bzw. halluzinatorischen Erlebnisse zum Ausdruck kommen. Vielfach werden nur noch Silben einförmig gelallt. Dabei blieben katatone Erscheinungen, namentlich Grimassen und stereotype Bewegungen bis zum Schluß erhalten. Die Sektion ergab eine einwandfreie Paralyse.

Jedenfalls kann man sagen, daß bei der Paralyse nicht nur schizophrene Einzelsymptome vorkommen, man sieht vielmehr — allerdings nicht oft — typisch schizophrene Zustandsbilder, die unter Umständen lange Zeit den Verlauf völlig beherrschen und erst gegen Ende von der gröberen paralytischen Demenz übertönt werden. Bei anderen Fällen wieder beobachtet man, wie das an sich auch typische schizophrene Bild durch die Demenz eine gewisse Färbung und Gestaltung erfährt, und bei wieder anderen Kranken überwiegt von vornherein das „Paralytische", und die schizophrenen Erscheinungen (besonders Halluzinationen) laufen nur nebenher, oder sie gestalten die Achsensymptome etwas absonderlicher, geben ihnen etwas Bizarr-Verschrobenes, was an Schizophrenie erinnert. Es sei noch ausdrücklich hervorgehoben, daß das bisher Beschriebene sich auf Fälle bezieht, bei denen besondere exogene Einwirkungen (auch Alkoholismus) sicher nicht in Betracht kamen (Schiffmann). Meist ist der Verlauf dieser schizophrenieähnlichen Paralysen ein recht protrahierter (auch ohne Behandlung). Schizophrene Bilder- und Verlaufsformen beschreibt auch Claude, der noch besonders darauf hinweist, daß sich in einer Paralyse die schizophrenen Züge immer mehr verstärken können, während mit oder ohne Fieberbehandlung die paralytischen Erscheinungen zurücktreten und auch die Blut- und Liquorreaktionen sich abschwächen.

Aus den oben beschriebenen Fällen ergibt sich, daß das ganze Symptomenbild und unter Umständen auch der Verlauf der Schizophrenie von der Paralyse nachgeahmt wird. Das hindert natürlich nicht, daß auch einmal nur gewisse Einzelsymptome der Schizophrenie vorkommen, ohne daß das Gesamtbild einen schizophrenen Eindruck macht. Das gilt vor allem von den Halluzinationen, die ja aber auch unabhängig von schizophrenen Störungen auftreten und die deshalb ja auch als Einzelsymptom eine besondere Erörterung erfahren haben.

Aus ähnlichen Gründen beanspruchen auch die *katatonen* Symptome bei der Paralyse eine spezielle Darstellung. Ich darf dabei auf meine Beschreibung der katatonen Symptome im allgemeinen Teil verweisen; besonders möchte ich betonen, daß ich den Ausdruck „kataton" nicht etwa als Adjektiv zu Dementia praecox gebrauche, wie das früher vielfach geschah, sondern daß ich darunter nur Erscheinungen auf motorischem Gebiet verstehe. Auch Schröder, der sich eingehend mit der Frage der katatonen Erscheinungen bei der Paralyse befaßt hat, beschreibt nur solche Symptome und nicht etwa schizophrene Bilder. Schröder weist darauf hin, daß die reinen Ausfallserscheinungen, wie Akinese und Stupor, nicht ohne weiteres den entsprechenden katatonen Erscheinungen gleichgesetzt werden dürfen; er meint aber, daß die wirklich als katatone Symptome diagnostizierten Erscheinungen bei der Paralyse nicht wesensverschieden von denen bei der Dementia praecox seien. Auf Grund seiner Beobachtungen kommt er zu dem Schluß, daß man das Vorkommen von schweren und langdauernden katatonen Symptomen aller Art bei der Paralyse anerkennen muß, und zwar auch ohne daß man dieses Auftreten durch eine gleichzeitige Erkrankung an Dementia praecox zu erklären brauche, wie es Bleuler zu tun geneigt ist. Schröder bestreitet dabei das Vorkommen solcher Kombinationen nicht, er ist aber — wohl mit Recht — der Ansicht, daß das Vorhandensein einiger oder selbst zahlreicher katatoner Züge eine solche Kombination noch nicht beweisen könne. Auch Kraepelin hat in seinem Lehrbuch schon früher auf das Vorkommen katatoner Willensstörungen bei der Paralyse aufmerksam gemacht, ohne näher auf ihre Entstehung und Abgrenzung einzugehen. In der neuesten Auflage (1927) gibt er an, daß er katatone Zeichen *überhaupt* vielfach bei der Paralyse gesehen habe; Fälle, die *dauernd* ein ausgeprägt katatones Verhalten zeigen, sind ihm jedoch selten vorgekommen, nur etwa in 0,3% seines Paralysenmaterials.

Ferner berichtet Häfner über einige Fälle von Paralysen mit katatonen Symptomen. Bei zweien seiner Kranken hält er es für wahrscheinlich, daß die katatonen Symptome durch eine gleichzeitig bestehende Schizophrenie hervorgerufen sind. Bei sechs Kranken sind die katatonen Symptome nur scheinbar solche; in Wirklichkeit handelt es sich um meist mit Akinese verbundene negativistische Züge, bei denen das Widerstreben durch das Zustandsbild motiviert erscheint, und das somit nicht als echt kataton angesehen werden könne. Von den übrigen sechs Fällen, bei denen Häfner richtige katatonische Erscheinungen angenommen hat, lassen die meisten einen fortgeschrittenen psychischen Verfall erkennen. Der Deutung Häfners, daß es sich bei der Entstehung dieser katatonen Erscheinungen um ein Zusammenwirken von erhöhter motorischer Bereitschaft und gesteigerter physiologischer Perseverationstendenz handle, kann ich mich insofern nicht anschließen, als ich das Perseveratorische nicht als ein eigentlich katatones Symptom anzusehen vermag. (In dieser Beziehung befinde ich mich auch im Gegensatz zu Kurt Schneider.) Auch brauchen Iterationserscheinungen, die die Hauptrolle unter den katatonen Paralysen Häfners spielen, nicht unbedingt kataton zu sein. Das wichtigste Resultat der Häfnerschen Arbeit scheint mir zu sein, daß das Vorkommen katatoner Erscheinungen bei der Paralyse an ganz verschiedene Vorbedingungen geknüpft sein kann, und daß — diesen Schluß zieht er aber nicht selbst — dadurch katatonieähnliche Erscheinungen zustande kommen können, die in Wirklichkeit ihrer Entstehung nach nicht echt kataton sind. Es handelt sich dabei, wenn man so will, um ein Symptom resp. um Symptomenkomplexe, die „phänotypisch" zwar katatonen Erscheinungen gleichen, die dieses äußere Zustandsbild aber nur einer zufälligen Kombination von Einzelfaktoren verdanken, während de facto etwas ganz anderes vorliegt.

Von Jakobs[1] Fällen kommen, wie schon Häfner darlegt, nur der dritte in Betracht. Er allein würde jedenfalls nicht ausreichen, um Jakobs Annahme, daß bei langsamer und geringgradiger Entwicklung des paralytischen Prozesses eine mehr katatone Färbung entsteht, zu beweisen. Häfners Fälle scheinen mir zwar nicht so stark gegen diese Jakobsche Meinung zu sprechen, wie Häfner selbst es betont; immerhin glaube ich auch nicht, daß hierin die alleinigen Voraussetzungen für die Entstehung katatoner Symptome bei der Paralyse gelegen sein können. Wohl aber kann man sagen, daß echte katatone Symptome zu ihrer Entstehung Zeit brauchen, und daß bei gleichen Voraussetzungen demgemäß bei den stationären Formen der Paralyse häufiger katatone Symptome auftreten als bei rasch verlaufenden Fällen. Dafür spricht auch die statistische Feststellung von Schmidt-Kraepelin, daß bei Paralysen mit langsamem Verlauf katatone Züge häufiger zur Beobachtung kämen als bei den sonstigen Paralysen.

Nach meiner Erfahrung läßt sich über das Vorkommen katatoner Symptome bei der Paralyse Folgendes sagen: Einfache katatone Symptome sind dabei verhältnismäßig häufig. Ich selbst konnte bei einem Überblick über ein Material von zwei Jahren 7,5% feststellen. Bei diesen Fällen wird man aber bei genauerer Untersuchung oft Grund zum Zweifel finden, ob wir es hier mit echt katatonen Symptomen zu tun haben; es sind oft nur phänotypisch katatone Erscheinungen (vgl. oben). Bei den sehr viel weniger zahlreichen Fällen von Paralysen mit dauernden katatonen Zustandsbildern hat man entweder Veranlassung zu der Vermutung, es handle sich um Kranke mit einer Kombination von Schizophrenie und Paralyse oder um Paralytiker, die in ihrer prämorbiden Persönlichkeit schizophrenieähnliche Züge geboten haben, oder es sind noch andere Ursachen zu berücksichtigen, z. B. Malariabehandlung, die ein Stationärwerden erzielt hat, gelegentlich Anfälle oder eine Kombination mit Arteriosklerose usw. Aber auch bei diesen Fällen scheint es mir nur dann zu länger dauernden katatonen Symptomen zu kommen, wenn eine entsprechende Bereitschaft dazu vorliegt.

Die bis jetzt vorhandenen anatomischen Untersuchungen über Paralysen mit katatonem Bild haben eine besondere Lokalisation des paralytischen Prozesses nicht ergeben, so daß hieraus jedenfalls keine Anhaltspunkte für eine Lokalisationsmöglichkeit katatoner Symptome zu gewinnen sind. Dagegen ist immerhin die Beobachtung von Jakob, wenn sie sich bestätigt, bemerkenswert, daß die stationären Paralysen leichter zu katatonen Symptomen kommen als andere.

---

[1] Jakob unterscheidet offenbar nicht immer zwischen „Kataton" und „Schizophren".

Ein Teil der katatonen Bilder ist in früheren Zusammenstellungen sicher zur agitierten Form der Paralyse, ein anderer Teil zur stumpf dementen Form gerechnet worden; zahlenmäßig am häufigsten sieht man wohl die Stuporen resp. stuporähnlichen Zustände bei der Paralyse. Katalepsie ist selten dabei, und daß der Negativismus nicht immer ein katatones Symptom zu sein braucht, darin wird man Häfner sicher beistimmen dürfen; gerade bei der Paralyse kann man ein negativistisch aussehendes Widerstreben sehr viel häufiger auf psychische Einwirkungen zurückführen und oft erscheint es gekünstelt, es motorisch deuten zu wollen. Verhältnismäßig am leichtesten kann man die Grimassen und die Stereotypien als kataton erkennen. In manchen Fällen trägt auch eine sinnlose motorische Erregung ein durchaus katatones Gepräge. Solche Kranke sind weder im Bett noch im Dauerbad zu halten, hetzen in ständiger Unruhe anscheinend ziellos herum, zerreißen Bettwäsche und Kleider, widerstreben allem, lassen sich nicht anfassen, schlagen auch zu, machen Grimassen; dazwischen beobachtet man — namentlich bei längerer Dauer — Stereotypien. Die Stimmung ist im Gegensatz zu den meist heiter gefärbten expansiven Erregungen und den ängstlich agitierten Zuständen in der Regel uncharakteristisch. Die Kranken leiden körperlich oft sehr unter solchen Erregungen, nicht nur daß sie an Gewicht herunterkommen, sie verletzen sich in ihrer Unruhe auch leicht, ziehen sich Wundinfektionen zu usw.

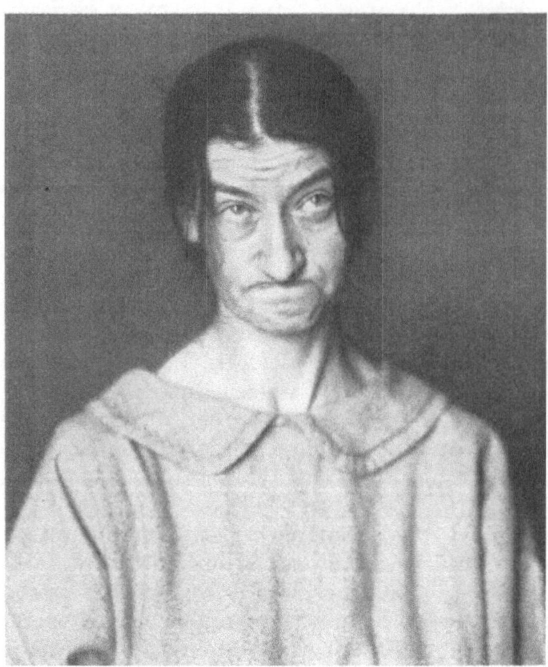

Abb. 4. Grimassierende Paralytica mit schizophrenem Zustandsbild.

Von selten beobachteten Einzelsymptomen seien die von Pick zuerst bei einem Paralytiker beschriebene reduplizierende Paramnesie erwähnt. Dabei zerfällt den Kranken eine Reihe von Erlebnissen nachträglich in ein Mehrfaches, „dessen einzelne ziemlich gut in der Erinnerung haftende Teile dem Kranken selbst dann als eine Wiederholung des ersten derselben imponieren." Pick hat dies Symptom auch bei anderen Krankheitszuständen (z. B. Delirium tremens) gefunden. Bei Paralyse wird es außer von Pick noch von Coriat (zitiert nach K. Westphal), Rosenberg, K. Westphal u. Mayer-Gross beschrieben. Eine besondere diagnostische Bedeutung kommt ihm meines Erachtens nicht zu.

2. Neurologische Symptome.

Unter den neurologischen Symptomen beanspruchen die *Pupillenstörungen* wegen ihrer diagnostischen Bedeutung die erste Stelle. In weitaus den meisten Fällen weist die reflektorische Pupillenstarre — das Argyll-Robertsonsche Phänomen — (Lichtreaktion erloschen, Konvergenzreaktion intakt) auf eine syphilogene Erkrankung des Zentralnervensystems hin; die wenigen einwandfreien Fälle von Lichtstarre nach Encephalitis epidemica[1] und die wohl noch weniger zahlreichen Fälle bei Alkoholismus und nach schweren traumatischen Hirnschädigungen spielen demgegenüber kaum eine Rolle. Auch eine Entstehung der reflektorischen Pupillenstarre durch Tumor ist meines Wissens nur von WILSON u. RUDOLF einmal beschrieben worden (der Tumor hatte hier beide Colliculi anteriores zerstört und doppelseitige reflektorische Pupillenstarre erzeugt). Auch die absolute Pupillenstarre (Licht- und Konvergenzreaktion erloschen) wird in der überwiegenden Mehrzahl der Fälle bei syphilitischen Nervenleiden beobachtet. Außer den oben schon genannten Möglichkeiten sieht man sie noch gelegentlich im Senium oder bei Arteriosclerosis cerebri, hier allerdings gewöhnlich nur in unvollkommener Ausprägung. Die Ophthalmoplegia interna (Licht- und Konvergenzreaktion erloschen, Akkommodation gelähmt) ist in den meisten Fällen ein Symptom der Lues cerebri; sie kommt bei Tabes und Paralyse in unkomplizierten Fällen nicht vor.

Pupillen*starre*, das heißt völlige Reaktionslosigkeit der Pupille wird man nicht immer treffen. Diagnostisch im gleichen Sinne verwertbar ist aber bereits eine Trägheit oder Unausgiebigkeit der Pupillenreaktion bzw. beides. Bemerkt sei, daß zum Begriff der reflektorischen Starre eine völlige Unversehrtheit der Konvergenzreaktion gehört (BUMKE). Wenn also bei fehlender Lichtreaktion die Konvergenzbewegung der Pupille zwar vorhanden, aber nicht normal ausgiebig ist, so darf man nicht von reflektorischer Starre reden. Wohl aber ist es noch mit dem Argyll-Robertsonschen Zeichen vereinbar, wenn bei intakter Konvergenzreaktion die Lichtreaktion nur beeinträchtigt, also etwa zu wenig prompt und nicht normal ausgiebig ist. Wir sprechen dann von reflektorischer Pupillenträgheit. Da es sich aber zuweilen nicht nur um Trägheit, sondern auch um Unausgiebigkeit, in anderen Fällen nur um Unausgiebigkeit bei prompter Reaktion handelt, ziehe ich es vor, hier von „unvollständiger" reflektorischer Pupillenstarre zu sprechen. Sie ist als Übergangsstadium oft zu beobachten; übrigens findet man bei Benützung starker Lichtquellen und bei Beobachtung mit der Lupe auch bei mancher vermeintlichen Lichtstarre wenigstens noch eine kleine Spur einer Irisbewegung. Ähnliches gilt auch von der absoluten Starre; auch sie kommt als unvollständige vor, d. h. die Pupille verengert sich auf Licht zu wenig prompt oder bzw. und zu wenig ausgiebig; ob die Reaktion auf Konvergenz im gleichen Maße gelitten hat, spielt dann keine Rolle mehr, denn der Umstand, daß sie besser ist als die Lichtreaktion, genügt nicht, um von einer reflektorischen Starre zu reden. Nun sieht man allerdings Fälle, bei denen anfangs eine reflektorische Starre bestanden hat, während später eine absolute gefunden wird; da eine solche Änderung nicht von heute auf morgen eintreten kann, wird man daraus schließen dürfen, daß Fälle mit deutlicher Differenz zwischen Licht- und Konvergenzreaktion vielleicht auch einmal als Übergangsstadien vorkommen können.

Neben den Reaktionen spielen Form, Weite und Gleichheit der Pupillen keine sehr große Rolle. Allenfalls kann die Ungleichheit der Pupillen (Anisokorie) in der Sprechstunde einen Hinweis auf eine syphilogene Erkrankung[2] geben; eine Anisokorie alleine hat aber keine sichere diagnostische Bedeutung.

---

[1] CORDS hat gezeigt, daß bei der akuten Encephalitis eine refl. Pupillenstarre durch einen Krampf der Sphinctermuskulatur vorgetäuscht werden kann. In diesem Krampfzustande kann nämlich die Lichtreaktion stärker beeinträchtigt sein als die Konvergenzreaktion (vgl. auch STERN: Die epidem. Encephalitis. Berlin 1928).

[2] Die Zahlen über Anisokorie bei Paralyse schwanken zwischen 4,3% (THOMSEN) und 90% (RODIET, DUBOIS und PANCIER). (Zitiert nach BUMKE.)

Ähnliches gilt von der Entrundung. Wenn auch bei Tabes die Pupillen weit *und* eng sein können, wenn also nicht *jede* Tabes eine miotische Pupille hat, so spricht eine enge Pupille doch fast immer für das Vorliegen einer Tabes bzw. in dem hier interessierenden Zusammenhang für eine Taboparalyse.

Die Art der Pupillenstarre läßt sich praktisch nicht für die Differential-diagnose zwischen Paralyse, Lues cerebri und Tabes verwerten; gewiß kommt die Ophthalmoplegia interna fast ausschließlich bei der Hirnsyphilis im engeren Sinne vor, und sicher ist auch die reflektorische Pupillenstarre ein tabisches Symptom[1], aber die Tabes kommt erfahrungsgemäß sehr häufig mit der Paralyse und auch mit der Lues cerebri kombiniert vor, so daß das Vorhandensein der reflektorischen Pupillenstarre nicht gegen eine Paralyse oder Lues cerebri ver-wertet werden kann. Andererseits beobachtet man auch bei der Tabes absolute Pupillenstarre, ohne daß man für deren Entstehung immer eine vielleicht nicht besonders in Erscheinung getretene Lues cerebri verantwortlich machen könnte; jedenfalls ist auch das Vorhandensein einer absoluten Pupillenstarre nicht etwa beweisend für eine neben der Tabes noch bestehende Paralyse oder Lues cerebri.

Die statistischen Angaben über das Vorkommen von Pupillenstörungen bei der Paralyse schwanken in nicht ganz unerheblichen Grenzen. Als Ursache dafür kommt der Umstand in Betracht, daß jeder derartigen Untersuchung eine nicht zu kontrollierende Verschiedenartigkeit des Materials in bezug auf die Verteilung von beginnenden und alten Paralysen zugrunde liegt. Eine andere Fehlerquelle ist darin gegeben, daß die meisten Erhebungen nicht auf eigenen Untersuchungen basieren, sondern sich auf Krankengeschichten stützen. Um diesen letzteren Nachteil zu vermeiden, habe ich mit Czermak 100 nacheinander aufgenommene Paralytiker genau auf ihre Pupillen und auf sonstige neurolo-gische Symptome untersucht; dabei fanden wir in 10% der Fälle eine normale Pupillenreaktion (Junius und Arndt 6,2%, Bumke 13%). Auch bei den in der Klinik verstorbenen Fällen war die Pupillenreaktion in 10% der Fälle erhalten. Man kann daher nicht ohne weiteres annehmen, daß das Fehlen der Pupillen-störungen nur bei beginnenden Paralysen vorkomme. Allerdings ist zuzugeben, daß bei den in der Klinik verstorbenen Paralytikern eine ganze Reihe an inter-kurrenten Erkrankungen zu sterben pflegen, so daß man hier nicht ohne weiteres Vergleiche mit dem Material der Anstalten, die in der Regel über vorgeschrit-tenere Fälle verfügen, anstellen kann.

Zur Gruppe der reflektorischen Starre gehörten in unserem Material 36%, und zwar handelt es sich in 15% um völlige reflektorische Starre und in 21% um unvollständige, davon zeigte ein Drittel eine mäßig und zwei Drittel eine erheblich gestörte Lichtreaktion.

Absolute Starre wiesen 42% auf, und zwar war bei 3% gar keine Reaktion nachzuweisen, in 11% war die Reaktion mäßig, bei 28% hochgradig beein-trächtigt.

Schließlich gehörten 12% zwar noch zum Typ der absoluten Starre; hier fand sich aber eine derartig deutliche Differenz zwischen Güte und Ausgiebigkeit der

---

[1] Bumke meint allerdings, daß der Satz: die reflektorische Starre ist ein spezifisch ta-bisches Symptom und kommt bei der Paralyse nur vor, weil auch der paralytische Prozeß so oft die Hinterstränge ergreift, sich in dieser Form nicht aufrecht erhalten lasse. Die von Bumke zitierten anatomischen Befunde würden aber eher für die Annahme sprechen, daß es sich doch um eine tabische Erscheinung handelt, und m. E. sind die klinischen Befunde, wie wir sehen werden, in demselben Sinne zu deuten. Wenn bei Paralysen mit reflektorischer Pupillenstarre nicht in 100% auch andere tabische Symptome gefunden werden, so liegt das daran, daß bei einer Tabes des Halsmarks Reflexverlust, Ataxie und Sensibilitätsstörung nicht erwartet werden können. Es sei weiter daran erinnert, daß es auch sonst Tabesfälle gibt, die außer reflektorischer Pupillenstarre keine krankhaften Erscheinungen zeigen.

Licht- und der Konvergenzreaktion, daß man versucht war, eine eigene Gruppe zu bilden und hier vielleicht das oben erwähnte Übergangsstadium zwischen reflektorischer und absoluter Starre zu vermuten.

Bei diesen Untersuchungen sind die Paralysen zunächst wahllos, d. h. unabhängig von besonderen Eigenarten geprüft werden. Teilt man die Paralysen nun je nach dem Vorhandensein von tabischen Symptomen in zwei Gruppen, so findet sich bei keiner Paralyse mit tabischen Erscheinungen eine normale Pupillenreaktion und mehr als 50% dieser Paralysen hatten eine reflektorische Pupillenstarre, während bei den Paralysen ohne manifeste tabische Erscheinungen nur in 31% reflektorische Starre nachzuweisen war. Bei einer Gruppierung der Fälle nach der Schwere bzw. der Dauer der Erkrankung ergab sich nichts Bemerkenswertes; erwähnt sei nur, daß normale Pupillenreaktion auch in einem schweren sowie bei 7 mittelweit vorgeschrittenen Fällen gefunden werden konnte.

An dem gleichen Material wurde in 21% der Fälle Miosis, 7% Mydriasis, in 39% Entrundungen der Pupillen und in 52% Anisokorie beobachtet. Interessant und von einer gewissen Bedeutung für die S. 184 (Fußnote) angeschnittene Frage ist der Umstand, daß sich die Miosis am häufigsten mit reflektorischer Pupillenstarre kombiniert, und zwar handelte es sich bei 10 von diesen 12 Fällen um Paralysen mit tabischen Erscheinungen. Ich darf noch hinzufügen, daß die echte reflektorische Pupillenstarre am häufigsten vorkommt bei Fällen, bei denen auch Patellar- und Achillessehnenreflexe oder einzelne derselben fehlen.

Ich habe mit Absicht bis jetzt nicht den Ausdruck Taboparalyse gebraucht, sondern von Paralyse mit tabischen Erscheinungen gesprochen. Unter *Taboparalyse* versteht man gewöhnlich eine besondere Unterart der Paralyse; in typischen Fällen pfropft sich hier auf eine bereits bestehende Tabes die Paralyse auf. Wie wir noch sehen werden, handelt es sich dabei oft um einen besonders langsamen und milden Verlauf, und deshalb ist es vielleicht gut, den Begriff der Taboparalyse für diese Fälle zu reservieren. Nun sind die anderen Fälle von Paralyse mit tabischen Erscheinungen aber auch nicht durch die häufig vorkommenden paralytischen Hinterstrangveränderungen zu erklären; diese bevorzugen nämlich — ich folge hier den Ausführungen JAHNELS — besonders das ventrale Hinterstrangfeld und das SCHULZEsche Komma, Gebiete, die bei der Tabes in der Regel — nicht stets — intakt zu bleiben pflegen. Da wir es dabei ferner mit Gebieten zu tun haben, deren Ausfall weder für Sensibilitätsstörungen, noch für lanzinierende Schmerzen, Ataxie und wohl auch kaum für den Reflexverlust verantwortlich gemacht werden können, so muß man annehmen, daß zu der Paralyse mit tabischen Symptomen doch wohl auch eine echte tabische Erkrankung gehört, ebenso wie bei der eigentlichen Taboparalyse.

Für das Vorkommen *tabischer Symptome* bei den Paralysen ergaben sich folgende Zahlen: In 22,8% der Paralysen fehlten Patellar- und Achillessehnenreflexe, in 9% lediglich die Achillessehnenreflexe, in 0,5% die Patellarsehnenreflexe allein. Isoliertes Fehlen eines Patellarsehnenreflexes kam in 2% der Fälle vor. Insgesamt wurde also das Fehlen von Sehnenreflexen in 34% der Paralytiker beobachtet. In fast der Hälfte dieser Fälle blieb es nicht bei den genannten tabischen Erscheinungen, sondern es fanden sich (45,5%) noch andere tabische Zeichen, wie Ataxie, Sensibilitätsstörungen, z. B. Hitzigsche Zonen, lanzinierende Schmerzen (selten) usw.

Berechnet man dieselbe Zahl für die bei uns verstorbenen, also im Durchschnitt weiter vorgeschrittenen Fälle, so findet man bei ihnen das Fehlen von Achilles- und Patellarsehnenreflexen in 25%, Achillessehnenreflexe allein in

7,5%, einzelne Reflexausfälle in 5%, zusammen also 37,5%, ein Prozentsatz, der den bei den weniger weit vorgeschrittenen Fällen kaum übersteigt, jedenfalls nicht dafür spricht, daß nur die Dauer oder Schwere der Paralyse für den Ausfall der Sehnenreflexe verantwortlich zu machen ist.

Von den meisten Autoren werden bei der Paralyse die *Patellarreflexe* bei einem großen Prozentsatz als *gesteigert* bezeichnet (Junius und Arndt 54% bei Männern, 63% bei Frauen, Kraepelin 42% der Fälle). Meines Erachtens darf man aber nicht bei jeder erleichterten Auslösbarkeit, bei jeder Lebhaftigkeit von Reflex*steigerung* sprechen, sondern gesteigert sind Sehnenreflexe nur dann, wenn die Reflexerhöhung spastischer Natur und mit anderen spastischen Zeichen verknüpft ist (erweiterte reflexogene Zone, Klonus, Babinski usw.). Daß Kraepelins Prozentzahlen sich nicht auf eine echte Steigerung beziehen können, geht daraus hervor, daß er den Fußklonus nur als „nicht selten" bezeichnet und den Babinski — dazu noch einseitig und vorübergehend — lediglich in 5—6% der Fälle gefunden hat; da das einseitige und vorübergehende Vorkommen des Babinski vermuten läßt, daß er in seinem Falle meist als Anfallfolge anzusehen ist, kann man sein Auftreten auch nicht etwa als Kriterium für eine allgemeine Reflexsteigerung verwerten. Ich selbst habe an dem großen Münchener Paralytikermaterial

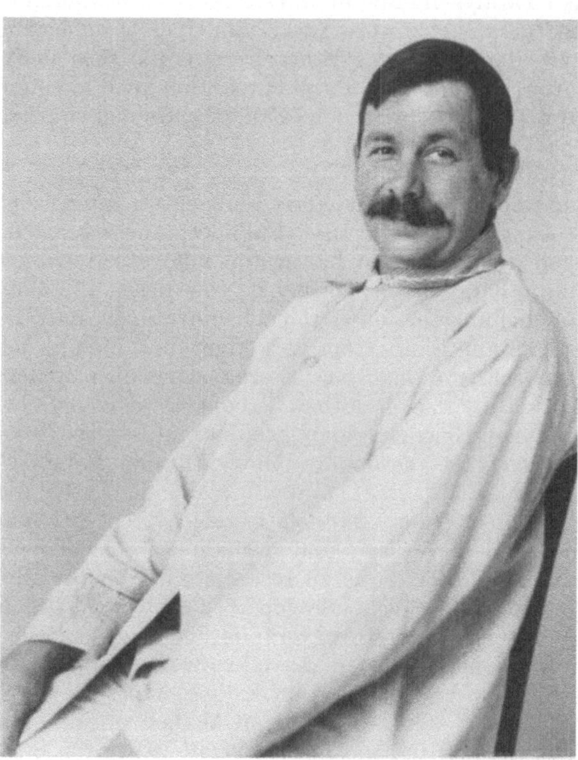

Abb. 5. Paralytiker mit mimischer Facialisparese.

in fünf Jahren nur zwei Fälle von doppelseitiger Reflexsteigerung an den Beinen zu sehen bekommen, und muß also sagen, daß die echte Reflexsteigerung bei unkomplizierter Paralyse extrem selten vorkommt, es sei denn, daß nach paralytischen Anfällen cerebrale Lähmungen zurückbleiben, dann handelt es sich aber meist um halbseitige Spasmen mit Reflexsteigerung und Babinski, ein Syndrom, das in 2½% der Fälle beobachtet wurde.

Eine bloße Lebhaftigkeit der Sehnenreflexe ist etwas durchaus Uncharakteristisches; sie kommt bei funktionell nervösen Zuständen ebensogut vor wie bei Paralysen u. a.; sie kann durch Willkürspannungen vorgetäuscht werden, und schließlich kann die Neigung zu solch funktioneller Reflexerhöhung auch sehr rasch wechseln. Es ist daher meines Erachtens nicht berechtigt, in einer derartigen Lebhaftigkeit ein Symptom der Paralyse zu sehen.

Was hier vom Patellarsehnenreflex gesagt wurde, gilt in gleicher Weise von den anderen Eigenreflexen, die man gewöhnlich prüft (Achillessehnenreflex,

Triceps- und Radius-Periostreflex). Was die *Fremdreflexe* anlangt, so ließen sich dabei keine Gesetzmäßigkeiten ableiten; die Bauchdeckenreflexe waren in nahezu der Hälfte der Fälle anormal, meist herabgesetzt, zum Teil auch überhaupt nicht auslösbar; in ca. 27% der Paralysen ließ sich eine Herabsetzung der Cremasterreflexe nachweisen. Am Fußsohlenreflex war abgesehen von den oben schon erwähnten Kranken mit positivem Babinski in der Regel nichts Besonderes zu finden. Irgendwelche Folgerungen für die Ausbreitung des Krankheitsvorgangs oder für die Diagnose überhaupt lassen sich aus den Störungen der zuletzt genannten Reflexe nicht ableiten. Das gleiche gilt wohl auch für den *Mayerschen Grundgelenkreflex*, der in 12% der darauf untersuchten Fälle herabgesetzt erschien.

Mit dem *Léryschen Vorderarmzeichen* habe ich keine eigenen Erfahrungen. M. GOLDSTEIN gibt an, daß er es unter 33 Fällen von Paralysen nur 6 mal auf beiden Seiten normal gefunden habe.

Erscheinungen von Seiten der *Hirnnerven* sind bei der Paralyse nicht selten. Naturgemäß handelt es sich meist um zentrale Lähmungen oder Reizerscheinungen, von denen der Facialis am häufigsten betroffen ist; auch abgesehen von den als Residuen nach paralytischen Anfällen zurückbleibenden Störungen findet man leichte Paresen

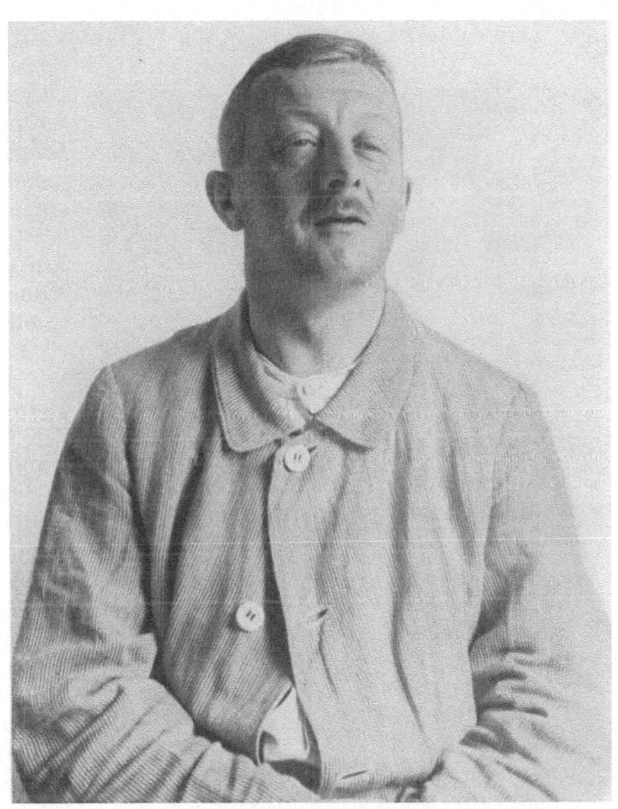

Abb. 6. Paralytiker mit schlaffen Gesichtszügen.

im Gebiet des Mundfacialis sehr oft; Störungen dieser Art waren in 23% der Fälle zu beobachten. Nicht immer sind es ausgesprochene Lähmungen oder Paresen, häufiger findet man nur eine Asymmetrie der Innervation, besonders Zürückbleiben eines Mundwinkels beim Sprechen. Die Herabminderung der Innervation tritt oft leichter bei mimischen als bei willkürlichen Bewegungen zutage. Reizerscheinungen in Gestalt von leichten Zuckungen im Bereich der Gesichtsmuskeln sieht man ebenfalls recht häufig. Für die Unsicherheit in Stärke und Ausmaß der Innervation spricht das so oft zu beobachtende Beben der Facialismuskulatur. Vielfach lassen sich aber gewisse Störungen gerade im Facialisgebiet neurologisch überhaupt nicht recht fassen. Eine allgemeine Schlaffheit des Gesichts, ein verspätetes unrichtiges Ansprechen der mimischen Muskulatur, eine schwer beschreibbare Verlangsamung dieser Bewegungen sieht man so oft, daß man unter Umständen den Paralytiker am Gesichtsausdruck erkennen kann. Gleichzeitig hängen noch die Augenlider oft etwas herab, ohne daß man von einer eigentlichen Ptosis reden kann. Auch hier handelt es sich mehr um eine mimische Schwäche, denn bei Willkürbewegungen vermögen die meisten dieser Kranken auch die Augen weit zu öffnen; bei vielen Fällen kommt dabei allerdings eine für Paralyse recht charakteristische Mitbewegung der Stirnmuskulatur vor.

Störungen auf dem Gebiet der äußeren Augenmuskeln sind in keiner Weise kennzeichnend für Paralyse. Mehr als Nebenbefund sind gelegentlich nystaktische Zuckungen in den Endstellungen oder eine Abducensschwäche zu werten, selten sieht man echte Ptosis. Neurologisch bedingtes Abweichen der Zunge nach einer Seite läßt meist auf einen vorausgegangenen Anfall schließen. Stauungspapille spricht gegen die Diagnose Paralyse. Opticusatrophien sind als tabisches Symptom aufzufassen, sie sind jedoch verhältnismäßig so selten[1], daß ihr Auftreten zu differentialdiagnostischen Erwägungen mit Stirnhirntumor Veranlassung geben sollte.

Sensibilitätsstörungen beobachtet man eigentlich nur bei begleitender Tabes. Bei der gelegentlich, darunter auch von Kraepelin beschriebenen Aufhebung der Schmerzempfindung wird es sich wohl ebenfalls in der Regel um ein spinales Symptom handeln. Gewiß findet man bei vorgeschrittener Paralyse eine ganz allgemeine Herabsetzung der Hautempfindlichkeit, aber bei diesen Fällen wird man nicht mehr unterscheiden können, was auf eine allgemeine Verminderung der Aufmerksamkeit und die meist in solchen Stadien sehr ausgesprochene Indolenz zu beziehen ist,

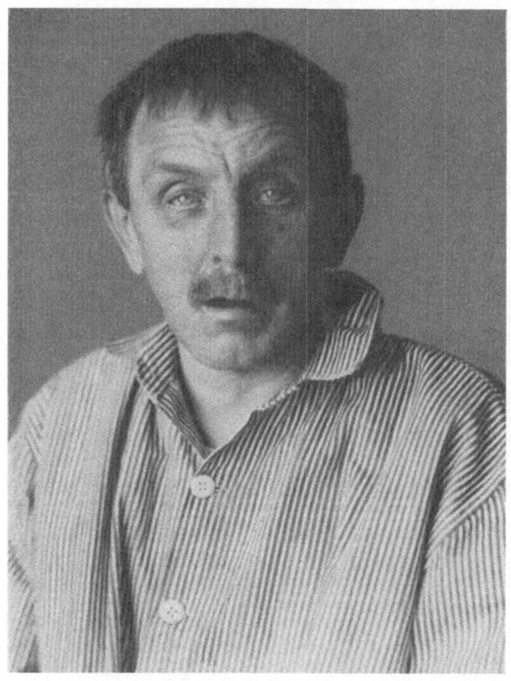

Abb. 7. Verblödeter Paralytiker; charakteristische Mimik; schlaffes Untergesicht, krampfhaft innervierte Stirn.

und was etwa neurologisch fundiert sein könnte. Über zentrale Schmerzen bei Paralyse berichtet Patschke, sie traten unter Temperatursteigerung auf. Ich selbst habe nie etwas Derartiges gesehen und habe auch sonst in der Literatur nichts darüber finden können.

Daß bei Paralysen mit tabischen Erscheinungen das Rombergsche Phänomen vorhanden sein kann, bedarf keiner besonderen Erwähnung; das Schwanken bei Fuß-Augen-Schluß kommt aber nicht nur bei einer tabischen Erkrankung der zum Kleinhirn führenden Fasern vor, sondern auch bei Beeinträchtigungen des Gleichgewichts durch zentrale Störungen. Die *Unsicherheit* des Paralytikers ist aber selten derart, daß man sie direkt auf einen Ausfall von Kleinhirnfunktionen beziehen könnte. Zwar sind Kleinhirnveränderungen bei der Paralyse post mortem meist zu finden; sie sind aber nicht sehr ausgesprochen (Jahnel), und daher hat man anatomisch ebenfalls nicht das Recht zu dieser Annahme. Auch als frontale Ataxie wird man diese Störungen kaum deuten können.

---

[1] Junius und Arndt fanden sie in ca. 3,5% der Fälle.

In der Regel sind diese Gleichgewichtsstörungen zu diffus, um etwa als Herdsymptom gelten zu können (von ganz wenigen Ausnahmen abgesehen). Horns Untersuchungen über die Bewegungsstörungen bei progressiver Paralyse sprechen im gleichen Sinne. Er fand, ohne die juvenilen Paralysen zu berücksichtigen, unter 100 Fällen nur zweimal „einzelne Symptome, die auf das Kleinhirn hinweisen". Es handelte sich dabei nach der Beschreibung lediglich um Andeutungen, jedenfalls nicht um gröbere Ausfälle, als sie auch sonst beobachtet worden sind. Bei dem Zustandekommen dieser Erscheinungen spielen sicher auch psychische Faktoren, z. B. die ganz allgemeine Herabsetzung der Innervationsenergie, ferner mangelnde Achtsamkeit, Übersehen von Hindernissen, Fehlen oder Verlangsamung ausgleichender Bewegungen usw. eine Rolle. Das Gefühl einer gewissen Unsicherheit veranlaßt die Patienten auch zu übertriebenen Innervationen, die ihrer Art nach aber von der Hypermetrie der Kleinhirnkranken wesentlich verschieden sind. So gehen die Paralytiker oft schwerfällig, breitspurig, unsicher, vielfach ist der Gang kleinschrittig, zögernd, abgehackt. Den übertriebenen Kraftaufwand merkt man oft auch am Gesichtsausdruck. Typische *Ataxie* habe ich nur bei gleichzeitig bestehender Tabes beobachtet. Eine gewisse *Asynergie* der Rumpfmuskulatur läßt sich in seltenen Fällen feststellen; meist handelt es sich um weit vorgeschrittene schwere Fälle, die etwa beim Gehen den Oberkörper nach hinten gleiten lassen oder beim Versuch, sich zu bücken, hinstürzen. Auch hier ist eine einfache hirnpathologische Erklärung kaum je möglich; zuweilen ist man versucht, eine Mischung von cerebellar-frontalen, striären und psychischen Faktoren als Ursache solcher Erscheinungen anzusehen.

Wohl fast ebenso häufig zeigen die Paralytiker eine Unsicherheit in den Bewegungen der oberen Extremitäten. Intentionsataxie und ausgesprochen ausfahrende Bewegungen sieht man seltener als einen deutlich aus allgemeiner Schwäche resultierenden *Tremor*; die Kranken verschütten ihr Essen, der Weg mit dem Löffel zum Mund ist durch die Unsicherheit oft fast unmöglich. Komplizierte Bewegungen sind ebenfalls beeinträchtigt; motorische Leistungen, die ein gutes Zusammenarbeiten vieler Einzelmuskeln oder etwa ein feines Zufassen mit den Fingerspitzen nötig machen, gehen meist schlecht, ohne daß man schon von Lähmung bzw. Ataxie sprechen oder eine Apraxie als Erklärung heranziehen kann. Auch die *Diadochokinese* ist ein durch zu viele Einzelfaktoren in ihrem Zustandekommen bedingtes Symptom, als daß man das häufige Fehlen derselben ohne weiteres als eine Beteiligung des Kleinhirns oder des striären Systems deuten könnte.

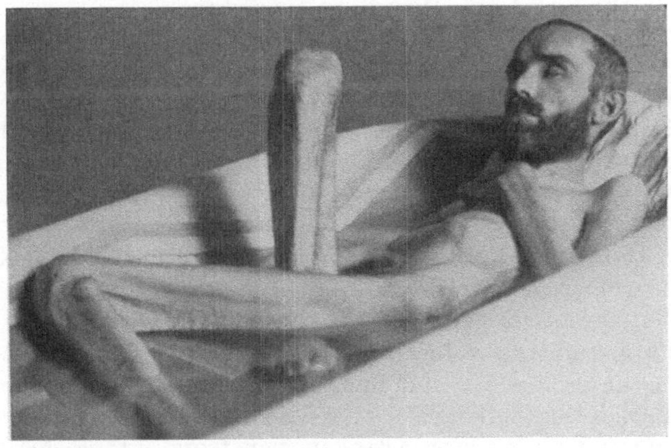

Abb. 8. Contracturen im Paralyse-Endstadium, starke Abmagerung, keine Pyramidensymptome.

Gegen Ende bilden sich beim Paralytiker zuweilen starke, unüberwindbare Contracturen aus, vorzugsweise an den unteren Extremitäten und meist vom Beugetyp. Die Muskeln sind dabei ausgesprochen abgemagert (nicht degenerativ-atrophisch) und fühlen sich hart an. In einzelnen Fällen findet man spastische Erscheinungen, meist jedoch fehlen sie; da die Tonusverhältnisse auch nicht den bei extrapyramidalen Läsionen vorkommenden zu entsprechen pflegen, so ist es kaum möglich, diese Zustände einfach neurologisch zu erklären. Übrigens habe ich den Eindruck, als ob diese Arten von Contracturen, von denen früher oft die Rede war, jetzt seltener geworden seien; wenn dieser Umstand auf eine zweckmäßigere Pflege zurückzuführen wäre, so müßten wahrscheinlich einfach bindegewebige Schrumpfungen in der Muskulatur für diese Zustände mit verantwortlich gemacht werden. Der klinische Eindruck würde nicht dagegen sprechen. HERMANN ist mit Rücksicht auf die extreme Abmagerung dieser Kranken der Meinung, daß die Contracturen durch Atrophie und Verkürzung der Muskeln bedingt seien.

Ebenfalls eine Eigentümlichkeit der letzten Stadien ist das Auftreten des *Saugreflexes*: berührt man die Lippen des Kranken mit dem Finger oder einem Stück Holz, so beginnt er schnappende oder oft auch saugende Bewegungen zu machen.

Auffallend ist es, daß man in den vorgeschrittenen Fällen die MAGNUSschen Reflexe (z. B. tonische Halsreflexe auf die Extremitäten und die Halsstellreflexe auf den Körper) nicht häufiger und nicht charakteristischer auslösen kann. HOFF und SCHILDER fanden bei Paralysen mit cerebellarer Symptomatologie ein entsprechendes Verhalten der Stellreflexe und ZINGERLE hat auch einmal eine Automatose bei einer progressiven Paralyse beschrieben. Im allgemeinen sind jedoch diese Beobachtungen sehr selten. Vielleicht liegt das daran, daß die Untersuchung dieser Phänomene ein möglichst passives Verhalten des Kranken erfordert und die Fähigkeit, die Muskulatur in genügender Weise erschlaffen zu lassen, voraussetzt. Nun haben wir schon bei der Besprechung der paralytischen Demenz gesehen, daß diese Möglichkeit beim Paralytiker schon früh verloren geht. Wenn auch die Funktion der Großhirnrinde bei schweren Fällen weitgehend abgebaut ist, so ist ja noch nicht gesagt, ob diese Art von Hirnschädigung genügt, um die Halsreflexe usw. zutage treten zu lassen. Fälle, bei denen die Voraussetzungen für das Auftreten dieser Reflexe ohne weiteres hätten gegeben sein können, habe ich nie gesehen; KIELY beschreibt zwei derartige Paralysen mit einer Art Enthirnungsstarre, die er auf einen thrombotischen Herd im Mittelhirn zurückführt.

Die *Blasen- und Mastdarmstörungen* der Paralytiker treten abgesehen von den Fällen mit Tabes durchschnittlich erst in vorgerückten Stadien auf. Auch hier handelt es sich nicht um neurologische Ausfälle; viel häufiger erklärt eine Bewußtseinstrübung das Untersichlassen von Stuhl und Urin; ob dabei die Ausdrückbarkeit der Harnblase auf eine Beteiligung der glatten Muskulatur an der allgemeinen Hypotonie zurückgeführt werden kann, wie HORN meint, bleibe dahingestellt.

Selten sind *Kau- und Schluckstörungen;* auch hier wird man kaum einmal reine neurologische Symptome finden, vielmehr hängen diese Erscheinungen meist mit den psychischen Ausfällen zusammen; so verhindert z. B. die Akinese bei manchen Patienten trotz vollgestopften Mundes den Schluckakt; gleichwohl wird der Mund mechanisch weiter mit Speisen gefüllt; es kommt dann leicht aus äußeren, mehr mechanischen Gründen zum Verschlucken oder auch zur Aspiration von Speiseteilen. Eine unserer Kranken war trotz entsprechenden Verbots von ihren Angehörigen mit Eßwaren beschenkt worden. Sie stopfte alles gierig in den Mund, und offenbar bei einem Versuch, große Mengen ungekaut hinunterzuschlucken, erstickte sie. Gewiß sind in den späteren Stadien wohl auch gelegentlich Innervationsstörungen beteiligt, aber ausgemacht *bulbäre* bzw. *pseudobulbäre* Symptome sind auch hier sehr selten. Ich selbst erinnere mich, nur einmal einen —

durch die Sektion bestätigten — Fall von Paralyse mit pseudobulbärem Zustand gesehen zu haben (bei Lues cerebri kommen diese Bilder etwas mehr vor).

Die sogenannten *hirnpathologischen Erscheinungen* wie Aphasie, Apraxie usw. sind bei der Paralyse in einigermaßen charakteristischen Formen nicht allzu häufig. Wenn sie durch Anfälle ausgelöst werden, so dauern sie in der Regel nur kurze Zeit. Eine Ausnahme machen die Fälle von *Lissauerscher Paralyse* oder Komplikationen von Paralyse mit Hirnarteriosklerose. Verwaschene Herderscheinungen dieser Art sieht man jedoch oft, sie nehmen aber kaum je greifbare Gestalt an. Das kann zwei Ursachen haben: einmal besteht die Möglichkeit, daß die paralytischen Veränderungen — wieder mit Ausnahme der Lissauerschen Form — sich nicht intensiv genug auf ein Gebiet konzentrieren, jedenfalls dort nicht so eingreifend wirken, wie es zum Zustandekommen eines Herdsymptoms erforderlich ist. Die zweite Erklärung geht aus von der Tatsache, daß wir ja bei der Untersuchung eines hirnpathologischen Falles darauf angewiesen sind, zu prüfen, was die intakten Hirnteile noch leisten. Wenn es sich aber um ein allgemein krankes Gehirn handelt, darf es uns nicht wundern, wenn Herdsymptome nicht so klar heraustreten, wie wir es bei isoliert lokal Gestörten zu sehen gewohnt sind.

Bei der Besprechung der Demenz ist schon kurz angeführt worden, daß jedenfalls die Demenzformen nicht an die Störung bestimmter Hirnteile gebunden sein können. Immerhin geben einige Fälle Gelegenheit, an eine besondere Bevorzugung der *optischen Region* zu denken. Es sind das Fälle, denen alle optischen Aufgaben besonders schwer fallen, die beim Zeichnen ausgemachte Ausfälle erkennen lassen, die beim Erkennen optischer Einzelheiten und vor allem im Zusammenfügen und Überschauen optischen Materials versagen. Isoliert fand sich diese Störung jedoch sehr selten, andererseits scheint sie sich bei den meisten Paralysen im vorgeschrittenen Stadium einzustellen. Ein eigentliches Herdsymptom darf man in diesen Ausfällen nicht erblicken, wohl aber kann man in ganz allgemeiner Form gewisse Beziehungen zur optischen Sphäre vielleicht vermuten.

Hemianopische Erscheinungen sind bei der Paralyse meines Wissens nicht beschrieben; ich selbst erinnere mich an keinen derartigen Fall. Bei den anatomischen Verhältnissen wird man wohl kaum mit ihrem Auftreten zu rechnen brauchen. Um eine *Seelenblindheit* zu konstatieren, müßten die Voraussetzungen für eine feinere Untersuchung beim Paralytiker günstiger sein; daß solche Zustände einmal vorkommen können, wird man nicht ausschließen dürfen.

Am häufigsten sieht man *aphasische* Erscheinungen von kurzer Dauer, die sehr rasch uncharakteristisch werden und dann oft nur die paralytische Sprachstörung komplizieren. Auch bei der paralytischen Schreibstörung sieht man gelegentlich hirnpathologische Zutaten, ohne daß es gelingt, irgendeine Form der *Agraphie* herauszuarbeiten. Die gleiche Verwaschenheit zeigt eine recht häufig zu beobachtende Beeinträchtigung des Handelns beim Paralytiker; vielfach hat man hier den Eindruck einer *apraktischen* Störung, aber es ist in den meisten Fällen unmöglich, zu einer bestimmten Analyse zu kommen, besonders weil selten einwandfrei festzustellen ist, ob nicht etwa Auffassungs-, Aufmerksamkeitsstörungen, Erkennungsschwierigkeiten, allgemeine Interesselosigkeit die eigentlichen Ursachen für das Versagen sind. Immerhin, wenn man einen Paralytiker beim Anziehen beobachtet und sieht, wie er erst den Rock und dann das Hemd anzieht oder wie er etwa den offenen Krankenmantel nach Art eines Hemdes über den Kopf zieht, wird man oft an die Möglichkeit ideatorisch apraktischer Erscheinungen denken. An sich würde ja gerade die ideatorische Apraxie, die LIEPMANN auf diffuse Hirnprozesse zurückführt, ihrer ganzen Art nach recht wohl in das Symptomenbild der Paralyse passen.

Horn beschreibt einen Paralytiker, bei dem er das Vorliegen cortical apraktischer Störungen annimmt. Nach dem mitgeteilten Befund kann ich mich von dieser Apraxie nicht recht überzeugen; es handelt sich um einen anscheinend recht Dementen, der Bewegungsaufträge offenbar nicht gut versteht und bei Bewegungen in einer Weise versagt, die sicher auffällig ist, sich aber von dem gewohnten Bilde des unbehilflichen Paralytikers anscheinend nicht allzusehr entfernt.

Vielleicht mehr äußerlich zu den hirnpathologischen Erscheinungen gehört das *Antonsche Symptom*, die mangelnde Selbstwahrnehmung eines Defekts. Stertz hat zu diesem Kapitel zwei mustergültig analysierte Fälle von Tabesparalyse beschrieben, die ihre eigene Blindheit nicht wahrnahmen, ja diese Selbsttäuschung auch gegenüber einer bündigen Beweisführung aufrechterhielten, und zwar der eine mit einer derartigen Überzeugung, daß er auch therapeutische Vorschläge ablehnte. Dieses an sich wohl schon seltene Symptom scheint bei der Paralyse nur ausnahmsweise vorzukommen. Die Stertzschen Fälle waren übrigens Tabesparalysen mit langhingezogenem Verlauf. Ich selbst habe nur einmal etwas Ähnliches bei einem Paralytiker gesehen, der seine ziemlich erhebliche Armlähmung nicht beachtete und auch auf besonderen Hinweis nichts von diesem Defekt wissen wollte, vielmehr stets bemüht war, zu zeigen, welch vollwertige Leistungen er mit diesem Arm ausführen konnte. Voraussetzung war hier sicher eine erhebliche Kritiklosigkeit, gleichwohl gehörte auch dieser Fall zum Antonschen Symptom. Bemerkenswert erscheint mir der Gedanke von Stertz, in diesem Symptom gewissermaßen eine Brücke zu sehen, die zum Studium der Krankheitseinsicht bei psychischen Erkrankungen im allgemeinen zu führen geeignet ist.

Die Tatsache, daß Caudatum und Putamen regelmäßig am paralytischen Prozeß beteiligt sind[1], hat Veranlassung gegeben, auch in dem klinischen Bild der Paralyse nach den sogenannten *striären Erscheinungen* zu fahnden, ohne indessen zunächst viel feststellen zu können. Zwar sind schon von früher her vereinzelte Fälle mit striären Symptomen bei Paralyse beobachtet worden. Ich erinnere an den Fall von Paralysis agitans-ähnlichem Tremor, den Krabbe beschrieben hat; hier hatte es sich um einen postapoplektischen einseitigen Parkinsontremor nach einem paralytischen Anfall gehandelt; andere Erscheinungen, insbesondere mimische Starre werden nicht erwähnt, nur von Rigor ist einmal die Rede. Auch Vogt, Stertz, Foerster und Kalnin haben gelegentlich auf Beziehungen zwischen Paralyse und striärem System hingewiesen. Padéano hat eine Paralyse mit einem spätencephalitischen Syndrom, nämlich mit Parkinsonismus, Bradyphrenie und Schreianfällen beschrieben.

Die ersten systematischen Untersuchungen über das Vorkommen extrapyramidaler Erscheinungen bei Paralyse stammen von Steck. Er führt die Seltenheit ausgesprochen striärer Symptomenkomplexe bei der Paralyse darauf zurück, daß Läsionen anderer Hirnteile das Zutagetreten striärer Erscheinungen vielleicht hindern. Weiter weist er darauf hin, daß zum striären Symptomenkomplex außer den neurologischen und psychomotorischen Erscheinungen auch Störungen von seiten des vegetativen Systems gehören und daß man gerade diese im Endstadium der Paralyse sehr oft beobachten könne, ja er meint mit Reichardt, daß die terminalen klinischen Erscheinungen, unter denen die Kranken sterben, gerade auf den Hirnstamm hinweisen; auf diese Fragen wird im Abschnitt über die somatischen Erscheinungen der Paralyse noch einzugehen sein.

---

[1] Das Pallidum ist dagegen meist frei (Spatz, Jakob).

Im Vordergrund des Interesses stehen auch bei den Beobachtungen von Steck die motorischen Besonderheiten. Ausgehend von den seltenen ausgesprochenen Fällen mit striären Erscheinungen, die gewissermaßen ein Seitenstück zur arteriosklerotischen Muskelstarre darstellen, gibt es nach Stecks Meinung alle möglichen Abstufungen in der Intensität des striären Syndroms; Steck fand unter 65 Paralytikern 40 mit nachweisbaren striären Zeichen. Am ausgesprochensten sind die Erscheinungen im paralytischen Endstadium, besonders wird ein Kranker mit striärer Muskelstarre beschrieben. Neben einigen Symptomen, z. B. „oreiller psychique", die auch kataton sein können, weist Steck auf die Beteiligung der Mimik hin, die er mit der des postencephalitischen Parkinsonismus vergleicht. Auf ähnliche Fälle wird nur kurz eingegangen, darunter auch auf solche mit Palilalie. Bemerkenswert erscheint die Beobachtung, daß alle „irgendwie starren Paralytiker" durch eine besonders starke Sprachstörung auffallen. Auch das Zähneknirschen, das man bei manchen Paralytikern im Endstadium beobachten kann, wird als striär aufgefaßt und als eine motorische Iteration gedeutet, die auf Enthemmung tieferer Zentren beruhe. Die Contracturen im Terminalstadium der Paralytiker sieht Steck ebenfalls als striär bedingt an. Weiter sucht er nach basalen psychischen Symptomen, und „aus der mehr oder weniger großen *äußeren* Ähnlichkeit" der encephalitischen Bilder mit katatonen Zuständen wird dann auch bei der Paralyse auf Beziehungen zwischen katatonen und striären Bildern geschlossen; von 19 katatonen Paralytikern hatten 14 gleichzeitig striäre Symptome. Die zunächst gegen diese Verbindung sprechende Beobachtung, daß katatone Zustände mehr im Beginn, striäre mehr gegen Ende der Paralyse gefunden werden, erklärt Steck so, daß das Striäre gewissermaßen den Mutterboden darstelle, auf dem das Katatone wachse. Was zu der meines Erachtens in dieser Form unberechtigten Beziehungsetzung von striären und katatonen Erscheinungen zu bemerken ist, habe ich im Abschnitt „Striäre Störungen" in Bd. II dieses Handbuchs gesagt. Man kann doch Symptome, die wir als katatone zu bezeichnen gewohnt waren, nun beim Suchen nach striären Erscheinungen nicht auf einmal als striär deuten. Striäre Einzelsymptome sind oft nur im Rahmen anderer dazugehöriger Symptome striärer Art als solche mit Sicherheit anzusprechen. Ich erinnere daran, daß es einen amyostatischen Symptomen*komplex* gibt, aus dem man nicht wahllos ein Einzelsymptom herausreißen und es, wenn es bei einer Paralyse vorkommt, als striäres Symptom bei Paralyse bezeichnen darf. Wenn wir bei einem Kranken Halluzinationen beobachten, so sagen wir doch auch nicht gleich: „hier liegt ein schizophrenes Symptom vor", sondern erst im Zusammenhang mit anderen Erscheinungen, die dazu gehören, sind wir berechtigt, es für schizophren zu halten. Ein bewegungsloses Gesicht ist noch nicht starr, und Muskelsteifigkeit ist nicht immer Rigor, auch wenn man keine spastischen Zeichen findet. Damit will ich nicht bestreiten, daß bei der Paralyse extrapyramidale Symptome vorkommen, aber ausgesprochene Syndrome dieser Art sind sehr selten. Dagegen gibt es eine ganze Reihe von noch nicht erklärbaren motorischen Erscheinungen, die mit dem Pyramidensystem nichts zu tun zu haben scheinen, die aber auch nicht ohne weiteres zu den sog. striären Symptomen gerechnet werden können. Vielleicht stellt es sich heraus, daß sie dazu gehören, aber dadurch, daß wir sie von vorneherein als Teilsymptome, die aus dem Parkinsonismus herausgerissen sind, betrachten, versperren wir uns nur den Weg für eine künftige richtige Einordnung. Ich meine, wenn man bei der Paralyse ganz regelmäßig Veränderungen im Striatum findet, klinisch dagegen nur selten ausgemachte Erscheinungen dieser Art beobachten kann, so geht doch daraus hervor, daß entweder die Intensität oder der Umfang dieser Veränderungen nicht ausreicht, um Symptome zu erzeugen, oder aber daß diese

Veränderungen mit den klinischen Erscheinungen nicht unmittelbar im Zusammenhang stehen. Zunächst erscheint schon die erste Möglichkeit einleuchtend, besonders wenn man bedenkt, daß die Verhältnisse zwischen Kleinhirnveränderungen und Kleinhirnsymptomen bei der Paralyse ja ganz ähnlich waren. Aber auch die zweite Erklärung ist meines Erachtens anwendbar, denn STECK spricht ebenso wie die meisten anderen Autoren von striären Veränderungen im Sinne von Andeutungen des Parkinsonismus oder von Einzelsymptomen, die zu diesem Symptomenkomplex in Beziehung gebracht werden können. Veränderungen im Striatum müßten aber in erster Linie zu choreatischen Erscheinungen Veranlassung geben, während man bei Parkinsonerscheinungen eher Veränderungen in der Gegend der Substantia nigra zu erwarten hätte.

Eine meines Erachtens noch weniger angängige Verquickung der katatonen und striären Erscheinungen bei der Paralyse führt HORN durch, wenn er einteilt: Striäre Bewegungsstörungen: a) Akinese, b) Hyperkinesen, c) delirante Formen, d) katatone Bewegungsstörungen. Hier wird bereits als feststehend vorausgesetzt, was noch zu beweisen wäre, was aber auch durch die Arbeit von HORN keineswegs erwiesen wird[1]. Man kann doch auch bei einer Besprechung von Sensibilitätsstörungen nicht einteilen: Corticale Sensibilitätsstörungen: a) Ausfälle, b) Reizerscheinungen, c) delirante Formen, d) schizophrene Sensationen.

HORN sagt weiter: „Auch die deliranten Bilder scheinen Beziehungen zu striären Motilitätsstörungen zu haben; zum mindesten bei den Fällen, welche jene sonderbare Unruhe der frischen Encephalitiker zeigen, ist das Striatum sicher mit betroffen." Dagegen ist zu sagen, daß delirante Unruheerscheinungen auch bei Delirien gefunden werden, in denen das Striatum nicht beteiligt sein kann. Bei den deliranten Erscheinungen der frischen Encephalitiker ist für das Delirium die Infektion verantwortlich zu machen, für die Entstehung der neurologisch fundierbaren „Unruhe", Chorea und Myoklonie usw., kommt sicher die Schädigung des striären Systems in Betracht, sie kann auch gewissermaßen pathoplastisch das Delirium zu einem besonders bewegungsreichen gestalten. Aber lediglich die einfach delirante Unruhe auf striäre Momente zurückzuführen, ist unberechtigt. In der Tat zeigt die Beschreibung des Pat. W. von HORN nichts, was einen Anhaltspunkt für eine striäre Läsion geben könnte, er „zupft an seiner Hand, wirft die Polster umher, reibt sich Hände und Füße, klettert am Gitter herum, führt Selbstgespräche . . .". Auch die Tatsache, daß der Pat. diese Unruhe meist am Abend bekam, während er bei Tage halbwegs normales Verhalten zeigte, spricht eigentlich gegen eine striäre Grundlage, die ja auch bei Tage dann nicht fehlen würde. Lediglich der Umstand, daß sich während des deliranten Zustandes das Zittern verstärkte, kann doch auch nicht für eine striäre Funktionsstörung beweisend sein.

Wenn bei dem zweiten deliranten Falle HORNs sich eine parkinsonähnliche Haltung mit den Delirien verband, so könnte dieser Kranke ja eine „striäre" Affektion haben; diese hat aber ihrerseits doch offenbar mit den Delirien nichts zu tun, und das gleiche gilt auch von den anderen kurz erwähnten Fällen dieser Gruppe, zumal sich bei einigen feststellen ließ, daß auch in der Ruhezeit delirante Symptome vorhanden waren.

---

[1] Ja HORN scheint selbst nicht einmal ganz überzeugt davon zu sein, denn er sagt mit Bezugnahme auf die Arbeit von STECK: „Doch würden wir es für verfehlt halten, die akinetischen Bilder ohne weiteres mit katatonen Zuständen bei der progressiven Paralyse verbinden zu müssen, da sie ja auch ohne diese Kombination vorzukommen pflegen"; später führt er noch bei der Besprechung eines Falles mit wechselnder Motorik aus: „Die Motorik scheint bei solchen und ähnlichen Fällen nicht mit Läsionen gewisser Hirnpartien, sondern mit der Alteration der Gesamtpsyche etwas zu tun zu haben."

Warum müssen überhaupt auf einmal alle Bewegungen des Reibens, Nestelns, Wischens usw. „striär" bedingt sein? Wenn man diese Vorgänge schon unter Verwertung gewisser Theorien mit dem Striatum in Verbindung bringen will, so sprechen sie doch eher für eine Intaktheit der striären Einflüsse, die etwa den Antrieb zu dieser Bewegungsunruhe liefern, der nur wegen der Erkrankung des Großhirns zur Entäußerung kommen kann.

BÜRGER, der zusammen mit STRAUSS Paralytiker einer systematischen Untersuchung auf ihre motorische Leistungsfähigkeit unterzogen hat, ist in seinen Schlußfolgerungen viel vorsichtiger, wenn er sagt, es sei nicht von der Hand zu weisen, daß irgendwie das Striatum beim Zustandekommen dieser motorischen Erscheinungen beteiligt ist; er folgert es daraus, „daß alle sicher striären Prozesse andersartiger Genese wie die Paralyse die von ihm analysierten Störungen zeigen, daß sie hingegen bei sonstigen allgemeinen Gehirnschädigungen, wie Arteriosklerose, traumatischen Prozessen usw. nur gelegentlich zu finden sind. Er weist den Einwand, daß diese Erscheinungen aus einer erschwerten motorischen Umstellungs- und Einstellungsfähigkeit ableitbar und damit durch die Demenz bedingt sein könnten, zurück mit dem Bemerken, daß dementere Paralytiker diese Erscheinungen nicht gezeigt hätten. Immerhin finden sich in den Krankengeschichten seiner Fälle fast immer Hinweise auf eine zum Teil erhebliche Demenz [1].

Gewiß wird man darnach nicht sagen können, daß die Demenz die einzige Ursache für diese motorischen Störungen gewesen sei, aber Demente sind zur Anstellung solcher Versuche überhaupt nicht sehr geeignet, weil man nie ausschließen kann, daß die Demenz, um mich mit BÜRGER auszudrücken, „irgendwie" beim Zustandekommen dieser motorischen Erscheinungen beteiligt ist.

Ich will dabei nicht bestreiten, daß die von BÜRGER untersuchten motorischen Fähigkeiten [2] Teilerscheinungen eines striären Symptomenkomplexes sein können.

Ich habe seinerzeit selbst aufmerksam gemacht auf die Unfähigkeit der Parkinsonisten, Handlungen, die aus zwei nebeneinander hergehenden Bewegungen bestehen, in der üblichen Weise auszuführen. Einmal handelte es sich dabei

---

[1] So gebraucht er Bezeichnungen wie „Deutliche Demenz" in Fall 1 und 2; Fall 3 enthält keine derartige Note, er war nach der Beschreibung aber offenbar auch dement. Fall 4: „sehr dement". Fall 5: „ganz erhebliche Demenz". Fall 6: „erhebliche Demenz mit blander Euphorie". Fall 7: „erhebliche Demenz". Fall 8: „schwere Demenz". Fall 9 ist nach der Darstellung auch dement. 10 und 11 enthalten keine näheren Angaben. Fall 12: „Schwere Demenz". Die Tabesparalysen ohne motorische Erscheinungen können darnach kaum dementer gewesen sein. (Fall 13: „Ganz erhebliche Demenz". 14: „Blande initiativelose Demenz". 15: „Euphorische Demenz". 16: „Deutliche Demenz".)

[2] Im einzelnen handelte es sich dabei um folgendes: Störungen des Tempos, des Rhythmus (wohl besser Takts; darauf wird später einzugehen sein), der Bremsung, d. h. der Fähigkeit, ein automatisiertes Geschehen ohne weiteres abzustellen (Einschaltung!). Übrigens scheint mir der Beweis für BÜRGERS Annahme, daß sich ein Bewegungstyp *gegen den Willen* des Kranken fortsetzt, nicht gebracht zu sein. Die zweite Gruppe von Beeinträchtigungen besteht in der Unmöglichkeit, zwei bis drei unkomplizierte Bewegungen, die sich gegenseitig nicht stören, entweder wechselnd durcheinander oder in einer Reihenfolge hintereinander auszuführen, oder sie unter Bildung einer Gesamtbewegungsfigur gleichzeitig abzuwickeln. BÜRGER faßt die dabei gemachten Beobachtungen als Störungen im Zusammenfügen von Bewegungen, in der Handhabung von Teilgliedern in bezug auf eine aufbauende Gesamtfigur und im Abbau, in der Zerstückelung einer solchen Gestalt wieder in ihre Teilglieder zurück auf. Bei diesen Versuchen sowie auch bei anderen Leistungen ergaben sich dann, wenn auch seltener, abnorme Synkinesien in dem Sinne, daß eine Bewegung z. B. nur aus einer ganz bestimmten Haltung heraus möglich war oder doch nur unter Mitvollzug einer Bewegung, die nicht aus der Versuchssituation geboren war. Hierbei handelt es sich zum Teil auch um Mitbewegungen, die von vorneherein bestanden und die enge Beziehungen zu den auch sonst bei Kindern, aber auch bei Erwachsenen bemerkbaren Mitbewegungen aufweisen.

aber um sicher nicht demente Patienten, und dann war diese Störung aus der Art der auch sonst nachweisbaren motorischen Beeinträchtigung ableitbar (Parkinsonismus). Man darf aber (bei fehlendem Parkinsonismus) nicht aus dieser Unfähigkeit zur Ausführung nebeneinander herlaufender Bewegungen auf eine striäre Störung schließen, denn dieses Symptom kann ja auch anderweitig bedingt oder doch mitbedingt sein.

Auch die Mitbewegungen sind nicht ohne weiteres striär zu deuten. In dieser Beziehung ist darauf aufmerksam zu machen, daß auch bei Pyramidenstörungen, unter Umständen leichterer Art, eine Unfähigkeit zu Einzelbewegungen resultiert, die eben auf ein zu leichtes Mitansprechen anderer Muskeln zurückzuführen ist. Es ist hier nicht der Ort, näher darauf einzugehen. Erinnert sei nur an das Strümpellsche Phänomen, das besonders bei Pyramidenschädigungen auftritt und auch bei in der motorischen Entwicklung Zurückgebliebenen oder im frühen Kindesalter leicht pyramidal geschädigten Individuen auftritt[1].

Seltener wird von hyperkinetischen Erscheinungen extrapyramidalen Ursprungs berichtet, indes sind Fälle mit choreatiformen Bewegungen z. B. u. a. von Horn beschrieben.

Im großen und ganzen sind nach meiner Überzeugung die heute als „striär" erkennbaren neurologischen Symptome bei der Paralyse selten. Erst recht gilt das von den striären Syndromen wie Parkinsonismus (dessen Einzelsymptome man am meisten bei der Paralyse zu finden und als striäre deuten zu müssen glaubt).

Die Zustände von Bewegungslosigkeit bei Paralytikern sind nur ausnahmsweise striäre Starren. In der Regel ist bei ihrem Zustandekommen die Demenz beteiligt. Auch die Tonusanomalien sind bei Paralytikern sehr schwer zu beurteilen. Unter 100 genau daraufhin untersuchten Fällen fanden sich nur 4, bei denen an Rigor gedacht werden konnte.

Möglicherweise hängt die oft bei Paralytikern zu beobachtende Störung im Spiel der *Mitbewegungen* zum Teil wenigstens mit Ausfällen im striären System zusammen. Am deutlichsten ist dieser Überfluß an Mitbewegungen im Gesicht beim Sprechen, aber auch bei Bewegungen der Extremitäten beobachtet man, namentlich bei erhöhtem Kraftaufwand, oft ein Plus an Mitbewegungen. Es handelt sich hier um ein Symptom, das eine mimische Starre oder überhaupt ein Parkinsonsyndrom ausschließt, so daß sein Vorhandensein gegen diese Art von striären Störungen spricht, wenn der Patient sich auch sonst noch so unbeweglich verhält. Die Bereitschaft zu Mitbewegungen findet sich auch bei der Chorea, und choreiforme Bewegungen sieht man bei der Paralyse nicht so ganz selten; freilich gehören auch hier echte choreatische Bewegungen zu den Ausnahmen. Man muß sich hier vor Verwechslung mit Huntingtonscher Chorea, die sich ja zufällig auch einmal mit einer Tabes kombinieren und so als Paralyse imponieren kann, hüten. Einmal sah ich eine Paralyse mit myoklonischen Zuckungen.

Im großen und ganzen kann man die Erfahrungen mit den aphasischen Störungen auch auf die striären anwenden. Typische Syndrome dieser Art sind ungemein selten, dagegen sieht man gelegentlich Erscheinungen, die entweder als *verwaschene striäre Symptome* aufgefaßt oder als *Teilerscheinung eines extrapyramidalen Symptomenkomplexes* gedeutet werden können. Die Frage, ob man berechtigt ist, eine ganze Reihe von motorischen Eigentümlichkeiten des Paralytikers auf striäre Störungen zu beziehen, wie man das heute oft tun will, ist m. E. noch nicht zu beantworten. Eines kann man aber für die meisten dieser

---

[1] Näheres siehe meine Arbeit „Über eine eigentümliche Form psychischer Entwicklungshemmung mit Beziehung zur Athetose und zur frühkindlichen Motorik. Arch. f. Psychiatr. **75**, 1 (1925).

Symptome schon sagen, daß sie sicher nicht *rein* striär bedingt sind. Mag die Striatumfunktion vielleicht eine gewisse Rolle spielen, die anderen paralytischen Symptome, in erster Linie die Demenz, sind hier nicht wegzudenken.

Das gilt z. B. von den Symptomen, die ich als Erschwerung der „motorischen Auffassung" schon bei der Demenz beschrieben habe, für die Ungeschicklichkeit bei der Untersuchung, für die Unfähigkeit zum Entspannen, vielfach auch für die allgemeine Verlangsamung, die auch in der Regel eine motorische *und* eine psychische Wurzel besitzt. Das gleiche gilt aber auch für eine ganze Reihe der von BÜRGER untersuchten Bewegungsphänomene. Herausgreifen möchte ich hier nur die Störungen des *Rhythmus*. BÜRGER hat bei seinen Paralytikern eine Unmöglichkeit zur rhythmischen taktmäßigen Abwicklung einer Bewegung gefunden. Wenn man sich die von KLAGES und nach ihm von LANGELÜDDEKE gebrauchte Nomenklatur zu eigen macht, so handelt es sich dabei um Störungen des *Taktierens*. Die rhythmische Befähigung beruht sehr wahrscheinlich auf einer Anlage, ein Rhythmus wird nach KLAGES pathisch durch bloße Hingabe erlebt, während der Takt auf einer *aktiven* Tätigkeit beruht. Der Begriff des Taktes ist meiner Ansicht nach aus praktischen Bedürfnissen heraus entstanden, er ist u. a. ein Behelf für den rhythmisch weniger Begabten; diesem kann mit Hilfe des Taktes der Rhythmus, für den er kein Organ hat, verstandesmäßig beigebracht werden; hierin liegt gewissermaßen eine Übersetzung des Rhythmus ins Intellektuelle[1]. Für die hier interessierende Frage ergibt sich daraus, daß bei Verwertung von Taktversuchen bei Paralytikern die rhythmischen Fähigkeiten aus gesunder Zeit bekannt sein sollten; sind diese nicht sehr groß, so spielt bei der Einhaltung eines Taktes die Intelligenz zweifellos eine Rolle, und die Unfähigkeit des Takthaltens kann nicht ohne weiteres mit striären Ausfällen in Zusammenhang gebracht werden. Auch die allerdings nicht zahlreichen Versuche LANGELÜDDEKES mit Paralytikern sprechen in diesem Sinne. LANGELÜDDEKE fand bei einem rhythmisch nicht unbegabten vorgeschrittenen Fall Unregelmäßigkeiten sowohl in den Höhen wie in den Längen der einzelnen Ausschläge. Er hält die Konzentrationsunfähigkeit der Paralytiker hierbei für ausschlaggebend. Ich glaube, daß man alle diese manchmal etwas schwer faßbaren Nebensymptome bei der Paralyse nicht einseitig erklären darf. Die Tatsache, daß sie sich im Motorischen abspielen, kann allein nicht für eine neurologische Fundierung maßgebend sein; in ihrer Ursachenreihe sind auch psychische Momente vertreten, und man muß sich darüber klar sein, daß die Demenz oder, allgemeiner gesagt, die Persönlichkeitsveränderung des Paralytikers nicht nur bei dahin gerichteten Untersuchungen, sondern in allen seinen Entäußerungen zutage tritt.

Das gilt auch für die paralytische *Sprachstörung*, die diagnostisch eines der wichtigsten Symptome ist. Wenn man von aphasischen Erscheinungen absieht, so fehlen Sprachstörungen bei der Paralyse nur in wenig mehr als 6 % unseres auch sehr viele beginnende Fälle enthaltenden Materials. Die paralytische Sprachstörung ist durchaus nichts Einheitliches. Einmal kennt man mehrere Formen einer Spracherschwerung, die in dieser Art eigentlich nur bei Paralyse vorkommen, außerdem treten in diesen Sprachstörungen die verschiedenartigsten Störungen hervor. So enthält das typisch paralytische Silbenstolpern nicht nur corticale Komponenten, sondern wohl auch striäre und meist cerebellare; daneben sind auch psychische Einflüsse nicht zu verkennen. Man merkt das geschädigte Konzentrationsvermögen, die herabgesetzte Auffassungs- und Merk-

---

[1] Näheres in meinem Aufsatz „Rhythmus" in BIRNBAUMS Handwörterbuch d. med. Psychol.

fähigkeit. Neuerdings hat Stockert in einer mehr allgemein gehaltenen Studie, aus der auch vieles für die paralytische Sprachstörung gewonnen werden kann, gerade auf die psychopathologischen Vorbedingungen des Sprachabbaus hingewiesen. Bei der Spontansprache des Paralytikers fehlt die gewohnte Melodie, unter Umständen klingt seine Sprache monoton; während man bis jetzt hier wohl meist eine zu uncharakteristische oder zu schwache Innervation der Sprech- und Stimmuskeln verantwortlich gemacht und allenfalls noch die Indolenz der Paralytiker als Erklärung mit herangezogen hat, zeigt Stockert, daß zum Zustandekommen der richtigen Sprachmelodie der Betreffende den Verlauf des Gedankengangs über das gesprochene Wort hinaus übersehen und imstande sein muß, seinen eigenen Worten in der Satzkonstruktion vorauszueilen, um auch den Gefühlswert des einzelnen Wortes urteilsmäßig zu erfassen. Stockert sieht hierin m. E. mit Recht hochdifferenzierte, corticale Leistungen, die bei diffuser Rindenschädigung gestört sein werden, wie man es ja in der Tat bei Paralyse beobachtet. Dabei kann das Eintönige zum Beispiel durch gelegentliches Skandieren zwar unterbrochen, aber nicht beseitigt werden. Diese Monotonie wird oft durch innervatorische Fehler besonders deutlich. Hierher gehört der eigentümlich hohle oder auch dröhnende Klang der Stimme und die oft im Anfang des Leidens schon bemerkbare Verlangsamung der Sprache, die in manchem an die cerebellare Bradyphasie erinnert. In weiter vorgerückten Zuständen findet man beim spontansprechenden Paralytiker oftmals Iterationstendenzen, die Stockert damit erklärt, daß ein Mißverhältnis zwischen Sprachantrieb und Ideenproduktion besteht, und schließlich verliert die Sprache, wenn man ihre Darstellungsfunktion ins Auge faßt, im Endzustand völlig jeden Bedeutungswert (Stockert). Wie Stockert weiter darlegt, tritt bei diesem Spontansprechen die dysarthrische Sprachstörung weniger in den Vordergrund als die agrammatische Komponente, die dadurch entsteht, daß die Einheit der Satzkonstruktion nicht mehr überblickt wird.

Aber auch bei der Dysarthrie, die vor allem beim Nachsprechen schwieriger Worte zutage tritt, lassen sich psychische Komponenten herausschälen. Stockert betont dabei eine Auffassungsstörung, die auf eine Behinderung des Gestalterlebens zurückzuführen ist. „Die phonetische und artikulatorische Einheit wird in ihrer Vielgestaltigkeit nicht mehr als Ganzes erfaßt, und so kommt es zu Umstellungen und Wiederholungen, zu Verschmelzungen und Auslassungen ohne richtige Wertung.“ Neben dieser von Stockert hervorgehobenen Auffassungsstörung, die im Prinzip der von mir oben geschilderten Beeinträchtigung der motorischen Auffassung ähnlich zu sein scheint, möchte ich auch noch Merkausfälle, Aufmerksamkeitsstörungen, insbesondere eine Konzentrationsschwäche und auch die Indolenz als mitwirkende Faktoren beim Zustandekommen der Sprachstörung anführen.

Selbstverständlich entbehrt die Sprachstörung auch nicht einer neurologischen Fundierung; diese ist aber ebenfalls *nicht* nur aus *einem* motorischen Gebiet abzuleiten, sondern alle drei Gebiete sind beteiligt. Von den cerebellaren Einflüssen habe ich schon gesprochen; sie sind wohl für die Verlangsamung und den oft dröhnend hohlen Klang der Sprache verantwortlich zu machen. Horn weist weiter auf den cortical-apraktischen Charakter der Paralytikersprache hin, und schließlich dürften die Sprachanomalien auch vielleicht zum Teil von striären Läsionen abhängig sein. Insbesondere betont Bürger, er habe keine Paralytiker mit deutlichem Schmieren und Stolpern gefunden, bei denen nicht auch andere von ihm als „striär“ aufgefaßte motorische Erscheinungen vorkamen. Steck erwähnt das häufige Zusammentreffen von schwerer Sprachstörung mit Starrheit.

Wenn auch die Paralytiker zumeist (Ausnahmen kommen vor!) keinen rechten Begriff von ihrer Sprachstörung und deren Bedeutung haben, so empfinden sie doch oft eine Spracherschwerung und machen wenigstens gelegentlich den Versuch einer Kompensation. Durch derartige Versuche, vor allem durch die besonders auf den gestörten Sprechakt gerichtete Aufmerksamkeit, kann unter Umständen ein Stottern entstehen, namentlich wenn, wie STOCKERT es beschreibt, der betreffende Kranke schon in der Jugend gestottert hat und in seinem Sprachmechanismus eine besondere Empfindlichkeit aufweist. Außerdem führt die Beeinträchtigung des Sprechens oft zu Mitbewegungen der Extremitäten, des Kopfes und ganz besonders häufig der Gesichtsmuskulatur. Die Stirn wird hochgezogen oder gerunzelt, der Mund unnötig weit geöffnet, die Lippen ungleichmäßig und oft zu stark inerviert; oft macht der Kopf ruckartige Bewegungen, ja der ganze Körper strengt sich sichtlich an, um ein schwieriges Wort zu reproduzieren. Diese vielleicht zum Teil durch übermäßige oder falsch dosierte Anstrengungen ausgelösten Mitbewegungen im Bereich der beim Sprechen unmittelbar beteiligten Muskeln können ihrerseits wieder verschlechternd auf den Sprechakt einwirken. Jedenfalls sind derartige Mitbewegungen beim Sprechen ungemein kennzeichnend für eine Paralyse.

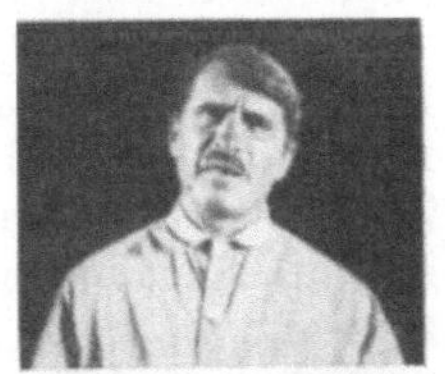
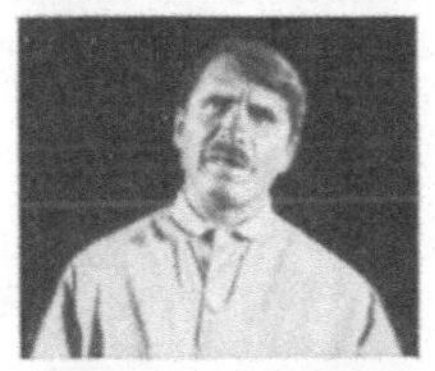
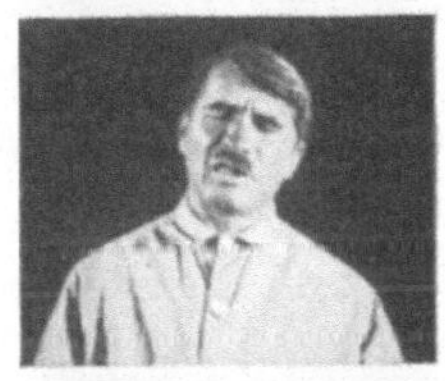
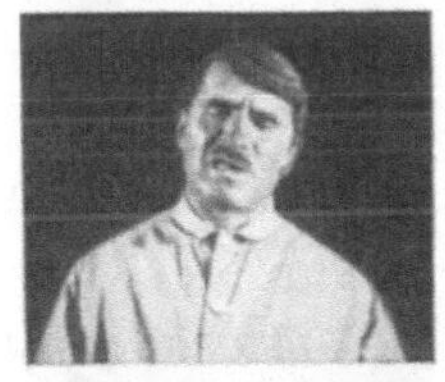
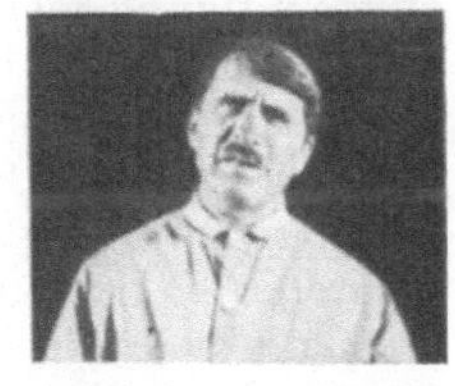

Da die Beteiligung der verschiedenen für die Entstehung der Spracherschwerung in Betracht kommenden Faktoren naturgemäß nicht immer gleichartig und nicht jedesmal gleich stark ist, so muß die paralytische Sprachstörung als Ganzes betrachtet mannigfache Typen aufweisen, ja sie kann auch beim einzelnen Kranken, je nach dem vorliegenden Stadium, ganz verschieden sein. Gewöhnlich bemerkt man zunächst eine Verlangsamung, die vielleicht zum Teil auch durch eine vom Kranken selbst bemerkte Unsicherheit mit bedingt sein kann; im übrigen vibriert die Stimme, und die Tongebung läßt die gewohnte Kraft und Sicherheit vermissen, während man die Artikulationsschwäche zunächst nur an der besonderen Vorsicht bemerkt, mit der an etwas schwierige Lautverbindungen herangegangen wird. Alle diese Erscheinungen treten in der Ermüdung stärker auf; dabei beobachtet man ein Müdewerden schon nach kurzem Vorlesen. Im weiteren Verlauf bemerkt man ein Schleifen von einer Silbe zur anderen; gerade die die einzelnen Silben trennenden Konsonanten werden undeutlicher, verschmiert ausgesprochen und schließlich ganz weggelassen. Auch ganze Silben werden übergangen, verschluckt gewissermaßen,

Abb. 9. Laufbildausschnitt: Paralytiker beim Versuch, ein Testwort auszusprechen. Asymmetrie der Facialisinnervation, der Kopf wird zur Seite geneigt, die Stirn gerunzelt und die Augen geschlossen.

andere wieder werden zusammengezogen (Kontaminationen), und zuweilen kommt es zur Verdoppelung oder mehrfachen Wiederholung einzelner Silben, ganz ähnlich wie man es bei der Alzheimerschen Krankheit als Logoklonie beschrieben hat; um etwas Ähnliches handelt es sich wohl bei der von PADOVANI mitgeteilten palilalieähnlichen Sprachstörung.

Namentlich bei längeren Wortbeispielen wird oft die Reihenfolge der Silben verwechselt, perseveratorische Tendenzen machen sich bei der Reproduktion bemerkbar. All diese im wesentlichen in der Artikulation zum Ausdruck kommenden Erscheinungen weist man am besten und raschesten durch bestimmte Probeworte nach, die einmal einige artikulatorische Schwierigkeiten zeigen, dann aber auch gewisse Ansprüche an Merkfähigkeit, Auffassung und Konzentration stellen, wenn die Reihenfolge der Silben richtig sein soll. Am zweckmäßigsten ist wohl immer noch das alte Beispiel „dritte reitende Artilleriebrigade". Eine gewisse Gewandtheit im Aussprechen der stimmhaften Konsonanten erfordern die Probeworte „Liebe Lilli Lehmann" oder „Flanelllappen", während „Hottentottendorf", „Elektrizitätsgesellschaft" und „Donaudampfschiffschleppschiffahrt" usw. mehr die Aussprache der stimmlosen Konsonanten berücksichtigen. Es bestehen naturgemäß auch prämorbide Verschiedenheiten in der Fähigkeit, gut zu artikulieren. Je nach dem wird man in den

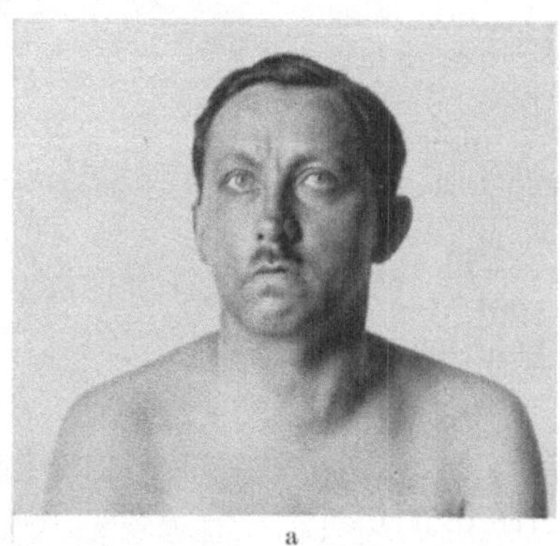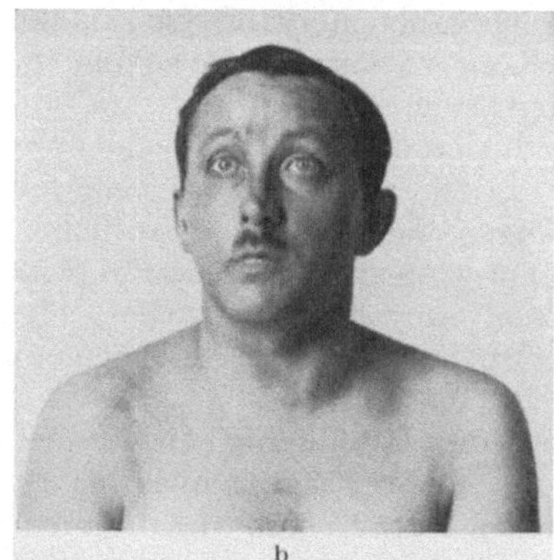

Abb. 10a u. b. Paralyse im Beginn; beim Sprechen (b) bemerkt man sehr charakteristische Mitbewegungen der Stirnmuskulatur.

gebotenen Beispielen variieren; bei sehr Sprachgewandten wird man eine Beeinträchtigung vielleicht erst bei ganz schwierigen Wortfolgen, wie „Meßwechsel — Wachsmaske" herausfinden; bei allen ist aber zu bedenken, daß auch der Gesunde, sei es aus Aufregung oder infolge mangelnder sprachlicher Gewandtheit, gelegentlich Fehler macht. Es ist in dieser Beziehung ähnlich wie bei der Intelligenzprüfung. Ein Ausfall kann bei dem einen bedenklich erscheinen, während er bei einem anderen keine Bedeutung zu haben braucht. Es kommt auch oft nicht so sehr darauf an, *daß* versagt wird, sondern charakteristischer ist, *wie* dieses Versagen sich äußert. Oft spricht ein Schlechterwerden der Sprachleistung bei der Wiederholung für eine paralytische Störung, während die sprachlichen Entgleisungen eines Gesunden meist bei weiteren Versuchen besser werden.

Die Art der paralytischen Wortverstümmelung ist schriftlich schwer wiederzugeben; indes seien einige kennzeichnende Beispiele mitgeteilt:

Drittende reizende Gardezitrade,

Pfuschige schleimige Fellschischwasche,

Schellschiffschlosche,

Schuppige geschleimgeschlefschlosse,

Drittende Atlibigarde,

Fánelappen.

Häufig bemerkt man Silben- oder Buchstabenwiederholungen:

Drittete Artillelleriebrigade,

Rei ... Reitende Artertellartitilleriebrigade.

Zuweilen kann man beobachten, daß die Kranken, nachdem sie sich etwas mit der Aufgabe abgemüht haben, sie als unausführbar betrachten und schließ-

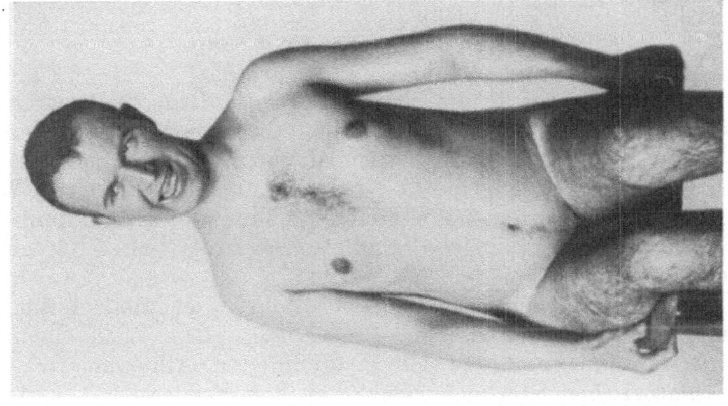
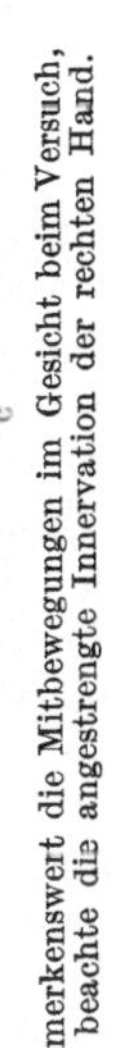
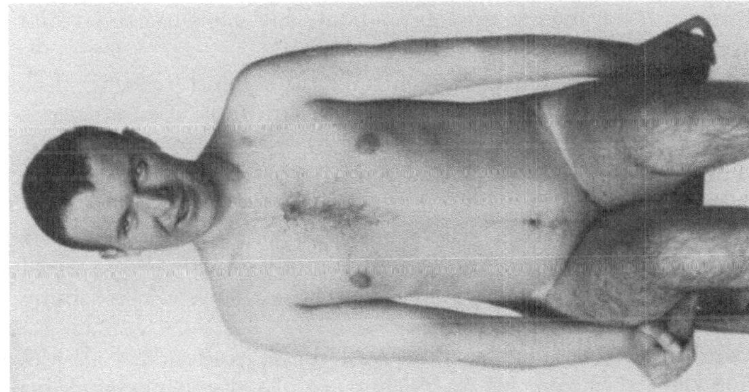
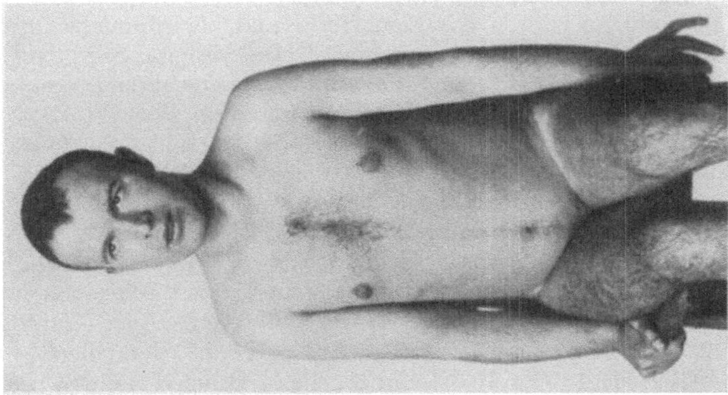

Abb. 11a bis c. Juvenile Paralyse mit schwerer artikulatorischer Sprachstörung; bemerkenswert die Mitbewegungen im Gesicht beim Versuch, ein Testwort auszusprechen; aber auch der ganze Oberkörper arbeitet mit, man beachte die angestrengte Innervation der rechten Hand.

lich mit paralytischer Gleichgültigkeit zu einem anderen bequemeren Wort übergehen:

Schupp sug schuppisch, sch, sch ... schellische schellische, schell ... Schellfischfabrik.

Endlich hört man unter Umständen Kontaminationen aus verschiedenen

Probeworten, wie „Schellschiffahrtsbrigade" und ähnliches. Ein typisches Beispiel mit perseveratorischer Tendenz ist folgendes:

    Flanellappen: Alle Alle lappen,

    Artilleriebrigade: Artollerielappen,

         ,,   Lapolelieatade,

         ,,   Artollerieplattade.

Die Beeinträchtigung des Stimmklangs und vor allem der Sprachmelodie tritt besser beim Spontansprechen zutage, allenfalls auch beim Vorlesen.

Im Endstadium bringt es der Paralytiker oft nur zu einem amorphen Lallen, dem allenfalls noch am Ton angemerkt werden kann, ob damit etwa Wünsche geäußert werden sollen. Gerade im letzten Abschnitt der Erkrankung kommt gelegentlich auch der pseudobulbäre Charakter der paralytischen Sprachstörung deutlicher heraus.

Zu berücksichtigen ist noch, daß auch aphasische Erscheinungen die Sprache des Paralytikers komplizieren können. Gewöhnlich pflegt nach einem Anfall z. B. das Aphasische für eine kurze Zeit zu dominieren. Allmählich treten dann aber die artikulatorischen Störungen wieder in den Vordergrund, und schließlich kann man aphasische Ausfälle nicht mehr oder nur noch in ganz verwaschener Form nachweisen; aber das zurückgebliebene Silbenstolpern ist dann meist sehr viel weiter fortgeschritten als vor dem Anfall.

Auf eine ähnliche Kombination psychischer und neurologischer Faktoren ist auch die *Schriftstörung* der Paralytiker zurückzuführen. Bei längeren Schriftstücken, Briefen usw. kommt zunächst einmal die ganze Inhaltlosigkeit zum Ausdruck; wenn es sich nicht um Wünsche nach Nahrungsmitteln, Bitte abgeholt zu werden oder ähnliches handelt, pflegt der Brief oft nichts als leere Worte zu enthalten, die einfach wiederholt werden, um die Seiten zu füllen. Noch charakteristischer sind aber die Störungen der Schrift selbst. Auslassungen von Buchstaben, ja Silben sind in der Regel die ersten Zeichen; Verstellung, Wiederholung von Lautzeichen, Einflicken unnötiger Striche oder ganzer Buchstaben folgen dann bald, und zwar meist ohne daß die Kranken ihre Fehler merken oder doch Wert darauf legten, sie zu verbessern. In der Einzelausführung sieht man Unsicherheiten, die meist auf eine von Tremor begleitete Schwäche zurückzuführen sind. Die Verteilung von Haar- und Grundstrich wird unregelmäßig, ausfahrende Bewegungen stören das Schriftbild und verstümmeln zuweilen die Schriftzeichen. Die glatte, „ausgeschriebene" Hand des im Schreiben geübten Erwachsenen läßt freilich oft genug das ursprüngliche Buchstabenbild auch nicht mehr erkennen, aber hier bemerkt man das Charakteristische und vor allem den im Prinzip stets gleichen Ansatz, man sieht die Veränderungen entstanden durch einen gewiß individuell verschiedenen, aber doch in seinen Gesetzmäßigkeiten unverkennbaren Verkürzungsvorgang, dessen Ausmaß auch von dem jeweiligen Tempo des Schreibenden abhängt. Beim Paralytiker fehlt zunächst einmal der Schwung, das Fließende der Schrift; der rasche Wechsel von Innervation und Entspannung, wie er zum flotten Schreiben notwendig ist, läßt sich hier nicht in normaler Weise vollziehen. Auch Taktstörungen beobachtet man insofern, als das Gewicht oft auf dem nach oben gezogenen Haarstrich liegt. Durch die unnatürliche Druckverteilung wird leicht ein Spritzen oder Festhaken der Feder hervorgerufen, die Schrift wird klecksig und verschmiert. Mit diesen innervatorischen Störungen mag es auch zusammenhängen, daß die Buchstaben so verschieden groß ausfallen. Nach Czermaks Beobachtungen wechselt am häufigsten das Größenverhältnis der einzelnen Kurzbuchstaben zueinander; die Größen verhielten sich in einem Worte wie 1:2 oder gar 1:3 und 4. Bisweilen waren die langen Buchstaben so klein ge-

raten, daß sie von den Kurzbuchstaben an Größe übertroffen wurden (Abb. 14).
Zu ähnlichen Unregelmäßigkeiten kommt es im Zeilenabstand und in der Zeilen-

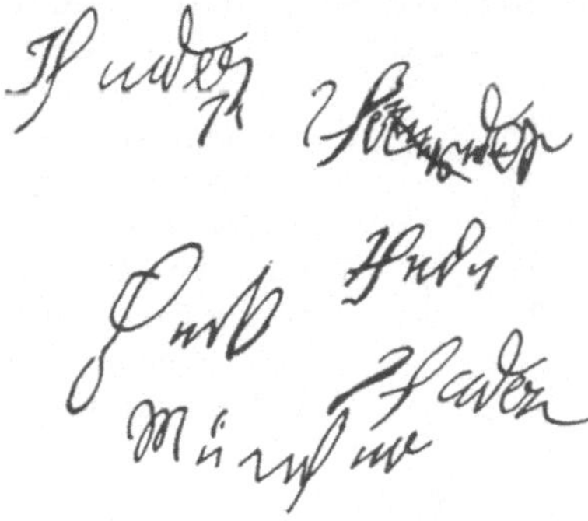

Abb. 12. Schriftprobe[1]. Unregelmäßigkeit der Zeilenführung, Auslassungen.
Trotz relativ deutlicher Buchstaben sind die Worte z. T. unleserlich.

führung; Worte aus untereinanderstehenden Zeilen können ineinandergeraten,
die Linien laufen konvex oder konkav, sie divergieren oder geraten zusammen;

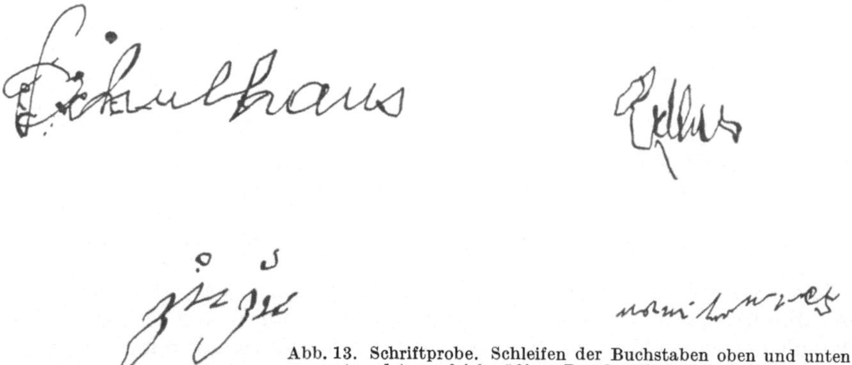

Abb. 13. Schriftprobe. Schleifen der Buchstaben oben und unten
entrundet, ungleichmäßiger Druck, Kleckse und Spritzer.

man sieht auch gelegentlich fast senkrechte Zeilenführung, die wohl meist aus
einer Neigung zu ansteigender Zeilenrichtung sich entwickelt, aber gelegentlich

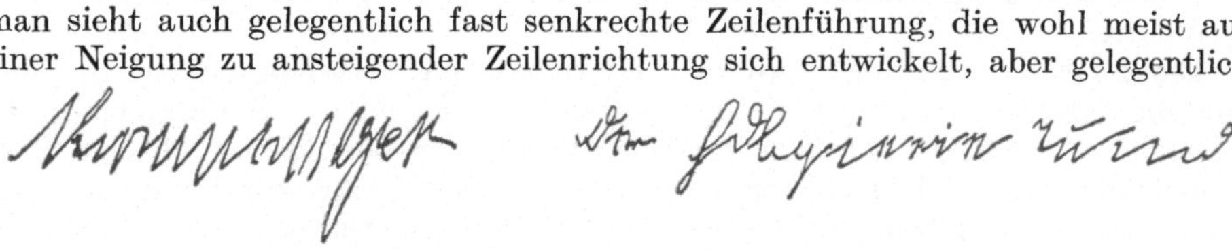

Abb. 14. Schriftprobe. Auslassungen und falsche Buchstaben.

auch durch ungeschickte Manipulationen der linken Hand mit bedingt sein kann
(Abb. 15). Übrigens sieht man die Zeilen auch zuweilen wieder umbiegen. Es

---

[1] Diese und ein Teil der folgenden Schriftproben stammen aus der Dissertation von
CZERMAK.

besteht ferner keinerlei System in der Anordnung auf der Seite oder Zeile. Unbekümmert um die Länge des vorgenommenen Schreibens wird mitten oder gar unten auf der Seite angefangen, um dann, wenn das Blatt zu Ende ist, oben weiterzufahren und schließlich in die anfangs geschriebenen Zeilen hineinzugeraten. Auch das Verhältnis von Schriftgröße zu dem zur Verfügung stehenden Raum wird nicht beachtet. Für einen kleinen Briefumschlag benutzen die Kranken Buchstaben von einer Größe, daß die Adresse auf der Rückseite fortgesetzt werden muß. Kraepelin berichtet von einem Fall, der an mehrere Personen auf einem und demselben Blatte geschrieben

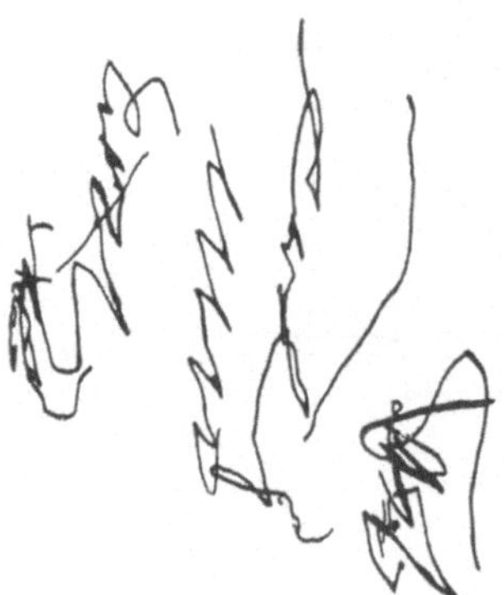

Abb. 15. Schriftprobe.
Zeilen fast senkrecht.

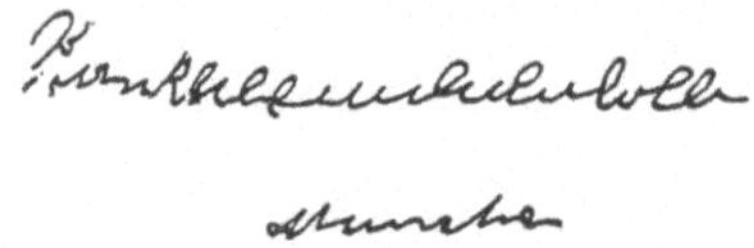

Abb. 16. Schriftprobe. Unleserliche
Buchstaben, Hebung der Zeilen.

hat. Das Papier wird wenig sorgfältig behandelt, es zerknittert, weist Unsauberkeiten, Kleckse, unter Umständen Löcher von der Feder usw. auf.

In schweren Fällen sind die Worte nicht mehr zu lesen. Auch wenn man gelegentlich einzelne Buchstaben als solche erkennen kann, so erscheint eine Zusammensetzung zum Wort unmöglich. Man wird daraus schließen dürfen,

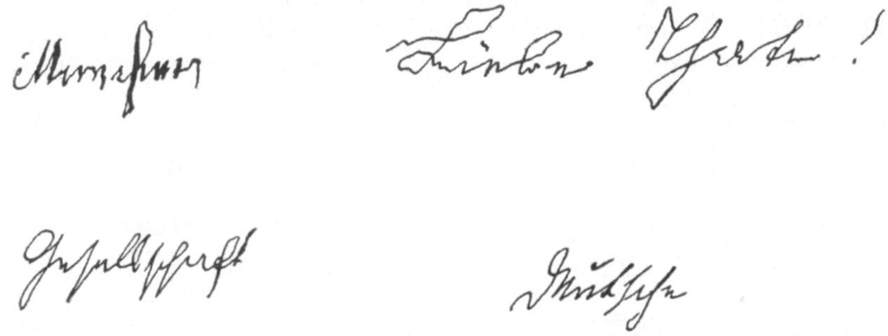

Abb. 17. Schriftprobe. Einknickungen an den Buchstaben besonders deutlich rechts oben.

daß dem Paralytiker auch das Wortbild nicht geläufig war, daß er überhaupt nicht inhaltsgemäß zu schreiben vermochte, sondern buchstabierend etwas niederzulegen versuchte und dann wegen Unaufmerksamkeit oder Merkschwäche nicht mehr wußte, worauf es ankam und so lediglich leere Buchstaben aneinanderreihte.

Die formalen Störungen an den Schriftzeichen bestehen einmal in Entrundung der Schleifen, an den längeren Buchstaben finden sich Einknickungen, bei anderen Buchstaben fehlen Teile (Abb. 17) oder sie zeigen auch eine Verschmelzung mit den benachbarten Buchstaben. Der Winkel zur Linie ist selbst in einem und demselben Wort verschieden; der eine Buchstabe sieht nach rechts, der andere nach links, wieder andere liegen fast wagrecht.

Über den Vorgang des Schreibens beim Paralytiker hat Meggendorfer vermittels der Kraepelinschen Schriftwage Untersuchungen vorgenommen und festgestellt, daß hier alle Gesetzmäßigkeiten, die die Schrift des Gesunden zeigt, sich verwischen.

Meist tangiert den Paralytiker dieses Versagen beim Schreiben wenig. Macht man die Kranken auf derartige Mängel aufmerksam, so erfolgen die üblichen

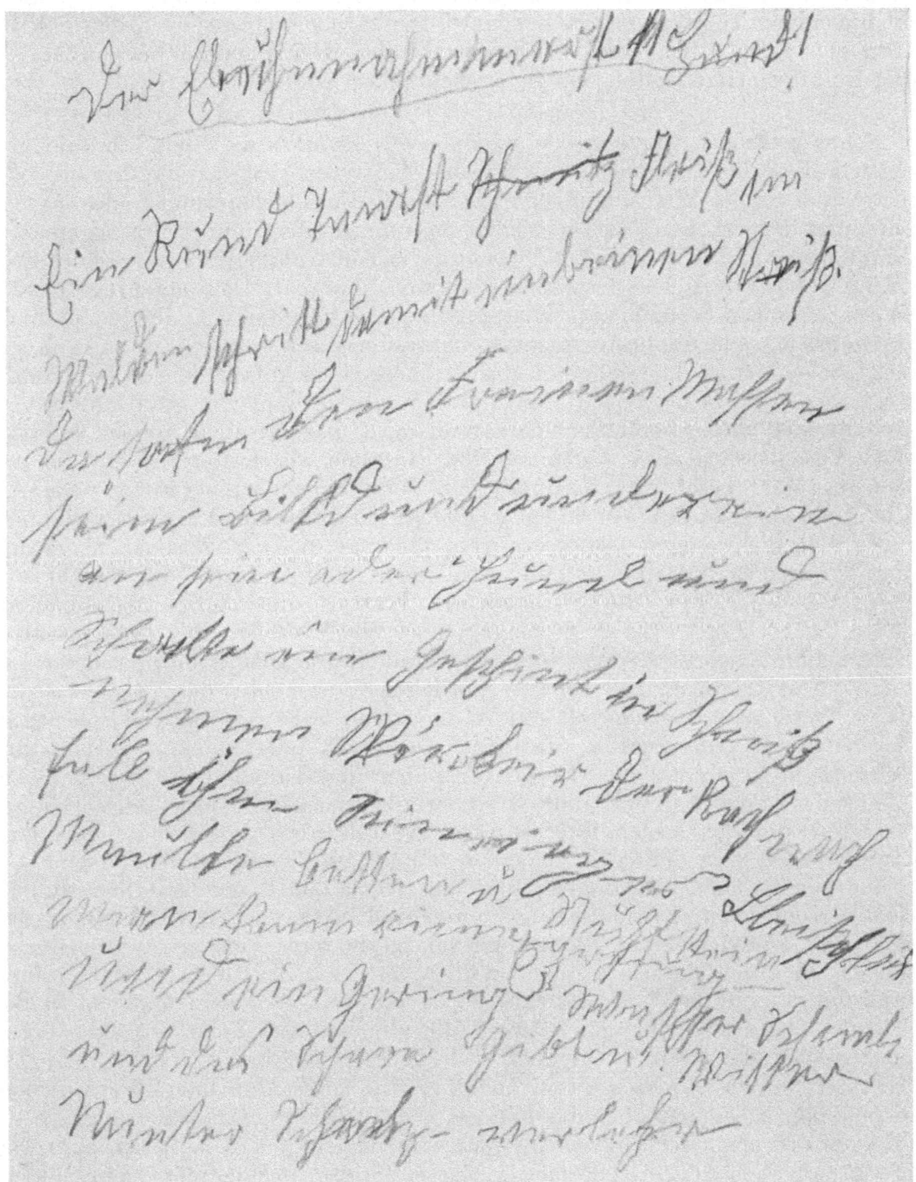

Abb. 18. Schriftprobe. Divergenz der Zeilen, Auslassungen, unregelmäßiger Druck, Unsicherheit; außerdem agraphische Störungen.

Ausreden, die Brille passe nicht; früher sei das besser gegangen; er brauche nicht zu schreiben, das tue die Frau usw. Die Fehler bemerken sie selbst nicht während des Schreibens, und auf den Gedanken, das Geschriebene noch einmal durchzulesen, kommen sie nicht. So findet man im allgemeinen wenig Korrekturen in Schreiben der Paralytiker; fast nur dann, wenn ein Buchstabe von vornherein mißglückt ist, fangen sie von neuem an.

Ebenso wie die Sprache durch aphasische Erscheinungen unter Umständen ein besonderes Gepräge erhalten konnte, so machen sich auch bei den Schriftstörungen gelegentlich para- oder agraphische Komponenten bemerkbar, die aber im allgemeinen selten rein herauszuarbeiten sind.

Schon mehrfach war von den *paralytischen Anfällen* die Rede. Sie bilden in vielen Fällen den Ausgangspunkt für das Auftreten gröberer motorischer oder hirnpathologischer Erscheinungen; aber auch Verschlechterungen des psychischen und körperlichen Zustandes sieht man danach fast immer. Im allgemeinen nimmt man an, daß es sich bei den paralytischen Anfällen um eine akute Steigerung des paralytischen Krankheitsvorganges handelt. Dem entsprechen auch die anatomischen Befunde (vgl. anatomischer Teil von JAHNEL), die jedoch nicht so regelmäßig und qualitativ nicht so charakteristisch sind, daß man etwa aus dem Leichenbefund mit Sicherheit die Diagnose eines Anfallstodes stellen könnte (SPIELMEYER). JAKOBS Begriff der Anfallsparalysen wird von SPIELMEYER vom anatomischen Standpunkt abgelehnt, und m. E. besteht auch für den Kliniker keine Veranlassung, das Auftreten von Anfällen als Kriterium für die Abgrenzung einer besonderen Gruppe oder Verlaufsform zu verwerten. Die Anfälle kommen nämlich bei allen möglichen Formen der Paralyse vor; man würde also die wenigen Gruppierungen, die man bei der Paralyse überhaupt vom klinischen Standpunkt aus vornehmen kann, durch die Einführung einer Anfallsparalyse, die die anderen Formen notwendig überschneiden müßte, nur beeinträchtigen. Bezeichnet man alle Paralysen mit Anfällen überhaupt als Anfallsparalysen, so würde, da Anfälle in irgendeiner Form sehr oft auftreten, diese Gruppe einen sehr wesentlichen Prozentsatz der Paralysen umfassen. Wenn man dagegen mit JAKOB diejenigen Fälle Anfallsparalysen nennt, die sich durch viele Anfälle, Statustod oder stark progredienten Verlauf auszeichnen, so ist einmal die Grenze gegenüber den Kranken mit wenigen Anfällen schwer zu ziehen und andererseits erfaßt man damit einen Teil derjenigen Paralysen, die sich wegen ihres rapiden Ablaufs als galoppierende Paralysen herausheben lassen, ohne daß bei ihnen immer Anfälle eine Rolle spielen.

Die statistischen Erhebungen über das Vorkommen von Anfällen sind zu recht verschiedenen Ergebnissen gekommen: JUNIUS und ARNDT meinen, daß annähernd Dreiviertel der Paralytiker im Laufe ihres Leidens Anfälle durchmachen; in ihrem Material kamen sie in ca. 53% vor. Die höchsten Zahlen fand OBERSTEINER mit 90%, KRAEPELIN 60%; KRÜGER teilt sein Material in das laufende Kliniksmaterial und in die Fälle, die bis zum Tode verfolgt werden konnten; bei den ersteren ergaben sich 58,4%, bei den letzteren 75%. Die niedersten Zahlen teilt RAECKE mit, nämlich 34,5%. Zu ähnlichen Ziffern komme ich bei einer Übersicht über das Material von 2 Jahren. Daß die Zahlen so divergieren, ist nicht verwunderlich, wenn man bedenkt, daß man sich zum Teil auf die Angaben der Angehörigen verlassen muß, die über die Vorgeschichte berichten. Vor allem hängen die großen Differenzen aber ab von der Beantwortung der Frage, was man unter einem paralytischen Anfall verstehen will. Man unterscheidet im allgemeinen apoplektiforme und epileptische Anfälle. Diese werden beide unbestritten zu den paralytischen Anfällen gerechnet. Dagegen erscheint mir die Einbeziehung der psychischen paralytischen Anfälle, von denen als erster NEISSER gesprochen hat, nicht so ohne weiteres gerechtfertigt. Gewiß, wenn man anfallsweise auftretende Benommenheitszustände, die den Ausgangspunkt von Verschlechterungen auf psychischem Gebiet bilden, darunter verstehen will, so braucht man keine Bedenken zu haben, auch hier von paralytischen Anfällen zu reden. Dagegen halte ich es nicht für zweckmäßig, anfallsweise auftretende, zeitlich begrenzte psychische Syndrome mit oder ohne körperliche Begleiterscheinungen hierher zu rechnen, wie es z. B. KRÜGER tut. Insbesondere sehe ich keine Veranlassung, die akuten Erregungszustände bei Paralyse, die deliranten Episoden, katatonen Hyperkinesen usw. als solche Anfälle zu bezeichnen. Der Umstand, daß auch diese Zustände mit einer akuten Exacerbation des Krankheitsprozesses zusammenhängen können, genügt m. E. nicht, um hier von einem Anfall zu reden; nach meiner Ansicht schafft man mit einer solchen Einbeziehung nur Unklarheit darüber, was unter Anfall verstanden werden soll, und ich meine, daß zu einem Anfall auch etwas neurologisch Faßbares gehört[1]. Der Umstand, daß man im Einzelfall zweifeln kann, ob man von Anfall sprechen soll oder nicht, darf bei der allgemeinen Zuordnung nicht maßgebend sein, und Fälle, die an der Grenze stehen, muß es immer geben; das wird dadurch nicht anders, daß man die Grenzen erweitert.

Die apoplektiformen paralytischen Anfälle treten meist ohne besondere Vorboten auf. Schlagartig kommt es zu einer tiefen Bewußtlosigkeit, die sich zunächst in nichts von den arteriosklerotischen Insulten unterscheidet. Die Bewußtlosigkeit dauert selten länger als 2—3 Stunden und nach ihrem Abklingen bemerkt man eine Lähmung oder einen anderen hirnpathologischen Ausfall. Am häufigsten sieht man Aphasien oder Lähmungen einer oberen Extremität mit Facialisparese zurückbleiben. Vollständige Hemiplegien sind verhältnismäßig selten. Wie oft bei akuten cerebralen Insulten sind die Lähmungen trotz ihres zentralen Charakters zunächst schlaff. Da aber die Folgeerscheinungen der paralytischen Anfälle meist sehr rasch zurückgehen, so kommt es zuweilen gar nicht, wenigstens nicht beim ersten derartigen Anfall, zur Entwicklung von Spasmen. Babinski ist dagegen oft auf der betroffenen Seite nachweisbar. Meist nach 1 bis 2 Tagen, unter Umständen auch schon nach mehreren Stunden, sind alle gröberen Ausfallserscheinungen beseitigt; jedoch wird man mit feineren Methoden oft auch noch nach einiger Zeit leichte motorische Beeinträchtigungen auf der befallenen Seite finden. Eine Aphasie geht dann ohne scharfe Grenze in eine artikulatorische Sprachstörung über, resp. verstärkt eine bereits vorher vorhandene.

In manchen Fällen ist die Bewußtseinsstörung nicht so ausgesprochen; unter Umständen setzt bei völlig klarem Bewußtsein eine Lähmung ein, die dann vielleicht noch etwas fortschreitet, bevor sie sich zurückbildet. Am häufigsten beobachtet man einen ohne Nebenerscheinungen auftretenden Sprachverlust. Die Betroffenen können entweder gar nicht oder nur lallend sprechen. Erstaunlich ist, daß sich der Kranke unter Umständen dadurch weiter gar nicht beeinträchtigen läßt. Ich beobachtete einmal einen paralytischen Friseur, der während seiner Tätigkeit im Laden einen solchen Anfall bekam, die Kunden mit grob lallenden unartikulierten Lauten begrüßte, aber ruhig in seiner Arbeit fortfuhr. Hier war der paralytische Prozeß schon eine Zeitlang im Gange gewesen und hatte bereits zu einer erheblichen Einsichtslosigkeit geführt. Bei den Anfällen ohne völligen Bewußtseinsverlust wird zuweilen auch über Parästhesien geklagt; hier hat man auch Gelegenheit, auf sensible Ausfälle zu fahnden, die wenigstens in vereinzelten Fällen vorkommen. Außer den Aphasien sieht man dann auch Hemianopsie, Alexie, Agraphie usw. KRÜGER berichtet über plötzliche Harnverhaltung und Geschmacksparästhesien als vorübergehende Anfallsfolgen. Wahrscheinlich wird man einfache kollapsartige Zustände, Ohnmachtsanfälle,

---

[1] Ähnliches gilt ja auch von den Anfällen bei der Schizophrenie, die KRAEPELIN in 16—19% der Fälle, wohl auch nur bei sehr weiter Fassung des Begriffs „Anfall", gesehen hat.

Schwindelerscheinungen usw., wie sie im Laufe der Paralyse recht oft vorkommen, ebenfalls als leichte Anfälle bezeichnen dürfen, auch wenn keine Folgeerscheinungen zurückbleiben.

Apoplektiforme Anfälle können in jedem Stadium der Paralyse auftreten,
zuweilen sind sie bei vorgeschrittenen Fällen die unmittelbare Todesursache.
Nicht selten ist aber ein derartiger Anfall das erste alarmierende Symptom
der Paralyse überhaupt. Meist bleibt es nicht bei einem Insult, sondern die Anfälle wiederholen sich und nehmen dabei unter Umständen an Stärke zu, etwa
so, daß anfangs ein Schwindelanfall, dann ein Anfall mit Lähmung ohne Bewußtseinsverlust auftritt und schließlich ein schwerer Insult mit Koma erhebliche Erscheinungen zurückläßt. Wenn die groben neurologischen Ausfallserscheinungen auch meist rasch abklingen, so merkt man die allgemeine Verschlechterung, die ein solcher Insult mit sich bringt, doch fast immer an der
Verschlimmerung des psychischen, oft auch des körperlichen Zustandes.

Die apoplektiformen Anfälle können zuweilen von krampfartigen Erscheinungen begleitet oder gefolgt sein. Solche Zustände bilden die Grenze zwischen den
apoplektiformen und den epileptischen paralytischen Anfällen. Lähmungen bleiben
auch hier oft für kurze Zeit zurück. Die epileptischen Zustände brauchen sich in
nichts von den generalisierten Paroxysmen der genuinen Epilepsie zu unterscheiden; Zungenbiß, Urinverlust und ähnliche Erscheinungen sehen wir auch
beim Paralytiker. Die Krämpfe sind typisch klonisch-tonischer Art. Auch eine
Aura kann unter Umständen vorausgehen. In einzelnen Fällen beobachtet man
bei oder kurz vor dem Einsetzen des Anfalls einen Nystagmus. Wenn es sich
um rindenepileptische Anfälle handelt, so pflegt bei der Paralyse im Gegensatz
zu den typischen Jacksonschen Anfällen meist das Bewußtsein zu schwinden
oder doch recht getrübt zu sein. Die Anfälle dauern nur wenige Minuten, es
besteht aber eine große Neigung zur Wiederholung. Oft folgen diese Anfälle so
rasch aufeinander, daß in den nur kurzen Intervallen das Bewußtsein getrübt
bleibt; man spricht hier auch von „Status paralyticus". In diesen Zuständen
pflegen die Konvulsionen nicht das Ausmaß und die Intensität zu besitzen wie
bei einem einmaligen epileptischen Anfall. Beobachtet man die in einem solchen
Anfall produzierten Muskelzuckungen genauer, so sieht man oft die Muskeln
dem Wernicke-Mannschen Prädilektionstyp entsprechend ergriffen. Meist zucken
am Bein z. B. die Verkürzungsmuskeln in taktmäßiger Wiederholung synchron
miteinander. Ein andermal fand ich rhythmisch wiederkehrende Zuckungen im
Gesicht und im rechten Arm, und zwar kontrahierten sich gleichzeitig die Ptery-
goidei ext. beiderseits, der rechte Mundfacialis, der rechte m. biceps brachii,
die Strecker der rechten Hand, sowie die Pronationsmuskeln. An der Hand
beobachtete man gleichzeitig eine leichte Beugung der Finger und des Daumens;
sie hatte eine gewisse Ähnlichkeit mit dem Effekt des Fingerbeugereflexes. Alle
Kontraktionen waren blitzartig und erschlafften sofort wieder. In der Minute
erfolgten die Zuckungen etwa 24mal. Gelegentlich sah man auch am rechten
Bein synchrone Zuckungen, die Ileopsoas, Beuger und Adductoren des Ober-
schenkels sowie die Dorsalflexoren des Fußes und der Zehen betrafen. Die beteiligten Extremitäten fielen aufgehoben völlig schlaff und kraftlos herunter.
In seltenen Fällen sieht man auch einmal Bewegungen, die einen gewissen Zweck
zu haben scheinen. So machte ein Paralytiker im Anfall mit der rechten Hand
auf dem Bauche Kratzbewegungen. Häufiger sind aber ganz einfache Reizerscheinungen in der Facialismuskulatur oder an den Händen, die auch ohne
Bewußtseinsverlust vorkommen können. Auch die epileptiformen Anfälle leiten
zuweilen die Paralyse als erstes Symptom ein, sie können aber ebensogut in
jedem anderen Verlaufsabschnitt der Paralyse vorkommen.

Wie bei den erstgenannten Anfällen so beobachtet man nach den epileptiformen Krämpfen meistens ein rasches schubartiges Weiterschreiten der Erkrankung; man merkt das oft an einer Verschlechterung der Sprache oder an einer Verstärkung der Demenz. Als Besonderheit sei noch hervorgehoben, daß es im Anschluß an die epileptischen Zustände sehr leicht zu Bewußtseinstrübungen, deliranten Symptomen, auch amentiaähnlichen Erscheinungen kommt. Übrigens können auch nach epileptischen Anfällen Lähmungserscheinungen für kurze Zeit zurückbleiben.

Gemeinsam ist beiden Arten von Anfällen weiter eine Neigung zu Temperatursteigerung; KRÜGER ist der Meinung, daß, abgesehen von den leichtesten Insulten, alle paralytischen Anfälle mit Fiebererscheinungen einhergehen. Es ist schwer zu sagen, ob das in dieser Form aufrecht erhalten werden kann, denn bei der Neigung zur Aspiration von Mundinhalt während der Anfälle wird man andere Ursachen für die Temperatursteigerung, die sich dem Nachweis entziehen, schwer ausschließen können. Fieberbewegungen bis 39,2° nach einem ohnmachtsartigen Anfall, wie KRÜGER angibt, kann ich mich nicht erinnern gesehen zu haben. Auf der anderen Seite ist zuzugeben, daß rasch vorübergehende Temperaturanstiege, wenn nur zweimal täglich gemessen wird, leicht unbeachtet bleiben. Aus der beiliegenden Kurve könnte man vermuten, daß eine Häufung von Anfällen zu leichten Steigerungen der Körperwärme führen kann.

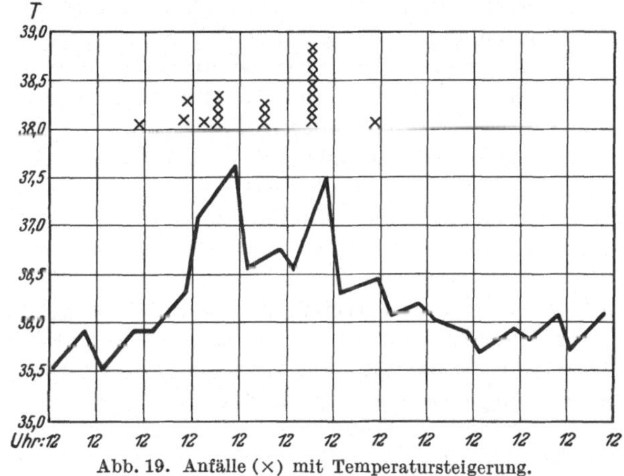

Abb. 19. Anfälle (×) mit Temperatursteigerung.

Erbrechen wird zuweilen bei den Anfällen beobachtet. Wenn es auftritt, braucht es nicht immer den Eindruck eines cerebralen Vorgangs zu machen.

Ob die paralytischen Anfälle durch äußere Momente provoziert werden können, ist schwer zu sagen. Wenn gelegentlich — übrigens nicht häufig — ein derartiger Anfall während eines Erregungszustandes auftritt, so wird man diesen wohl eher als Vorboten, denn als auslösende Ursache anzusehen haben. Auch Stimmungsschwankungen, Reizbarkeit usw. werden vor den Anfällen beobachtet und gewissermaßen als Signal gedeutet (NEISSER). KRÜGER berichtet über Fälle, in denen eine Quecksilber- oder noch häufiger eine Salvarsaninjektion dem paralytischen Anfall vorausgegangen ist; er scheint geneigt zu sein, hier an einen engen Zusammenhang zu denken, und vermutet dabei einen Vorgang nach Art der HERXHEIMERschen Reaktion. Von anderer Seite sind diese Beobachtungen meines Wissens nicht bestätigt worden, und auch ich kann mich an ein derartiges Zusammentreffen nicht erinnern, obwohl ich viele Salvarsankuren bei Paralytikern vorgenommen habe. Auch nach Lumbalpunktion bzw. Venenpunktion habe ich paralytische Anfälle nicht auftreten sehen, wie es KRÜGER als gelegentliches Vorkommnis berichtet.

Im allgemeinen hält man die paralytischen Anfälle für ein prognostisch ungünstiges Zeichen, wohl mit Recht insofern, als bei der Paralyse der Tod recht oft im Status oder im Anfall erfolgen kann. Aber man sollte sich doch hüten, aus dem oft bedrohlichen Zustande während des Anfalles gleich die schlimmsten

Befürchtungen abzuleiten. Selbst wenn es zum Tode kommt, so dauert es zuweilen in Anbetracht des schweren Bildes überraschend lange; recht oft erholt sich der Kranke wider Erwarten aber noch einmal von seinem Zustand.

Kraepelin hat gezeigt, daß die Anfallsparalysen länger dauern als die Durchschnittsfälle. Er weist dabei darauf hin, daß es sich bei der großen Mehrzahl der Kranken um einleitende Anfälle handle. Die wichtigste Erklärung für diese zunächst auffallend erscheinende Tatsache ist m. E. darin zu suchen, daß die Paralysen mit initialen Anfällen wegen dieser auffälligen Erscheinung in einem sehr viel früheren Stadium erkannt werden, als diejenigen Fälle, bei denen erst das Auftreten psychischer Symptome für die Erkennung maßgebend war[1].

In letzter Zeit hat man mehrfach versucht, sich durch *Encephalographie* ein Bild von der Beschaffenheit des Paralytikergehirns in vivo zu machen; selbstverständlich kann es sich dabei nicht um ein Hilfsmittel bei der Diagnosenstellung handeln, es sollte vielmehr versucht werden, bei nachgewiesener Paralyse Anhaltspunkte für Ausbreitung und Grad des Hirnprozesses zu gewinnen. Insbesondere ging Pönitz aus von der Frage, ob man durch den encephalographischen Befund etwa prognostische Hinweise erhalten könnte. Pönitz konnte die angesichts der paralytischen Hirnatrophie zu erwartende Luftansammlung an der Oberfläche des Gehirns meist nicht finden; nach seiner Ansicht kann das auf die beim Paralytiker vielfach vorkommenden Verwachsungen zurückzuführen sein. Dagegen glaubt Pönitz in der Ventrikelerweiterung (Hydrocephalus internus) einen Anhaltspunkt für das Krankheitsstadium erblicken zu können; er sieht darin unter Umständen auch einen prognostischen Hinweis und meint, daß initiale Paralysen mit wenig oder gar nicht vergrößertem Ventrikel bei der Fieberbehandlung eine Heilung ohne gröberen Defekt erwarten lassen. In bezug auf die Möglichkeit, atrophische Rindenbezirke durch Encephalographie festzustellen, drückt sich Pönitz sehr zurückhaltend aus. Demgegenüber haben Hermann und Herrnheiser 5 Fälle von malariabehandelter Paralyse beschrieben, bei denen sie Luftansammlung im Bereich der Schläfelappen auf eine Atrophie dieser Hirnteile zurückführen und sie für das paranoid-halluzinatorische Zustandsbild dieser Fälle verantwortlich machen wollen. Diese Deutung wird von Guttmann und Kirschbaum, die ebenfalls eingehende encephalographische Untersuchungen an Paralytikern vorgenommen haben, bestritten; dagegen kamen sie zu ähnlichen Resultaten wie Pönitz bezüglich der Prognosenstellung. So kann nach ihrer Erfahrung das Encephalogramm bei manchem vorgeschrittenen Fall von vornherein lehren, ob von einer wiederholten Fieberbehandlung besondere Erfolge zu erwarten sein werden. Im einzelnen fanden sie in 50 Fällen 45mal eine Asymmetrie der Ventrikel, die in der überwiegenden Zahl der Fälle sehr erheblich war. Je mehr die Paralyse fortschreitet, um so deutlicher macht sich eine Ventrikelerweiterung bemerkbar; außerdem treten im encephalographischen Bilde lokale Rindenatrophien oft in plumper plaquesartiger Form hervor. Wenn in schweren Fällen die Oberflächenzeichnung gelegentlich fehlt oder nur wenig verstärkt ist, so kann das an meningealen Verwachsungen liegen, zum Teil muß als Ursache dafür aber auch der infolge hochgradigen Hydrocephalus zu geringe Luft-Liquoraustausch angesehen werden. Wichtig ist, daß Guttmann und Kirschbaum bei wirklich guten Remissionen keine Vergrößerung der Ventrikel gefunden haben.

---

[1] Das ist auch der Grund, warum solche Paralysen eine bessere Prognose bei der Fieberbehandlung haben. Die früh auftretenden Anfälle machen die Kranken zeitiger auffällig und sie können so früher einer Behandlung zugeführt werden.

Als besondere Eigentümlichkeit der vorgeschrittenen Paralyse werden dann noch circumscripte Luftansammlungen besonders an der Stirn- und Scheitelgegend hervorgehoben. Ein Fall von Lissauerscher Paralyse zeigte entsprechend

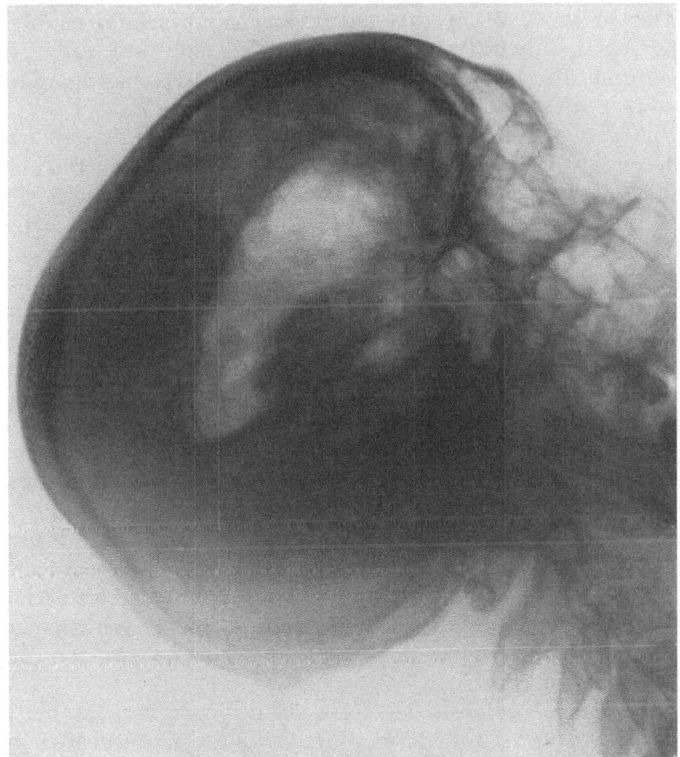

Abb. 20. Encephalogramm eines schwer dementen Paralytikers. Die Seitenventrikel sind mit Luft gefüllt; starke Luftansammlung am Stirnpol.

der Herdseite der Läsion eine besonders starke Vergrößerung des entsprechenden linken Seitenventrikels im Encephalogramm.

3. Blut und Liquor.

Die Untersuchung von Blut und Liquor ist ein praktisch unentbehrliches Hilfsmittel für die Diagnose der Paralyse geworden. Ganz abgesehen von der Sicherheit, die uns der positive Ausfall der Reaktionen im Serum und in der Lumbalflüssigkeit gibt, verdanken wir diesen Untersuchungsmethoden zwei sehr erhebliche Vorteile: einmal ist es uns mit ihrer Hilfe gelungen, eine ganze Reihe von atypischen Zustandsbildern als Paralysen zu erkennen, bei denen das sonst klinisch kaum angängig gewesen wäre — ich denke hier in erster Linie an die schizophrenieähnlichen Formen der Paralyse — und dann können wir mit Hilfe dieser Reaktionen eine Paralyse unter Umständen schon in einem Stadium feststellen, in dem eine klinische Diagnose noch nicht oder doch nur sehr schwer möglich ist.

Die *Wassermannsche Reaktion im Blut* ist allein in keiner Weise für eine Paralyse beweisend, insbesondere sagt sie uns auch nichts darüber aus, ob eine psychische Anomalie syphilogener Natur ist oder nicht; sie spricht nur dafür, daß der Körper syphilitisch infiziert ist (evtl. auch kongenital) und daß er nach Plaut noch lebende Syphiliserreger beherbergt. Umgekehrt darf man aber aus dem negativen Ausfall der Wassermannschen Reaktion im Serum nicht schließen, daß ein etwa vorhandenes Hirnleiden nicht syphilogenen Ursprungs ist (vgl. Kapitel Luespsychosen). Wohl aber macht ein negativ reagierendes Serum eine *Paralyse* unwahrscheinlich (wenigstens wenn es sich um unbehandelte Fälle handelt); „es gibt überhaupt keine syphilitische Erkrankung, die mit solcher Regelmäßigkeit positiven Blutbefund liefert wie die Paralyse", sagt Plaut, der nur in 0,6% der Fälle den Wassermann negativ gefunden hat. Auch die meisten anderen Autoren halten einen negativen Blutbefund für eine Ausnahme (Nonne 5%, Eskuchen 5,5%, Eicke 8%), so daß man die Angabe Kafkas, daß bei 20% der Paralysen der Wassermann negativ sei, wohl als überholt ansehen muß. Das entspricht auch meinen klinischen Beobachtungen, denn fast immer stellt sich die Diagnose „Paralyse" bei negativem Blut-Wassermann als unrichtig heraus, für den Fall, daß es sich nicht um Kranke gehandelt hat, die vorher eine spezifische Kur durchgemacht haben. Nur selten scheint ein atypischer Verlauf der Paralyse zu Abweichungen im serologischen Verhalten Veranlassung zu geben. Vgl. hierzu die Arbeit von Fritzsche, die die Wassermannsche Reaktion im Blut bei Paralyse in 11,8% negativ fand; in der Mehrzahl dieser Fälle handelte es sich aber um atypische Paralysen (juvenile Form, stationäre Fälle). Soweit die Arbeit ein Urteil über die Fälle gestattet, scheint mir auch die Diagnose Paralyse oft anzweifelbar zu sein.

Wenn auch die *Sachs-Georgische* und die *Meinickesche* Trübungsreaktion im allgemeinen ähnliche Resultate ergeben, so geht doch wohl der allgemeine Eindruck dahin, daß die Wassermannsche Untersuchung sich durch diese Methoden nicht ersetzen läßt. Die Hauptbedeutung dieser Ersatzreaktionen liegt ja wohl vor allem in einer gewiß für manche Zwecke wünschenswerten Ergänzung der Wassermannschen Reaktion.

Die *Senkungsgeschwindigkeit* der roten Blutkörperchen ist bei der Paralyse meist beschleunigt; man kann dafür einmal die Lues, dann aber auch den gesteigerten Eiweißzerfall verantwortlich machen (Wuth). Da es sich hier aber um eine Reaktion handelt, die auch bei vielen anderen mit Entzündungsvorgängen einhergehenden Erkrankungen vorkommt, kann ihr diagnostisch keine Bedeutung beigemessen werden. Wohl aber hat man versucht, diesen Vorgang prognostisch auszuwerten, und zwar soll eine normale Senkungsreaktion bei beginnender Paralyse günstigere Aussicht für eine Malariabehandlung bieten, als eine erhöhte Senkungsgeschwindigkeit (Walter).

In bezug auf *Erythrozytenzahl* und *Hämoglobingehalt* fand Wuth eine Tendenz zu niederen Werten. Die *Leukozyten* zeigten sich dagegen vermehrt oder wiesen instabile Zahlen auf; dabei bestand keine Abänderung im Verhältnis der einzelnen Arten, weder im Sinne einer Eosinophilie noch einer Lymphozytose.

Die *Blutgruppenforschung* ist wohl noch nicht so weit, um für die Paralyse schon endgültige Resultate geben zu können. Erwähnt sei, daß Wilczkowsky die Gruppe AB unter den foudroyant verlaufenden Paralysen reichlicher vertreten fand. Da nach anderen Untersuchungen (Amsel und Halber, ferner Straszynsky) die Vertreter der Gruppe AB bei spezifischer Behandlung am schwersten wassermann-negativ wurden (am leichtesten Gruppe 0), könnte man an eine besondere Disposition der Gruppe AB zu Paralyse denken. Indes sind diese Befunde von Jacobsohn nicht bestätigt worden. Er ermittelte nämlich bei seinen Fällen von Paralyse nahezu die gleiche Blutgruppenverteilung wie bei nichtparalytischen Anstaltsinsassen. Auch Pilcz konnte keine Beziehungen zwischen Blutgruppenzugehörigkeit und Form der Paralyse feststellen. Eine praktische Bedeutung hat die Blutgruppenzugehörigkeit jedoch bei der Malariabehandlung insofern als die Fiebererzeugung und der Typ des Fieberverlaufs nicht unabhängig von der Blutgruppe des Spenders und des Empfängers zu sein scheinen (WAGNER von JAUREGG). Näheres hierüber enthält der Abschnitt „Behandlung" von PLAUT und KIHN.

Die Abderhaldensche Reaktion spielt, soviel ich sehe, praktisch zur Zeit keine Rolle; mit ihrer Hilfe ist bei der Paralyse vorzugsweise Abbau von Gehirnsubstanz gefunden worden.

Auch im *Liquor* ist die Wassermannsche Reaktion stark positiv, und zwar schon bei geringen Liquormengen (0,2 oder auch nur 0,1) (PLAUT und WASSERMANN). Mit Rücksicht auf die Erkennung auch anderer syphilogener Nervenleiden wird der Liquor ausgewertet (HAUPTMANN), d. h. man stellt die Reaktion nicht nur mit 0,2 ccm an, sondern man geht bis 1,0 ccm. Nach PLAUT ist bei 0,2 % die Wassermannsche Reaktion in 93% der Fälle positiv; in 4% fiel sie bei 0,2 schwach positiv, in 3% negativ aus. Dagegen reagiert der Liquor bei 1,0 so gut wie immer positiv. Liquor-Wassermann von geringerer Intensität findet sich nach PLAUT vor allem bei langsam verlaufenden bzw. stationären Formen, auch bei einem Teil der Tabesparalysen sowie bei der juvenilen und senilen Paralyse. Völlig negative Wassermann-Reaktion im Liquor gehört bei der Paralyse jedenfalls zu den seltensten Ausnahmen.

Die *Sachs-Georgische* und die *Meinickesche* Reaktion versagen nach PLAUT im Liquor häufiger als die Wassermannsche Reaktion, so daß sie praktisch für die Liquordiagnostik wohl nicht angewandt zu werden brauchen.

Auch die übrigen Liquorreaktionen sind bei der Paralyse so gut wie immer positiv. Eine *Zellvermehrung* trifft man bei unbehandelten Fällen regelmäßig; allerdings ist sie meist nicht stark — Zellzahlen über 100 im Kubikmillimeter sind schon selten —, und wenn man, wie es früher üblich war, Liquoren mit 10 Zellen im Kubikmillimeter noch für gesund hält, so wird man in der Tat oft eine Pleozytose überhaupt vermissen. Nach meiner Meinung hat aber NEEL recht, wenn er auf Grund eines großen Materials zu der Anschauung kommt, daß Zellzahlen von mehr als ⅓ im Kubikmillimeter schon nicht mehr normal seien. Der Zellart nach handelt es sich vor allem um Lymphozyten und ihre Abkömmlinge, sowie um Plasmazellen. Polynukleäre Leukozyten werden wohl nie beobachtet.

PROESCHER und ARKUSH haben versucht, gewissermaßen die *Spatzsche* Eisenreaktion im Liquor auszuführen, indem sie den Liquor mit alkoholischer Ammonium-hydroxyd-sulfidlösung versetzten und dann im Zentrifugat nach eisenhaltigen adventitiellen Zellen fahndeten.

Eine von HARRIS angegebene Probe, bei der der paralytische Liquor nach Zusatz von Eisessig und Schwefelsäure eine lila Färbung annehmen soll, ist von SPAAR bei der Nachprüfung als unzuverlässig befunden worden.

Immer findet man bei Paralyse eine *Globulin*vermehrung im Liquor, die vor allem durch die Nonnesche Phase I-Reaktion nachgewiesen wird. Ähnliche wenn auch nicht immer genau die gleichen Resultate ergeben die *Weichbrodtsche* Sublimat-Reaktion sowie die Pandysche Methode mit Karbolsäure. Bei der *Nonneschen* Reaktion wird man bei der Paralyse keine starke Trübung erwarten dürfen; meist handelt es sich nur um eine Opaleszenz oder gar nur schwache Opaleszenz, die aber sofort beim Zusammengießen der Flüssigkeiten auftritt. Das Verfahren von KAFKA, das Globulin durch verschieden starke Ammoniumsulfatlösungen (40% ++, 33% + und 28% 0) fraktioniert auszusalzen, hat für die Diagnose der Paralyse praktisch wohl keine Bedeutung.

Das *Gesamteiweiß* ist in der Regel etwas vermehrt, auf ½ bis 1⁰/₀₀. Stärkere Vermehrungen sind selten. Eiweißwerte über 2⁰/₀₀ hält PLAUT bei Paralyse für ungewöhnlich. Plaut fand aber nur bei 2% seiner Fälle normales Gesamteiweiß, d. h. unter $^5/_{12}\,^0/_{00}$.

Von den *Kolloidreaktionen* haben sich in erster Linie die *Goldsol-* und *Mastix*reaktionen eingebürgert, letztere wohl jetzt meist in Gestalt der *Normomastixreaktion*. Bei der Paralyse treten in der Regel charakteristische Kurven auf, die eigentlich nur von der multiplen Sklerose in einem gewissen Teil der Fälle nachgeahmt werden. Charakteristisch ist die bei geringer Verdünnung auftretende Entfärbung bzw. Ausflockung, und zwar pflegt, wie die hier wiedergegebenen Kurven (Plaut) zeigen, bei der Goldsolreaktion schon im ersten Glas eine völlige Entfärbung einzutreten, während sich bei der Normomastixkurve die Ausflockung zwar auch schon bei den ersten Verdünnungen bemerkbar macht, ihre höchsten

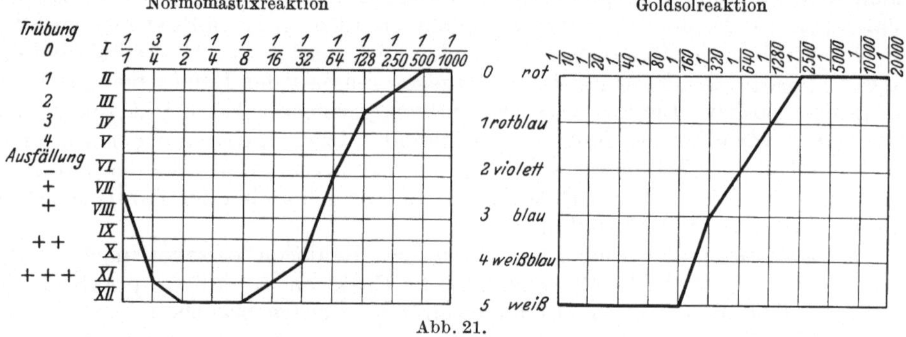

Abb. 21.

Grade aber erst vom zweiten oder dritten Glas ab erreicht. Plaut fand diese Kurven in 90% der Fälle.

Die Untersuchung des *Zuckergehalts* im Liquor kommt nur für die seltenen Fälle in Betracht, in denen man eine Encephalitis epidemica (Vermehrung des Liquorzuckers) oder eine akute Meningitis (Verminderung oder Fehlen des Liquorzuckers) differentialdiagnostisch in Betracht zu ziehen hat. Bei der Paralyse pflegen die Zuckerwerte normal zu sein.

Eine Verfärbung des Paralyseliquors beobachtet man nur bei interkurrenten subarachnoidalen Blutungen, sonst ist die Lumbalflüssigkeit farblos und wasserklar. Der Druck kann etwas erhöht sein, er braucht es aber nicht. Erfahrungsgemäß vertragen die Paralytiker die Lumbalpunktion sehr gut, Beschwerden werden darnach nur ganz ausnahmsweise, jedenfalls sehr viel seltener als bei Gesunden geäußert. Es besteht daher nicht der geringste Anlaß, auf die Untersuchung des Liquors zu verzichten. Ob man den Liquor durch Lumbal- oder durch Suboccipitalpunktion entnimmt, ist für die Untersuchung beim Paralytiker gleichgültig.

Wichtig für die Beurteilung und diagnostische Verwertung aller Reaktionen ist der Umstand, daß nach spezifischer Behandlung mit Quecksilber und Salvarsan ein Teil der Reaktionen schwächer werden oder ganz schwinden kann (besonders gilt das für die Wassermannsche Probe und die Zellvermehrung), ohne daß sich im psychischen Krankheitsbild eine Besserung bemerkbar macht. Man sollte daher bei sero- und liquornegativen Paralysen zunächst sich vergewissern, ob nicht eine in der letzten Zeit durchgeführte Behandlung die Reaktionen beeinflußt hat. Allerdings wird man auch dabei nicht *alle* Reaktionen negativ finden. Ist das der Fall, so ist nach meinen Erfahrungen die Diagnose Paralyse anzuzweifeln. Eine Ausnahme hiervon bilden eigentlich nur die nach Fieberbehandlung remittierten Paralysen. Selbstverständlich darf man nicht allein auf Grund der Blut- und Liquorreaktionen eine Diagnose stellen. Wenn die Ergebnisse in der Regel auch sehr zuverlässig sind, so können Ausnahmen immerhin einmal vorkommen; ihre diagnostische Verwertung sollte daher nur im Rahmen des klinischen Befundes erfolgen.

Über die prognostische Bedeutung von Blut- und Liquorproben vgl. Abschnitt „Behandlung".

Die *Permeabilität* für Brom ist bei der Paralyse in ca. 10 bis 20% der Fälle normal, in wenigen Fällen vermindert, sonst meist erhöht. WALTER nimmt an, daß diese wechselnden Ergebnisse auf Schwankungen der Permeabilität zurückzuführen sind, die irgendwie von den nicht immer gleich starken entzündlichen Veränderungen an den Hirnhäuten abhängen.

4. Körperliche Veränderungen.

Wenn man Erkrankungen an Paralyse bis zu ihrem natürlichen Ablauf verfolgt, gewinnt man mehr und mehr den Eindruck, daß es sich hier auch um eine schwere körperliche Allgemeinerkrankung handelt. Ein großer Teil dieser körperlichen Störungen hängt aber eng mit der Gehirnkrankheit zusammen, und zwar offenbar mit Funktionsausfällen des vegetativen Nervensystems durch Schädigung seiner Zentren. Eine andere Gruppe körperlicher Erkrankungen bei der Paralyse ist auf die syphilitische Infektion zurückzuführen (Aorta, Gefäße), und schließlich wird man auch mit gewissen Komplikationen rechnen können, z. B. mit Schädigungen, die etwa durch die Indolenz des Paralytikers und die durch sie bedingte Verwahrlosung und Vernachlässigung des Körpers entstehen können, oder mit Folgen von Traumen, die der Kranke sich in Erregungszuständen zuzieht. Allerdings sind diese Anlässe vielfach nicht allein maßgebend, sie wirken oft nur deshalb, weil der Paralytiker eine allgemein verminderte Widerstandsfähigkeit hat, die ihn zum Auftreten von trophischen Störungen z. B. disponiert. Diese Widerstandsunfähigkeit deckt sich im wesentlichen mit den als erstes schon hervorgehobenen Schädigungen des vegetativen Gebiets, und diese nehmen im Rahmen der paralytischen Symptome die erste Stelle ein. Es ist bezeichnend für die Einstellung der Psychiatrie auf das Diagnostische, daß man diesen Symptomen, die ja allerdings für die Erkennung der Paralyse keine ausschlaggebende Rolle spielen, verhältnismäßig wenig Beachtung geschenkt hat, obwohl sie für die Prognose quoad vitam zweifellos meist von ausschlaggebender Bedeutung sind. SPECHT hat diese Bedeutung des „vegetativen Symptomenkomplexes" bei der Paralyse eindringlichst hervorgehoben und auch besonders auf die Bedeutung des Zwischenhirns in diesem Zusammenhang aufmerksam gemacht. Vor allem ist es aber, wie auch SPECHT betont, das Verdienst von REICHARDT[1], wohl als erster auf diese vielfach vernachlässigten Fragen hingewiesen zu haben. Er geht aus von der Frage nach der Todesart des Paralytikers und betont dabei, daß der organische „kortikale" Blödsinn als solcher in keiner Weise lebensgefährlich oder gar tötlich sei. — Daß das richtig ist, ergibt sich übrigens auch aus der Beobachtung von Kranken mit Pickscher Stirnhirnatrophie, die trotz tiefster Verblödung unter Umständen eine erstaunliche Lebenskraft zeigen können. — Maßgebend für das Eintreten des Todes ist beim Paralytiker in erster Linie ein Versagen des vegetativen Systems, wenn nicht Anfälle oder interkurrente Erkrankungen die Todesursache abgeben. Die Störungen der vege-

---

[1] Die folgende Darstellung schließt sich eng an REICHARDT an, dessen Arbeiten aus der Würzburger Klinik, namentlich Heft 6, 7 und 8, eine Fülle interessanten Materials enthalten. Eine kürzere Zusammenfassung des heutigen Standes findet man in REICHARDTS Referat „Hirnstamm und Psychiatrie" auf der 50. Tagung der südwestdeutschen Psychiater in Würzburg 1927. (Mschr. **68**, 470, 1928).

tativen Funktionen machen sich bei diesen Kranken oft in sehr charakteristischen Erscheinungen bemerkbar.

Zunächst sei auf das Verhalten des *Körpergewichts* hingewiesen. Im Gegensatz zu den Gewichtsschwankungen bei Manisch-Depressiven sind beim Paralytiker Zu- und Abnahmen des Körpergewichts nicht immer von dem psychischen Zustand abhängig, sondern sie sind sehr häufig ein cerebrales Symptom. Ungemein eindrucksvoll sind Paralytiker, die trotz ausgemachter „Freßsucht" mager bleiben oder gar noch stark an Gewicht verlieren, und auf der anderen Seite Kranke, die trotz mäßiger Nahrungsaufnahme enorm an Körpergewicht zunehmen; daneben gibt es jedoch auch „Mastparalysen", deren Entstehung durch die starke Eßlust der Kranken erklärt werden kann.

Nach Reichardt ist eine starke Abmagerung nicht ohne weiteres identisch mit *Marasmus*. Er versteht darunter eine eigenartige schwere Stoffwechselstörung, welche unter anderem durch eine

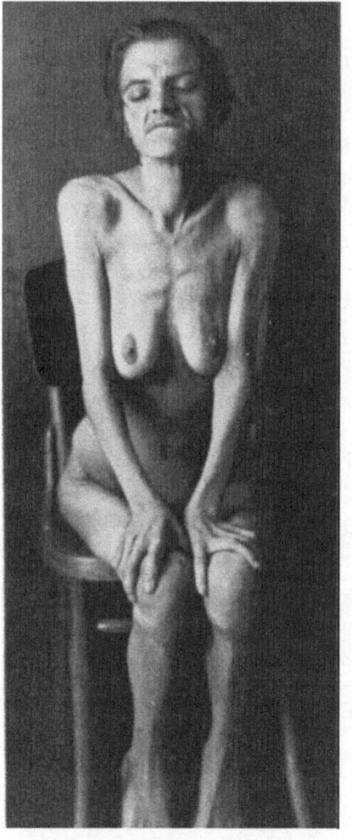

Abb. 22. Paralyse im Stadium des vegetativen Verfalls.

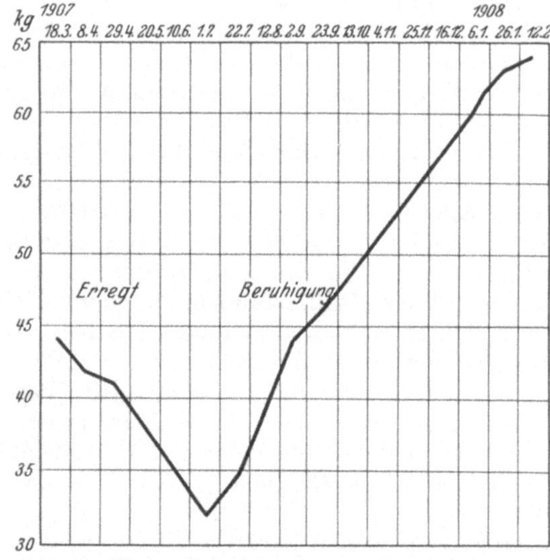

Abb. 23. Mastparalyse, hat später in der Anstalt weiter zugenommen und ist am 14. 4. 1912 (also mehr als 4 Jahre später) gestorben.

starke Schädigung oder Unfähigkeit der Oxydation und Assimilation, sowie der Erneuerung des Organeiweißes charakterisiert ist. Als Ursache für den paralytischen Marasmus, an dem nur ein Teil der Kranken leidet, wird eine Lokalerkrankung des Gehirns, vielleicht in der Gegend des 3. Ventrikels, vermutet. Stark Abgemagerte brauchen keineswegs marantisch zu sein, sondern sind unter Umständen sehr wohl lebensfähig, während der paralytische Marasmus schon im Zustande der Mästung beginnen kann. Neben Fällen, bei denen es infolge zu raschen Verlaufs nicht zu erheblichen Körpergewichtsanomalien kommt, beschreibt Reichardt Fälle, deren Gewichtskurve zwar eine Tendenz zur Gradlinigkeit aufweist, die aber eine nur bei täglichem Wiegen heraustretende Unstetigkeit ihres Verhaltens zeigt.

Mastparalysen kommen in verschiedenen Formen vor. Reichardt unterscheidet Fälle, bei denen der *ganze* Verlauf gewissermaßen unter dem Zeichen der Mästung und konsekutiver Abnahme steht. Solche Typen sind nicht häufig, aber auch wir konnten Fälle beobachten, bei denen das Normalgewicht von ca. 65 kg anfangs ohne besondere Erregungszustände in der Klinik auf 53 kg fiel und dann ebenfalls ohne ersichtliche Ursache langsam im Verlauf von ca. 10 Monaten auf 78 kg stieg; hier hielt es sich 6 Monate, fiel dann im Verlauf von 6 Monaten auf das Normalgewicht, das etwa ein Jahr mit kleinen Schwankungen innegehalten wurde, und dann sank es erst kurz vor dem Tode ziemlich rapide auf 51 kg. Der Auffassung, daß es sich bei solchen Gewichtsänderungen immer um psychische Einflüsse (Erregung und Beruhigung) handle, tritt REICHARDT mit guten Gründen entgegen.

Bekannter ist ein präterminaler Gewichtsanstieg. Hier handelt es sich um eine sehr eigenartige Erscheinung: trotz Zunahme der psychischen Symptome, die auf ein Fortschreiten der Hirnkrankheit schließen lassen, gewinnt der Körper an Gewicht, das nicht etwa durch Ödeme bedingt ist. Man kann hierin sicher eine Störung im vegetativen System sehen. Gleichzeitig geht daraus hervor,

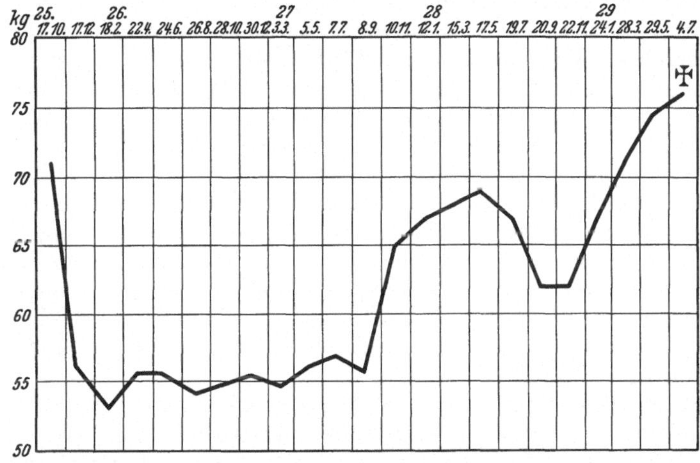

Abb. 24. Starke Gewichtschwankungen ohne wesentliche Änderung des psychischen Zustandes; Tod im Anfall.

daß bei der Paralyse unter Umständen die Gewichtszunahme auch ein signum mali ominis sein kann.

Bei anderen Paralysen kommt es zu einer allmählichen Gewichtszunahme, ohne daß die psychischen Symptome sich verändern; auch sonst weist nichts auf das nahe Ende hin, bis plötzlich unter *Anfällen* der Tod eintritt (vgl. Kurve, Abb. 24), ohne daß vorher das Gewicht noch gefallen wäre. Schließlich hat REICHARDT auch Paralysen beschrieben, bei denen die Gewichtszunahme das erste Symptom der Hirnerkrankung darstellte. Solche initiale Mästungen werden sich meist der Beobachtung entziehen; auch der von REICHARDT beobachtete Fall verdankt seine Krankenhausaufnahme einem Zufall; es ist daher schwer zu sagen, ob solche Fälle häufiger vorkommen. Umgekehrt hat BUNKER Fälle beschrieben, in denen eine unter Umständen recht bedeutende Gewichtsabnahme im ersten Stadium der Erkrankung noch vor Auftreten der psychischen Symptome sich bemerkbar machte.

Von der endogenen Mästung ohne Besserung der psychischen Krankheitserscheinungen ist die *Remissionsmästung* abzutrennen. Diese kann eine relative oder absolute sein; nach REICHARDTS Erfahrungen tritt sie im wesentlichen Maße nur dann auf, wenn das Körpergewicht vor Beginn der Remission gesunken war. (Beispiele einer solchen Kurve aus Reichardts Arbeiten siehe bei Wuth, dieses Handbuch, Bd. 3, S. 158.) Während die stärkeren Mästungen durch Fettansammlung zu erklären sind, muß man die extremen Grade von Magerkeit und Marasmus abgesehen von dem einleitenden Fettschwund vor allem auf starke Wasserverluste zurückführen.

Bei den Paralysen mit Tendenz zum Sinken des Körpergewichts ohne vorhergehende Mästung unterscheidet Reichardt zwei Formen: einmal Paralysen mit frühzeitigem Marasmus und solche „mit primären Abmagerungszuständen, d. h. mit Körpergewichtseigentümlichkeiten, wie sie bei Katatonie beobachtet werden". Meines Erachtens wird man diese beiden Formen praktisch nicht immer auseinanderhalten können, obwohl es sich auch nach meiner Meinung um grundsätzliche Verschiedenheiten handelt. Bei der ersten Form wird das Sinken des Körpergewichts durch die paralytischen Gehirnveränderungen hervorgerufen, während bei der zweiten Gruppe wohl nur konstitutionelle Eigenschaften durch die Erkrankung hervorgehoben werden. Selbstverständlich können aber beide Faktoren zusammenwirken.

Die Schwankungen der *Körperwärme* sind beim Paralytiker deshalb sehr schwer auf cerebrale Vorgänge zurückzuführen, weil man selten andere Ursachen wie Eiterbildung, Aspiration, Durchfälle usw. mit Sicherheit auszuschließen vermag. Immerhin wird wohl allseitig anerkannt, daß die paralytischen Anfälle mit Temperatursteigerungen einhergehen können. Auch spontane, sonst unerklärbare Zacken der Fieberkurve kommen vor. Reichardt spricht von paralytischem Fieber und denkt auch an Temperaturkrisen bei Taboparalytikern. Insbesondere hat er auch bei den Fällen mit Marasmus eine Neigung zu erhöhter Körpertemperatur beobachtet. Hypothermien sind seltener; sie werden bei den katatonen Formen der Paralyse zuweilen gefunden; 30⁰ und weniger sind von Reichardt beobachtet worden. Marie berichtet ebenfalls über Hypothermien (33—36⁰) und in der Diskussion zu seinem Vortrag erwähnt Marchand sogar Temperaturen von 22—29⁰.

Bezüglich der *Stoffwechselanomalien* bei der Paralyse kann ich mich kurz fassen, da dieses Gebiet von Wuth im allgemeinen Teil bereits eine eingehende Darstellung gefunden hat[1]. Zu verweisen wäre vor allem auf die Untersuchungen von Allers über den Stoffwechsel bei der progressiven Paralyse. Hier sei nur hervorgehoben daß es sich bei der Paralyse um einen abnormen Abbau von Körpereiweiß handelt, daß aber vielleicht das Hauptcharakteristikum eine Instabilität des Eiweißstoffwechsels ist. Diese Fragen sind deshalb von theoretischem Interesse, weil man die Stoffwechselstörungen sowohl als Ursache wie als Folge der paralytischen Erkrankung auffassen könnte. Meines Erachtens spricht aber gerade der Wechsel in den Befunden, die Schwankungen der einzelnen Störungen dafür, daß hier eine Schädigung an dem Steuermechanismus vorliegt, und demgemäß halte ich die von Reichardt und Specht vertretene Auffassung für zutreffend, daß es sich hier um eine paralytische Läsion der vegetativen Hirngebiete handelt. Das braucht ja nicht auszuschließen, daß die so entstandenen Stoffwechselanomalien ihrerseits wieder schädigend auf das schon kranke Zentralnervensystem einwirken, und auf diese Weise würde die von Kraepelin vertretene Auffassung, daß eine syphilogen bedingte Stoffwechselanomalie durch ihre toxische Einwirkung auf das Gehirn zu den Ursachen der Paralyse gehöre, wenigstens bis zu einem gewissen Grade ihre Geltung behalten.

Eine sehr große Rolle spielen bei der Paralyse die *vasomotorischen und trophischen* Störungen an der *Haut*, aber auch an den *Knochen*. Am auffallendsten ist

---

[1] Dieses Handbuch **3,** 164—170.

der herabgesetzte *Hautturgor*, der unter Umständen schon an den weichen verschwommenen Gesichtszügen bemerkbar ist. Diese Verminderung des allgemeinen Tonus und der Widerstandsfähigkeit von Haut und Unterhautgewebe braucht nicht unbedingt mit einer besonderen Abmagerung einherzugehen. In leichten Fällen macht sie sich in einer vermehrten Neigung zu Furunkulose, zu subkutanen kleinen Blutungen bemerkbar, die mit und ohne Trauma auftreten können. In anderen Fällen kommt es ohne besondere äußere Veranlassung zu Decubitus, der oft rasch in die Tiefe geht. Gelegentlich sieht man Blasenbildungen an der Haut von pemphigusartigem Charakter, Haarausfall, Veränderung oder Verlust der Fußnägel, und eine große Rolle hat endlich die Ohrblutgeschwulst (Othämatom) beim Paralytiker gespielt. Während man das Othämatom ursprünglich für eine bei der Paralyse charakteristische Erscheinung hielt, war man dann eine Zeitlang der Meinung, daß es sich hier um eine rein traumatische Einwirkung handle, die bei besserer Pflege vermeidbar sei. Das gleiche nahm man dann auch für Decubitus und andere trophische Störungen bei Paralyse an. Diese Auffassung schien durch die Tatsache bestätigt zu werden, daß man in der modernen Irrenbehandlung all diesen Erscheinungen nicht mehr so oft begegnet. Da aber auch die anderen schweren „vegetativen" Zustände bei der Paralyse seltener[1] geworden zu sein scheinen, wäre dieser Umstand allein nicht maßgebend; de facto liegen die Verhältnisse wohl so, daß die Grundlage für all diese trophischen Erscheinungen eine zentral bedingte Herabsetzung der Widerstandsfähigkeit ist, die bei schweren Fällen schon spontan zu trophischen Störungen Veranlassung gibt, während bei leichteren Zuständen erst nach irgendwelchen, wenn auch geringfügigen Schädigungen sich die Herabminderung des vegetativen Tonus bemerkbar macht. So sieht man Kranke, bei denen ein einmaliger starker Druck am Oberarm, wie er beim Festhalten unvermeidbar ist, schon zu Suggilationen führt, oder eine kleine Falte im Bettuch bewirkt einen Decubitus. Selbstverständlich ist hier auch die Indolenz des Paralytikers, der trotz des Druckgefühls seine Lage nicht verändert, oft ursächlich mit heranzuziehen. Die Heilungstendenz der Haut ist ebenfalls schlecht, so daß kleine Verletzungen vereitern, Panaritien leicht zu Knochenbeteiligung führen usw.

Schließlich beobachtet man auch diese trophischen Störungen am *Knochensystem*. Die Zähne werden locker, fallen aus[2], es kommt zu Spontanfrakturen, namentlich allerdings bei Taboparalysen; bei ihnen sieht man auch gelegentlich Arthropathien, die allerdings mit dem paralytischen Hirnprozeß nichts zu tun haben. Ich selbst beobachtete einmal bei einem marantischen Paralytiker eine auffallende Brüchigkeit der Kieferknochen derart, daß bei der Extraktion eines keineswegs sehr festsitzenden Zahnes der Unterkiefer frakturierte. Bei demselben Kranken kam es im weiteren Verlauf zu einer ausgesprochenen Erweichung auch der Oberkieferknochen.

Von geringerer Bedeutung sind die *sekretorischen* Anomalien bei der Paralyse, obwohl auch hier gelegentlich eine anscheinend zentral bedingte Schweißsekretion oder — bei katatonen Formen — auch ein „Fettschwitzen" auftritt. REICHARDT beschreibt auch anfallsartiges Auftreten von Schwitzen.

Auch *Schlaf* und *Nahrungsaufnahme* sind beim Paralytiker gelegentlich gestört, jedoch ist gerade bei diesen beiden Vorgängen sehr schwer zu sagen, ob

---

[1] Auch REICHARDT hat den Eindruck, daß die Paralyse milder geworden ist und daß sie mit weniger langdauernden schweren Symptomen auf vegetativem Gebiete einhergeht.

[2] URECHIA führt bei 2 von ihm beobachteten Paralytikern den Zahnausfall auf eine histologisch nachweisbare Schädigung des Ganglion Gasseri zurück. Da in diesen Fällen auch eine Anästhesie im Trigeminusgebiet bestanden hatte, wird man diese Befunde nicht verallgemeinern dürfen. Immerhin hat OBERHOLZER über zwei ähnliche Fälle, allerdings ohne Sektionsbefund, berichtet.

sie überhaupt und evtl. in welchem Grade als eine vegetative Schädigung gedeutet werden sollen. Die gelegentlich beobachtete „Freßsucht“ des Paralytikers kann ebensowohl auf einem Mangel an psychischen Hemmungen wie auch auf einem Versagen der vegetativen Steuerung beruhen, und ähnliches gilt von der übrigens seltenen Nahrungsverweigerung. Die Schlaflosigkeit beim Paralytiker ist eigentlich immer mit Zuständen von Erregung oder doch Unruhe verknüpft und wird deshalb kaum mit einem Versagen der vegetativen Gebiete in Zusammenhang gebracht werden dürfen. Dagegen sieht man Zustände von Schlafsucht, die zum Teil cerebral bedingt zu sein scheinen, allerdings aber auch nicht immer von katatonen Stuporen unterschieden werden können.

In die Reihe der vegetativ bedingten Störungen wird man wohl auch gelegentliche scheinbare Organerkrankungen der Paralytiker rechnen dürfen. Hierher gehören z. B. *Blasen-* und *Mastdarm*störungen, soweit sie nicht spinaler Natur sind, ferner gewisse krisenartige Erscheinungen bei Tabesparalyse, die schon zum Teil erwähnt wurden. Gelegentlich sieht man beim Paralytiker ziemlich plötzlich das Bild eines *Ileus* auftreten, der nach dem ganzen Befund einen chirurgischen Eingriff indiziert erscheinen läßt. Bei der Operation ist dann überhaupt nichts zu finden. Wie solche Zustände erklärt werden sollen, ist schwer zu sagen; man wird nur an eine vorübergehende Darmlähmung denken können.

Reichardt ist aus dem eingehenden Studium der vegetativen Verhältnisse bei Paralytikern zu zwei wichtigen Schlußfolgerungen gekommen, von denen sich die eine auf den Zusammenhang der vegetativen Störungen mit der *Schwere* der Erkrankung, die andere mit der *Form* der Erkrankung bezieht.

„Je mehr vegetative Krankheitssymptome fehlen, um so öfter bleibt auch der Geisteszustand so, daß eine Anstaltsbehandlung nicht notwendig wird“, während erhebliche psychische Krankheitssymptome sich vor allem dann einstellen, „wenn starke vegetative Veränderungen gleichzeitig auftreten oder sich vorbereiten (stärkeres Erkranktsein der Zentralstelle, wo auch die vegetativen Zentralapparate zu suchen sind)“. Den raschesten Verlauf zeigen die Paralysen mit frühzeitig einsetzenden vegetativen Veränderungen.

In bezug auf den Zusammenhang psychischer, neurologischer und vegetativer Symptome untereinander unterscheidet Reichardt einen *spastischen Symptomenkomplex* (stark zunehmender paralytischer Blödsinn, endogene Mästung und sekundäre Abmagerung, Marasmus, Hyperthermie, trophische Hautzerstörung, zunehmende spastische Erscheinungen evtl. mit Beugekontrakturen, Anfälle beim Ansteigen des Körpergewichts oder auf der Höhe der Mästung, dabei meist starker Hirnschwund) und einen *tabischen Symptomenkomplex* (katatone, paranoide und zirkuläre Erscheinungen, primäre Abmagerung; starke Störung der Wasserbewegung, Hypo- und Hyperthermien; trophische Knochen- und Schleimhautveränderungen, tabische Erscheinungen, terminale Anfälle, dabei oft Fehlen der Hirnverkleinerung, Neigung zu Hirnschwellung). Während die von Reichardt hervorgehobene Bedeutung der vegetativen Veränderungen für die *Schwere* der Erkrankung und ganz besonders auch für den Ausgang der Paralyse durchaus bestätigt werden kann, vermag ich der von ihm vorgeschlagenen Einteilung in spastische und tabische Symptomenkomplexe nicht ganz zu folgen. Es ist dabei zuzugeben, daß die Knochenatrophien besonders häufig bei tabischen Formen vorkommen, die auch in bezug auf den Verlauf gewisse Eigenarten aufweisen; dagegen sind die sonst von Reichardt angeführten Beziehungen m. E. weniger regelmäßig, insbesondere sind nach meiner Erfahrung die echt spastischen Paralysen ungemein seltene Erkrankungen, während die anderen Eigentümlichkeiten dieser von Reichardt so genannten Gruppe doch recht oft gesehen werden.

Von den körperlichen Veränderungen, die mit der Hirnerkrankung nicht in Zusammenhang stehen, die aber ursächlich auf die luische Infektion zurückgeführt werden müssen, sind in erster Linie die *Aortenerkrankungen* zu erwähnen. Diese treten in der Gestalt der Aortitis luica oder des Aortenaneurysmas bei einem erheblichen Teile der Paralytiker auf. KRAEPELIN fand sie in 68,4 % der Fälle. OLIVEIRA RIBEIRO meint, daß sie bei der Paralyse nie fehlen. LANGER konnte sie an dem Sektionsmaterial des Rudolf Virchow-Krankenhauses im Jahre 1925 bei 88,87 % aller mit Luesstigmen behafteten Leichen finden. Ganz besonders interessant ist, daß nach den Untersuchungen von LANGER die Aortenerkrankungen auf luischer Grundlage zugenommen haben; zu dem gleichen Ergebnis kommt auch COENEN bei seinem nur aus Paralytikern bestehenden Material. Diese Beobachtungen sind bedeutsam auch in bezug auf die Untersuchungen von WILMANNS; es könnte danach in der Tat den Eindruck erwecken, als ob die Lues ihr Erscheinungsbild geändert hätte, insofern als sie nicht mehr zu Hautaffektionen neigt, sondern nunmehr lieber das Nerven- und Gefäßsystem befällt. PUTZIG, der ebenfalls bis zu 80 % Aortitiden bei Paralytikern fand, meint, daß der Paralytiker eine konstitutionelle Bereitschaft dazu habe.

Auffallend ist, worauf auch JUNGMICHEL hinweist, daß diese so verbreitete Aortitis luica in der Regel wenig Beschwerden verursacht, ja daß auch die klinischen Symptome oft nicht sehr charakteristisch sind. Es wird auch nur selten beobachtet, daß die Kranken an dieser Erkrankung zugrunde gehen, und so lange der Herzmuskel nicht geschwächt ist, braucht die Aortitis in der Regel auch keine Kontraindikation gegen eine Fieberbehandlung zu bilden.

Weitergehende Gefäßerkrankungen sind bei der Paralyse nicht häufig. Gelegentlich sieht man auch die vom Aortenbogen abgehenden Gefäße von der Erkrankung befallen. Seltener sind ausgesprochene Aneurysmen der Aorta. Pathologische Befunde am Herzen überhaupt (einschließlich der Aortenerkrankungen) fand OSTMANN in 80,9 % der von ihm sezierten Paralytiker. Eine Komplikation der Paralyse mit allgemeiner und auch mit Gehirnarteriosklerose kommt vor. Eine Differentialdiagnose gegenüber luisch bedingten Gefäßschädigungen wird dabei nicht immer möglich sein.

Der *Blutdruck* schwankt bei der Paralyse in uncharakteristischer Weise. Eine Abhängigkeit von zentralen Einflüssen ist wohl nicht anzunehmen.

Ungemein selten wird das Auftreten von spezifisch syphilitischen Erscheinungen, etwa tertiäre Knochen- oder Hautlues beobachtet. Neuerdings sind nach Malariabehandlung einige derartige Fälle beschrieben worden. So haben wir an der Münchener Klinik einen Fall mit serpiginösem Syphilid tertiärer Natur (histologisch bestätigt) an beiden Vorderarmen und ein Gumma am Nacken mit tertiär syphilitischem ulcerösen Defekt am Gaumen gesehen (die Fälle sind von KNIGGE veröffentlicht). Während bei dem ersten Kranken die Hauterscheinungen in der Remission nach Malariatherapie zum Vorschein kamen, war bei dem zweiten Fall nach der Malariabehandlung ein paralytischer Anfall mit schweren psychischen Veränderungen eingetreten, dann stellte sich ohne weitere Behandlung nach ca. 2 Jahren eine Remission ein, in deren Verlauf sich die geschilderten tertiär-syphilitischen Symptome herausbildeten. KIRSCHBAUM schildert einen ähnlichen Fall in der Remission nach Malariaimpfung. Außerdem ist noch von MARKUSZEWICZ, F. O. SCHULZE und PFEIFFER über entsprechende Beobachtungen berichtet worden. In einigen Fällen, darunter auch in Fall 2 von KNIGGE, haben sich die Affektionen an besonders gereizten Hautpartien etabliert. Eine Auswertung derartiger Beobachtungen namentlich in Hinsicht auf den Erfolg der Fieberbehandlung erscheint mir noch verfrüht. Man muß bedenken, daß auch früher, wenn auch sehr selten, das Zusammentreffen von einer sogenannten metasyphilitischen Erkrankung und spezifischen luischen Erscheinungen beobachtet worden ist, so von Nonne ein Fall von Tabes incipiens mit gummöser Erkrankung der Hirnsubstanz. Ferner hat Hoffmann 1922 einen Fall von Paralyse mit Analpapeln (Spirochäten +!) mitgeteilt. Rusch berichtet über einen Fall von Tabes mit spirochaetenhaltiger Erosion an der Klitoris. Auch gibt ja das gar nicht so ungewöhnliche Zusammentreffen von Tabes mit Hirnlues in dieser Beziehung Anlaß zu Bedenken.

5. Erhaltene Funktionen.

Wenn ich in kurzen Worten noch auf die beim Paralytiker in der Regel *erhaltenen Fähigkeiten* zu sprechen komme, so kann es sich nicht darum handeln, Funktionen zu erwähnen, die bei einzelnen Fällen zufällig intakt geblieben sind, sondern ich habe dabei nur solche im Auge, die prinzipiell verschont zu werden scheinen oder doch erst kurz vor dem Tode der allgemeinen Vernichtung mit zum Opfer fallen. Sehr deutlich ist in der Regel, daß der Abbau der höheren Willensfunktionen, der rasch und frühzeitig erfolgt, zunächst nicht weiterschreitet, daß vielmehr die niederen Willensformen, die ja vorzugsweise biologisch fundiert sind, ziemlich lange erhalten bleiben. Während Selbstbeherrschung, Initiative, Konzentrationsvermögen usw. stark beeinträchtigt sind, bilden nunmehr die vitalen *Triebe* die oberste Stufe der vorhandenen Willensvorgänge, ein Zustand, der im sozialen Leben oft außerordentliche Schwierigkeiten macht und bald zur Anstaltsüberführung Veranlassung gibt. Insbesondere der *Geschlechtstrieb*, der beim Paralytiker im Durchschnittsalter von ca. 40 Jahren keinerlei Einbuße erlitten hat, führt, nachdem die Bremsung durch Verstand und höhere Willensfunktionen weggefallen ist, zu zahlreichen Entgleisungen auf gesellschaftlichem Gebiet, aber auch unter Umständen zu Sexualvergehen; Paralytikerehefrauen klagen nicht selten über eine sexuelle Aggressionslust der Ehemänner, die bei dem offensichtlich kranken Zustand als besonders peinlich empfunden wird. Auch Kindererzeugung kommt in diesem Zustand noch vor; allerdings wird man die von den Ehefrauen oft aufgeworfene Frage nach der Ansteckungsfähigkeit wohl verneinen dürfen, wenigstens ist nach Jahnel kein Fall dieser Art bekannt geworden.

Bei paralytischen Frauen pflegt die sexuelle Appetenz ebenfalls lange Zeit erhalten zu sein, und auch die Periode erleidet bei den vor dem Klimakterium stehenden Patientinnen verhältnismäßig selten eine Störung. Das erscheint besonders bemerkenswert, wenn man bedenkt, daß bei funktionellen Psychosen, wie z. B. beim manisch-depressiven Irresein, sehr oft die Menses sistieren. Auch *Schwangerschaften* werden bei Paralytikerinnen gar nicht so selten beobachtet. Der Ansicht von Süsstrunk, daß eine Gravidität während der Paralyse selten sei, kann ich nicht beipflichten; ich glaube, daß die von ihm aus der Literatur zusammengestellten 67 Fälle kein Maßstab sein dürfen, da doch kaum anzunehmen ist, daß alle derartigen Vorkommnisse veröffentlicht werden. Dafür spricht auch die Tatsache, daß Pilcz in seiner Arbeit über die weiteren Lebensschicksale der Kinder, die während des Bestehens einer mütterlichen Geisteskrankheit geboren sind, allein 32 paralytische Frauen mit 34 Kindern verarbeiten konnte. Die Schwangerschaft verläuft bei den Paralytikerinnen, wie auch Jahnel hervorhebt, in der Regel ganz normal, und die Kinder, die bei bereits manifester Paralyse gezeugt oder geboren worden, zeigen in der Regel keine Erscheinungen von Syphilis. Aborte sind anscheinend sehr selten. Der Geburtsvorgang spielt sich in der Regel ohne Komplikationen ab; verschiedentlich wird über besonders leichte Entbindungen, unter Umständen ohne Schmerzempfindung berichtet. Selbst operative Eingriffe seien ohne Schmerzäußerung vorge-

nommen worden, berichtet SÜSSTRUNK. Nach der Arbeit von PILCZ scheint es
festzustehen, daß die Aussicht der Gravidität sowohl wie das Schicksal der ge-
borenen Kinder besser bei einer Paralyse als bei einer Frühsyphilis der Mutter
ist. Immerhin ist die Mortalität der Kinder noch ziemlich erheblich (51,5 %
nach PILCZ). Da aber eine Lues congenita als spezifische Todesursache verhältnismäßig selten ist, nimmt PILCZ noch eine besondere Widerstandsunfähigkeit
der Kinder an, die durch den mütterlichen Krankheitsprozeß geschaffen sei.
Jedenfalls besteht im allgemeinen wenigstens für eine Fruchtinfektion nur eine
geringe Wahrscheinlichkeit, und auch sonst ist keine Indikation zur Einleitung
des Aborts gegeben. Davon kann m. E. auch die gelegentlich gemachte Beobachtung, daß sich eine Paralyse nach der Entbindung verschlechtert, nichts
ändern. Eine spezifische Kur wird namentlich mit Rücksicht auf das Kind
zweckmäßig sein; UNGER berichtet auch von einer Malariakur bei einer graviden
Paralytica. Die Behandlung wurde gut überstanden und das Kind kam mit negativem Wassermann im Blut ohne Zeichen congenitaler Lues zur rechten Zeit zur
Welt.

Auch der *Nahrungstrieb* des Paralytikers ist in der Regel lange Zeit gut
erhalten. Störungen werden anfangs jedenfalls nur dadurch beobachtet, daß
auch hier die Hemmungen, die normalerweise zügelnd wirken, weggefallen sind;
auf diese Weise dominiert oft die bloße Gier, die auch vor ungenießbaren
Dingen nicht halt macht.

Bei einer gewissen Zahl von Kranken kann man die *Temperamentsart* verhältnismäßig lange erhalten sehen, jedoch darf man hier wohl nicht von einer
Gesetzmäßigkeit sprechen. Auch eine gewisse Fähigkeit, Freud und Leid zu
empfinden, bleibt in der Regel, jedoch sind die Affektäußerungen ungebremster
und die Anlässe nach beiden Seiten hin primitiver. Das *instinktmäßige* Verhalten
ist bei der Paralyse relativ ungestört im Gegensatz zu der schon früh zutage tre-
tenden Unfähigkeit, gedankliche Erwägungen ausschlaggebend sein zu lassen.
Auch altes Material an Denkgewohnheiten, Redewendungen und Fertigkeiten
bleibt verhältnismäßig lange benutzbar.

Zusammenfassend wird man danach sagen können, daß der Paralytiker auf
einem niederen Persönlichkeitsniveau nach Abbau der höheren Willensformen
und Verstandesleistungen für eine Zeitlang noch zu leben und auch sich fort-
zupflanzen vermag, ja daß er dabei unter Umständen noch eine gewisse Genuß-
freudigkeit bei herabgesetzten Ansprüchen aufweist.

II. Besondere Formen.

Als besondere Formen von Paralyse möchte ich hier nur die Taboparalyse,
die Lissauersche und die juvenile Paralyse herausheben. Es handelt sich dabei
um Gruppen, die sowohl durch anatomische Eigenarten wie auch durch klinische Besonderheiten so ausgezeichnet sind, daß die Eingruppierung in der Regel
keine Schwierigkeiten macht. Nicht zu den besonderen Formen rechne ich die
Fälle, die lediglich etwa durch Verlaufseigentümlichkeiten auffallen, wie die galoppierende und die stationäre Paralyse; sie werden an anderer Stelle besprochen. Das ist schon deshalb nötig, weil sonst zahlreiche Überschneidungen unvermeidbar wären, denn ein Teil der stationären Formen gehört zu den Taboispara-
lysen, und auch eine Lissauersche Paralyse kann einmal einen foudroyanten Verlauf nehmen.

1. Taboparalyse.

Die Frage, was man unter Taboparalyse verstehen will, ist deshalb nicht
ganz leicht zu beantworten, weil tabische Symptome bei der Paralyse ja unge-

mein häufig sind, und zwar treten sie oft auch in so charakteristischer Form auf, daß es sich nicht nur um eine zufällige Nebenerscheinung handeln kann, die man auf eine paralytische Hinterstrangsdegeneration zurückzuführen vermöchte. Ich glaube, daß es sich in solchen Fällen, in denen man außer etwa dem Fehlen der Kniesehnenreflexe noch andere tabische Symptome, wie Sensibilitätsstörungen, Ataxie, Romberg, lanzinierende Schmerzen usw. findet, um eine *Tabes neben* der Paralyse handelt (36 % unseres Materials). Da derartige Fälle sich aber trotz dieser Kombination klinisch psychiatrisch nicht von den übrigen Paralysen unterscheiden, besteht kein Bedürfnis, sie als eine besondere Gruppe hervorzuheben, und man könnte hier einfach von *Paralysen mit tabischen Symptomen* sprechen. Dagegen kennen wir sehr charakteristische Fälle, bei denen ursprünglich nur eine Tabes, und zwar unter Umständen lange Zeit allein bestand, und bei denen sich dann erst eine Paralyse hinzugesellte. Nach Pilcz verfallen 13,5 % der Tabiker diesem Schicksal. Diese „echten" *Taboparalysen* fanden sich in unserem Material nur in etwa 10 % der Fälle. Auch anatomisch sind sie — abgesehen von den tabischen Veränderungen am Rückenmark — oft durch einen geringfügigen Hirnbefund charakterisiert (Jahnel). Neurologisch sieht man besonders häufig die reflektorische Pupillenstarre, jedoch konnte ich einen Fall beobachten, der bei seiner ersten Aufnahme wegen Tabes 1918 eine echt reflektorische Starre zeigte, 1924 bei seiner Aufnahme wegen beginnender Paralyse nur noch eine schwache Konvergenzreaktion aufwies, die im weiteren Verlauf der Erkrankung fast ganz schwand. Man kann in diesem Fall eine Bestätigung für die Annahme erblicken, daß die echt reflektorische Pupillenstarre doch wohl ein tabisches Symptom ist, während bei der Paralyse meist die Konvergenzreaktion mit betroffen ist. Auch besonders enge oder stark un-gleiche Pupillen sieht man bei Taboparalyse häufiger als bei den gewöhnlichen Formen der Paralyse.

Schließlich findet man auch die *Opticusatrophie* bei der Taboparalyse nicht so selten, und zwar geht sie in vielen Fällen dem Beginn der Paralyse jahrelang voraus. Das gleiche gilt von anderen tabischen Erscheinungen. Erwähnung verdienen hier vor allem die Sensibilitätsstörungen, Krisen und lanzinierende Schmerzen, die ebenso wie die Opticusatrophie unter den tabischen Symptomen der gewöhnlichen Paralysen nur wenig beobachtet werden. Bemerkt sei, daß bei diesen Fällen zuweilen schon früh eine Impotenz auftritt, was bei den reinen Fällen von Paralyse ungewöhnlich ist.

Die psychischen Symptome können in einem Teil der Fälle auch eine gewisse Besonderheit aufweisen. Der geistige Verfall ist in der Regel nicht entfernt so rapide wie bei den gewöhnlichen Paralysen. Stertz hebt hervor, daß die Kranken längere Zeit hindurch oft eine gewisse geistige Regsamkeit und ein leidliches Gedächtnis behalten, und daß sie dadurch mehr als die gewöhnlichen Paralytiker zum Auftreten ausgesprochen paranoider Episoden disponiert seien. Auch die Sprachstörung wird zuweilen weniger ausgeprägt gefunden. Im späteren Verlauf verwischen sich die Unterschiede allerdings wieder, es sei denn, daß die Taboparalysen stationär werden; und wie wir sehen werden, gehört gerade ein nicht unwesentlicher Prozentsatz der stationären Fälle zu den Taboparalysen. Handelt es sich aber um progressive Verläufe, so sehen wir auch die übrigen bei der Paralyse üblichen Zustandsbilder; expansive, demente, depressive und katatone Formen, auch Anfälle kommen wohl annähernd gleich oft vor. Allenfalls könnte man sagen, daß Sinnestäuschungen etwas häufiger auftreten (12,7 %, Kraepelin). Bei den wenigen im Verlauf der Paralyse beobachteten *Halluzinosen* handelte es sich nach Johannes vorzugsweise um Taboparalysen. Als ein besonderes Symptom kann bei Taboparalytikern mit Opticusatrophie noch die Bereitschaft zu optischen Trugwahrnehmungen erwähnt werden. Hier handelt es sich aber nicht um eine pathognomonische Eigenschaft, sondern um eine bei vielen blinden Hirnkranken zu beobachtende Neigung.

Die *tabischen* Symptome gehen den paralytischen oft viele Jahre voraus. KRAEPELIN erwähnt Fälle, in denen die ersten tabischen Erscheinungen 20, ja 26 Jahre zuvor schon beobachtet werden konnten. Es sind daher auch vorzugsweise die milderen Verlaufsformen der Tabes, die als Ausgangspunkt in Betracht kommen. Meist handelt es sich auch um nicht sehr symptomreiche Fälle. Der Übergang von der Tabes zur Paralyse kann zuweilen durch einen Anfall besonders akzentuiert werden.

Auch der Verlauf des *paralytischen* Stadiums ist meist ziemlich lang hingezogen, so daß man wohl auch deshalb mit einem nicht sehr intensiven Krankheitsprozeß rechnen darf. Vielleicht ist diese allgemeine Milderung darauf zurückzuführen, daß die lange vorausgehende tabische Erkrankung dem Zentralnervensystem irgendwelche Abwehrkraft gegenüber den Krankheitserregern verschafft hat, die zwar das Befallenwerden des Gehirns nicht zu hindern vermag, aber doch eine gewisse Dämpfung des Krankheitsprozesses mit sich bringt. Für alle Fälle kann diese Annahme allerdings nicht gelten, denn wir kennen auch Taboparalysen mit raschem Verlauf. Vielleicht muß man überhaupt mit ganz anderen Möglichkeiten rechnen, die es bewirken, daß oft erst nach langen Jahren die Erkrankung auch das Gehirn angreift. Die sich dabei abspielenden Vorgänge sind um so rätselhafter, als es, wie gesagt, zum Teil recht milde, anscheinend harmlose Fälle von Tabes sind, die zu Taboparalysen führen.

Die Blut- und Liquorreaktionen sind nicht immer so stark wie bei der Paralyse, insbesondere ist zuweilen die Wassermannsche Reaktion im Liquor erst in hohen Konzentrationen $+ + + +$. Auch die Kurven sind zuweilen etwas abgeschwächt.

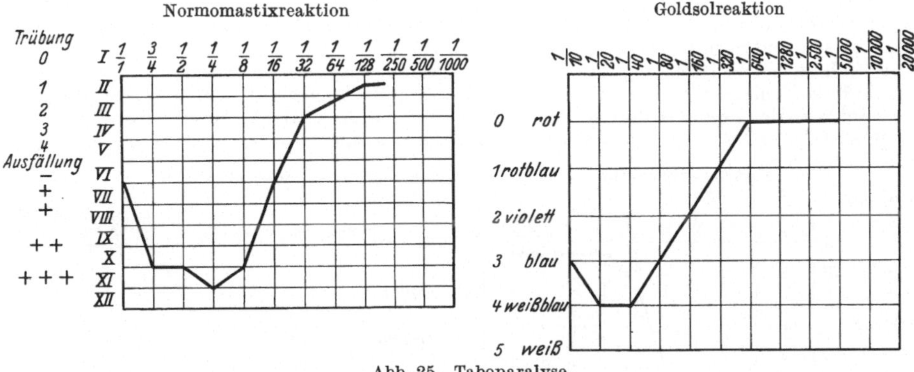

Abb. 25. Taboparalyse.

Einen guten Überblick über die Entwicklung einer Taboparalyse bietet folgender Fall: Dam. ♂, geb. 1881.

Lues 1902 oder 1903. 1916 schweres Gefühl in den Beinen; damals ist schon die Diagnose Tabes gestellt worden. Seit 1917 ungemein heftige reißende Schmerzen. I. Aufnahme 1918: Pupillen links < rechts. Reflektorische Pupillenstarre. Patellar- und Achillessehnenreflexe fehlen. Ataktischer Gang. Hypästhesie an den Beinen. Störung der Tiefensensibilität. Keine Symptome für Paralyse. Hg-Salvarsan-Kur. Wassermann im Serum +, im Liquor +; 96/3 Zellen.

II. Aufnahme 1924: Pupillen reagieren auf Licht nicht, auf Konvergenz schwach. Ataxie ist stärker geworden, sonst neurologisch der gleiche Befund. — Ausgemacht paralytische Sprachstörung und Demenz.

Bei der III. Aufnahme 1926 absolute Pupillenstarre, Romberg, lanzinierende Schmerzen. Silbenstolpern. Psychisch: zeitlich orientiert, erhebliche Merkstörung. Versagt bei mittelschweren Rechenaufgaben. Demente Euphorie. Wassermann im Blut + + + +, Liquor : 74/3 Zellen, Nonne +, Gesamteiweiß 3/4°/₀₀, Wassermann ab 0,2 + + + +. Paralysekurve bei Goldsol- und Normomastixreaktion.

Bemerkenswert erscheint mir bei diesem Fall, daß auch die bis dahin ziemlich stationäre Tabes während der Paralyse noch Fortschritte macht, was man an dem Stärkerwerden der Ataxie, sowie an dem Auftreten lanzinierender Schmerzen erkennen kann. Im übrigen bietet die Erkrankung klinisch nichts Besonderes gegenüber anderen Paralysen. Allenfalls wäre auf den protrahierten Verlauf hinzuweisen, der wenig Neigung zu Fortschritten zeigt. Inzwischen ist eine Recurrenskur mit dem Patienten vorgenommen worden, so daß der weitere Verlauf nichts für eine Taboparalyse Charakteristisches mehr enthält.

Daß auch eine seit sehr langer Zeit bestehende Tabes mit schweren Krankheitssymptomen in eine Paralyse von verhältnismäßig raschem Verlauf übergehen kann, lehrt folgender Fall:

Kr. ♀, geb. 1874:

Seit 1912 Schwäche der Beine. Damals in der Medizinischen Poliklinik Diagnose: Tabes. Mehrere Kuren. Langsame, aber stetige Progredienz.

1924: I. Aufnahme in die Psychiatrische und Nervenklinik. Anisokorie, reflektorische Pupillenstarre, Patellar- und Achillessehnenreflexe 0. Hochgradige Hypotonie beider Beine, Ataxie, mannigfache Sensibilitätsstörungen, Blaseninkontinenz, Arthropathien, starke Abmagerung, wiegt 44 kg. Wassermannsche Reaktion im Blut + + + +, im Liquor ab 0,6 + + +, 99/3 Zellen, Nonne +, Paralysekurven. Psychisch ganz unauffällig, kein Anhalt für Paralyse. Nach spezifischer Kur entlassen.

II. Aufnahme 1926 mit massiven paralytischen Symptomen. Auf neurologischem Gebiet ist die Ataxie so weit vorgeschritten, daß die Patientin nicht mehr zu gehen vermag. Psychisch: orientiert, aber dement und merkschwach, unruhig, vielfach erregt, halluziniert akustisch und optisch, macht stereotype Bewegungen, jammert eintönig. Wassermann im Liquor jetzt ab 0,2 + + + +, Paralysekurven noch verstärkt. Im weiteren Verlauf kataton schizophrenes Zustandsbild, verschroben manirierte Bewegungen, zerfahrene Äußerungen, dabei keine wesentliche Beeinträchtigung des Bewußtseins. Decubitus. Mehrfach Temperaturen. Exitus im Marasmus, ca. 4 Monate nach Manifestwerden der paralytischen Symptome.

Daß in diesem Falle die Paralyse sehr rasch zum Tode führte, mag damit zusammenhängen, daß sich die Hirnerkrankung hier bei einer schon infolge der schweren Tabes ungewöhnlich hinfälligen Frau eingestellt hatte. Solche Fälle scheinen indes wohl Ausnahmen zu sein.

Fall Bl., geb. 1865.

Infektion 1887. 1908 Doppeltsehen, das ohne Kuren nach einigen Jahren sich besserte. 1921 Verschlechterung des Sehvermögens und bald darauf Erblindung. Seit Anfang 1924 merkschwach und verändert.

Aufnahme 31. V. 1924: Opticusatrophie, Pupillen reaktionslos. Patellar- und Achillessehnenreflexe fehlen. Herabsetzung der Schmerzempfindung an den Beinen. Störung des Lagegefühls an den Zehen. Ataktischer Gang. Wassermannsche Reaktion im Serum + + + +, im Liquor 0,2 +, 0,6 + +, 1,0 + + + +; 58/3 Zellen; Nonne +.

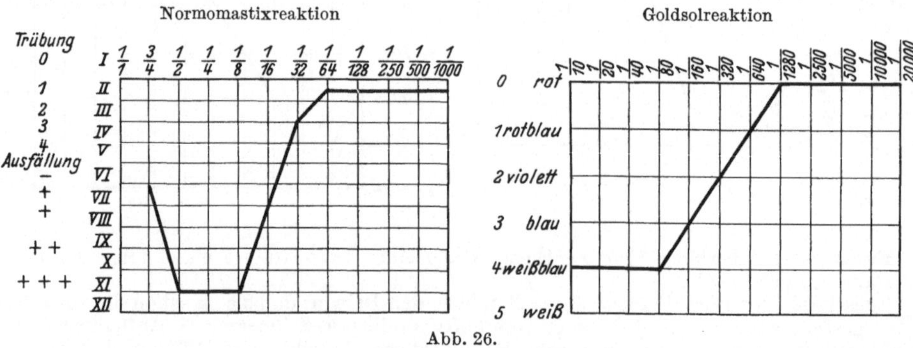

Der Patient ist einigermaßen orientiert, zeigt eine leichte Sprachstörung, rechnet schlecht, ist leicht dement und etwas merkschwach. Hört Stimmen, man wolle ihm die Füße abschneiden, ihn umbringen. Ist dabei ängstlich, mißtrauisch, paranoid. Die Ärzte helfen ihm nicht usw. Dazwischen wieder euphorisch, äußert Größenideen, habe 3 Autos usw. In den Zeiten euphorischer Stimmungslage bestreitet er gelegentlich, blind zu sein, könne alles sehen, das rechte Auge werde besser. Gelegentlich Anfälle. Affektives Verhalten wechselnd, aber keine eigentliche Progression.

Es ist bemerkenswert, daß gerade Fälle mit Opticusatrophie sowohl bei reiner Tabes wie auch bei Taboparalyse oft einen milden, lang hingezogenen Verlauf nehmen und wenig Neigung zum Fortschreiten aufweisen. Bezüglich der zeitweise mangelnden Einsicht in die eigene Blindheit vergleiche auch die Fälle von STERTZ.

Eine recht charakteristische Symptomatologie zeigte folgender Fall H., der allerdings während der Malariakur verhältnismäßig rasch ad axitum kam: geb. 1869. 1901 begann ein Augenleiden, das 1915 zur Erblindung führte. Bis 1925 arbeitete er noch als Bürstenmacher, hat dann das „Gefühl" an den Händen verloren. 1926 Urininkontinenz. 1928 wegen psychischer Verschlechterung in die Klinik. Beiderseits Opticusatrophie, Amaurose. Pupillen stecknadelkopfgroß, reaktionslos. Patellar- und Achillessehnenreflexe fehlen. Herabgesetzte Sensibilität. Wassermannsche Reaktion im Blut + + + +, im Liquor ab 0,2 + + + +, 180/3 Zellen, Nonne +, 3/4⁰/₀₀ Gesamteiweiß, Paralysekurve der Normomastix- und Goldsolreaktion. Psychisch: schlecht orientiert, wunschlos glücklich, dement, Größenideen, habe 65mal Stuhlgang gehabt heute, sein Bruder sei der Papst, der sei daran schuld, daß er blind sei, er habe ihn blind gemacht, damit er den Saustall auf dieser Welt nicht sehe, gut habe er es mit ihm gemeint. Er habe eine Million Vermögen, will dem Arzt einen Scheck über mehrere hunderttausend Mark geben. Hört gelegentlich seinen Bruder sprechen. Bei Testworten artikulatorische Sprachstörung. Malariakur, nach dem 8. Anfall Insult mit rechtsseitiger Lähmung, dem der Kranke nach einigen Tagen erliegt.

Hier ging die Tabes der Paralyse um mindestens 13 Jahre (Erblindung), vielleicht aber gar um 27 Jahre voraus, denn möglicherweise wird man den Beginn der Tabes in die Zeit der ersten Sehstörungen verlegen müssen. Interessant ist, daß jedoch vor Einsetzen der Paralyse die bis dahin konstante und wohl monosymptomatische Tabes ein Fortschreiten zeigte in der Gestalt der Sensibilitätsstörung an den Händen (1925) und der Blasenschwäche (1927).

Wenn auch bei der Taboparalyse nicht stets die mildere Verlaufsart gefunden werden kann, so pflegt doch gewöhnlich irgend*eine* Besonderheit diese Fälle auszuzeichnen, allerdings nicht so, daß daraus etwa die Diagnose Taboparalyse gestellt werden könnte. Dies wird vielmehr nur aus der Vorgeschichte auf Grund der vorausgehenden rein tabischen Symptome möglich sein.

2. Die Lissauersche Paralyse.

Es wurde oben erwähnt, daß die beim Paralytiker nach Anfällen zurückbleibenden Herderscheinungen in der Regel sehr bald, oft schon nach wenigen Stunden verschwinden; dieses Verhalten wird sogar als ein differentialdiagnostisches Merkmal gegenüber der Lues cerebri angeführt, bei der ja Lähmungen, Aphasien usw. recht konstant zu bleiben pflegen oder doch erst nach einer spezifischen Kur zurückgehen. Nun hat LISSAUER auf das Vorkommen von sicheren Paralysen aufmerksam gemacht, bei denen die Beständigkeit gewisser den Anfall überdauernder Herdsymptome aufgefallen war. Zwar war auch hier eine Rückbildung zu bemerken, sie machte aber an einem bestimmten Punkte Halt. Dabei waren die Ausfälle keineswegs besonders schwer, eher leichter als die, deren Resterscheinungen bei gewöhnlichen Paralysen rasch wieder schwanden. Als Herderscheinungen wurde damals Hemianopsie, sensorische Aphasie sowie Hemi- bzw. Monoplegie beobachtet. Anatomisch fand LISSAUER eine „Steigerung des Prozesses", die hauptsächlich die hinteren Abschnitte des Gehirns, vor allem auch die Occipitallappen betroffen hatte. Er faßt diese Fälle „von abnormer Lokalisation, welche zugleich einen von gewöhnlichen Krankheitsbildern abweichenden Verlauf insofern zeigen, als der allgemeine Verfall relativ langsam fortschreitet, und paralytische Anfälle mit residuären Herdsymptomen vorwiegen", als atypische Paralysen zusammen, eine Bezeichnung, die heute allgemein durch die Benennung LISSAUERsche *Paralyse* ersetzt ist. Für wesentlich hielt LISSAUER noch den Umstand, daß der Prozeß das Stirnhirn relativ frei läßt.

Die späteren Erfahrungen haben LISSAUERs Beobachtungen im Prinzip bestätigt; nur insofern ist eine gewisse Modifikation seiner Auffassung nötig geworden, als die Hinterhauptslappen anscheinend nicht so häufig als Ort für die Akzentuation des paralytischen Prozesses in Betracht kommen, wie es Lissauer erschien; man sieht vielmehr in der Regel andere Teile erkranken, und zwar sind wohl am häufigsten Fälle mit Atrophien in der Gegend des Schläfe- resp. Parietallappens.

Diese Herdparalysen brauchen nun nicht von vornherein als solche zu imponieren, es kommt vor, daß sich aus einer gewöhnlichen Paralyse die Lissauersche Form erst herausbildet oder daß umgekehrt bei einer solchen die hirnpathologischen Erscheinungen mit Zunahme der allgemeinen klinischen Symptome zurücktreten oder unerkennbar werden.

Auch ist der Verlauf nicht immer ein protrahierter oder nur schubweise voranschreitender, man sieht auch raschere Abläufe, unter Umständen auch einmal eine galoppierende Form.

Sehr häufig sind diese Fälle von Lissauerscher Paralyse nicht. Alzheimers Schätzung von 15% der Gesamtfälle wird in unserem Material lange nicht erreicht. Ich habe in den letzten Jahren nur 4 Fälle[1], davon einen bei einer juvenilen Paralyse beobachtet. Wenn auch solche Besonderheiten, wie zuzugeben ist, klinisch leicht einmal übersehen werden können, so muß man andererseits berücksichtigen, daß eine Lissauersche Paralyse auch durch Blutungen oder andere Komplikationen vorgetäuscht werden kann; so war Alzheimers Fall VIII ein Gliom, das nach Alzheimers Auffassung auch einen bestimmenden Einfluß auf die Anordnung der paralytischen Degeneration ausgeübt hatte. Auch hat Sträussler in diesem Zusammenhang tertiär luische Gefäßprozesse beschrieben.

Maßgebend für die besondere Symptomatologie sind die vom paralytischen Zerstörungsprozeß jeweils besonders bevorzugten Hirnteile. Am häufigsten sind nach unserer Erfahrung der Schläfelappen, und zwar vor allem auch die Wernickesche Stelle, ferner der Gyrus supramarginalis und supraangularis betroffen. Über einen Paralytiker mit rechtsseitiger Hemiplegie, zurückzuführen auf einen starken Markscheidenzerfall in der linken Zentral- und ersten Schläfenwindung, berichtet z. B. Starlinger. Auch Alzheimer beschreibt unter seinen Beobachtungen solche Fälle, bei denen zum Teil übrigens auch motorische Reizerscheinungen als Herdsymptome, ferner sensible Ausfälle, paragraphische Störungen und einmal Rindentaubheit beobachtet wurden. Sehr viel seltener kommt offenbar die von Lissauer beschriebene Lokalisation im Occipitalgebiet vor, und das gleiche gilt für die von Alzheimer erwähnte Beteiligung des Thalamus. Wichtig ist, wie Spatz mit Recht betont, daß immer nur *eine* Hemisphäre beteiligt ist und dann, daß die Atrophien hier Grade erreichen, wie sie auch im Stirnhirn in typischen Fällen nur selten gesehen werden; auf diesen Umstand ist es ja wohl auch zurückzuführen, daß wir es hier mit *dauernden* Ausfällen zu tun haben. Entsprechend den meist betroffenen Hirnteilen sieht man am häufigsten eine sensorische Aphasie; dann folgen wohl die Hemi- bzw. Monoplegien, die unter Umständen auch von motorischen Reizerscheinungen eingeleitet oder begleitet sein können. Hemianopsie, motorische Aphasie ist sehr viel seltener. Apraxie, Seelenblindheit könnte man nach der gelegentlich beschriebenen Lokalisation wohl erwarten; diese Symptome sind aber bei der gleichzeitig vorhandenen Demenz meist nicht herauszuarbeiten. Denn wenn auch die Herdsymptome oft lange Zeit ganz im Vordergrunde stehen, so fehlt doch die paralytische Demenz nie. Bemerkt sei, daß auch tabische Symptome gleichzeitig vorhanden sein können.

P., geb. 1857.

Aufnahme 1925: Über die Vorgeschichte ist nichts Sicheres zu erfahren. Er soll seit 7 Monaten sich krank fühlen, Zustände von Schwerbesinnlichkeit gezeigt haben. Ferner hatte

---

[1] Durch die Sektion bestätigt.

er Herzbeschwerden. Bei der Aufnahme Pupillenreaktion auf Licht θ, auf Konvergenz schwach. Leichte Facialisparese rechts. Zunge weicht nach rechts ab. Patellarsehnenreflexe links = rechts +. Achillessehnenreflexe fehlen. θ Babinski. Grobe Kraft im rechten Arm herabgesetzt. Choreiforme Unruhe der Beine. Ataxie der Extremitäten. Wassermannsche Reaktion im Blut + + + +, Liquor ab 0,2 + + + +, 184/3 Zellen, Nonne Trübung, 1⅓ °/₀₀ Gesamteiweiß. Paralysekurven der Goldsol- und Normomastixreaktion. — Psychisch: Dement euphorisch, desorientiert, merkschwach, gelegentlich Konfabulationen. Die Untersuchung wird durch eine starke vorzugsweise sensorische Aphasie erschwert; der Kranke äußert zahlreiche Paraphasien meist verbaler, aber auch literaler Art. Dabei ziemlich starker Rededrang, motorische und sprachliche Unruhe. Verwirrt, gelegentlich Grimassieren, grotesk manierierte Bewegungen. Im weiteren Verlauf zunehmende Verschlechterung; er verkennt Personen, schläft viel, ist interesselos, spricht spontan weniger, bleibt aphasisch. Emotionelle Inkontinenz. Exitus etwa drei Monate nach der Aufnahme. Bei der Sektion fand sich die auch klinisch angenommene Lissauersche Paralyse mit Atrophien im Temporal- (besonders l. Schläfenwindung), Parietal- und Frontalgebiet. Keine arteriosklerotischen Veränderungen.

Bei einem anderen Fall sonst typischer progressiver Paralyse waren Herderscheinungen (Lähmung und Reizsymptome der rechten Extremitäten) durch eine Thrombosierung der Venen der Konvexität und davon abhängige Blutungen in die Rinde vorgetäuscht worden.

Ein sehr bemerkenswerter Fall von Taboparalyse der Lissauerschen Form war folgender:

I., ♀, geb. 1864.

Infektion wahrscheinlich 1909. Seit 1919 nervöse Beschwerden, Abmagerung und Symptome, die wohl auf eine beginnende Tabes schließen lassen. Ferner Atrophie an den kleinen Handmuskeln rechts. Gelegentlich Sehstörungen. 1924 „Schlaganfall" mit zunächst bald vorübergehender Lähmung rechts und Aphasie. Psychisch seitdem verändert. Die Anfälle wiederholten sich, auch stellten sich mehrfach Zustände vorübergehender Blindheit ein.

Bei der Aufnahme 18. 11. 1924 reflektorische Pupillenstarre, Fehlen der Patellar- und Achillessehnenreflexe. Rechts Neigung zu Babinski.

Wassermannsche Reaktion im Blut + + + +, im Liquor ab 0,2 + + + +. 64/3 Zellen. Nonne + +, Gesamteiweiß 1¼ °/₀₀.

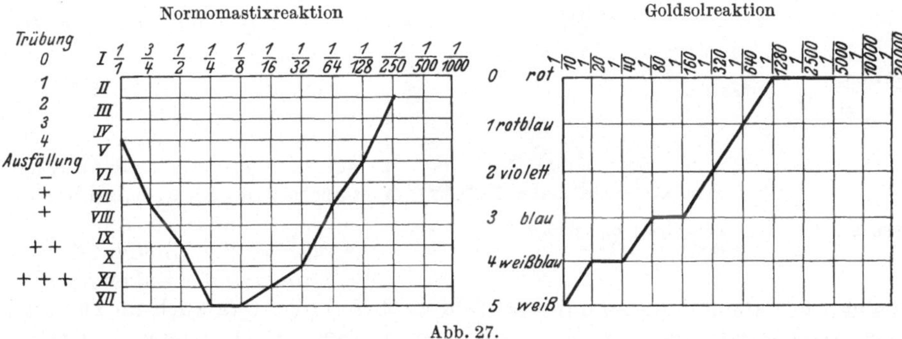

Abb. 27.

Schwere Sprachstörung, gemischt aus artikulatorischen Beeinträchtigungen und paraphasischen Entgleisungen. Euphorisch, ohne besondere Demenz, affektiv inkontinent. Körperlich: Aortitis. Blutdruck 155/100. Anfangs war an eine Lues cerebri gedacht worden und man hatte deshalb eine spezifische Kur vorgenommen, die jedoch ohne besonderen Erfolg geblieben war. Zuhause hatte sie dann eine Zeitlang einfache Arbeiten verrichtet, auch geschneidert usw. Die Wortfindungsschwierigkeiten waren geblieben. Im Mai 1925 kam es zu wiederholten kleinen Anfällen, die kurzdauernde Lähmungen der rechten Hand zur Folge hatten. Jetzt findet sich neben der noch stärker gewordenen sensorischen Aphasie eine nicht zu verkennende Demenz von euphorischer Färbung. Die Patientin wurde bald wieder nach Hause geholt und kam am 13. 8. 1926 zum dritten Male in die Klinik, nachdem wieder eine Reihe von Anfällen aufgetreten waren. Es besteht jetzt eine schwere sensorische Aphasie. Die Kranke versteht fast nichts mehr, starke Paraphasien. Nunmehr auch hochgradige Demenz. Keine sicheren Lähmungen. Allmählicher Verfall. Während vorher das Gewicht bei 60 kg ungefähr konstant war, unaufhaltsame Abnahme auf 40 kg. Exitus am 6. 5. 1927.

Anatomisch findet sich eine Paralyse mit starker Atrophie im Bereich der linken Parietal- und Schläfelappen. Im Occipitallappen sind keine besonderen Atrophien wahrzunehmen, was im Gegensatz zu den Befunden von Lissauer hervorgehoben werden soll; es geht daher auch nicht an, die von der Frau anfangs geklagten wegen der Verständigungsschwierigkeiten nicht genauer analysierbaren Sehstörungen etwa auf Occipitalherde zu beziehen. Bemerkenswert ist hier, daß wir es mit zwei verschiedenen Gruppen von Herderscheinungen zu tun haben, einmal die immer nur vorübergehenden Lähmungserscheinungen der rechten Hand und dann die dauernde bzw. fortschreitende sensorische Aphasie. Dem entspricht anatomisch die Tatsache, daß der Schläfelappen stark atrophisch war, während die vordere Zentralwindung nur die gewöhnlichen paralytischen Veränderungen aufwies.

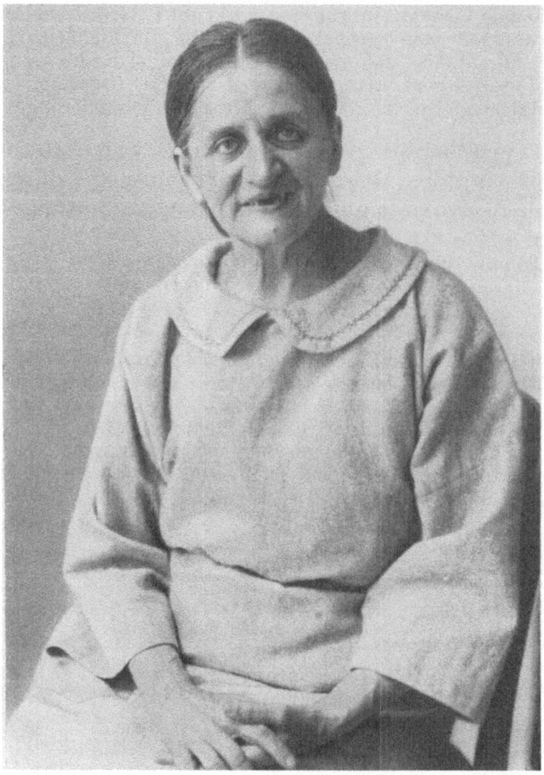

Dieser Fall ist auch typisch für den üblichen Verlauf der Lissauerschen Paralysen: Zunächst findet man nur Herderscheinungen nach Anfällen (damals auch Fehldiagnose Lues cerebri!), erst im weiteren Verlauf (II. Aufnahme) treten die Demenzerscheinungen hervor; auch das schubweise Fortschreiten nach kurzen Intervallen, in denen nur die Aphasie das Befinden beeinträchtigt, ist recht charakteristisch, insbesondere wird auch jede Progredienz von einer Reihe von Anfällen eingeleitet.

Von grundsätzlicher Bedeutung könnten diese Herdparalysen für die Frage des Zusammenhangs klinischer Erscheinungen mit der Verteilung des paralytischen Prozesses sein. Bezüglich der Aphasie und der halbseitig spastischen Erscheinungen bestehen ja keinerlei Zweifel über die Zuordnung. Nun wird in der Arbeit von Alzheimer ein Kranker (VII) beschrieben, der lange massenhaft Stimmen hörte, und bei dem sich post mortem eine starke Atrophie der linken Zentralwindungen, des linken Scheitelhirns und vor allem der ersten linken Temporalwindung fand, auch im Thalamus waren ganz besonders schwere Veränderungen gewesen. Alzheimer nimmt jedoch zu diesen lokalisatorischen Fragen nicht Stellung, und dem Versuch, die akustischen Halluzinationen mit der Atrophie der ersten Schläfenwindung in Beziehung zu setzen, wird man den Umstand entgegenhalten müssen, daß in diesem Falle auch optische Sinnestäuschungen vorgekommen waren, für die ein entsprechendes anatomisches Korrelat nicht zu finden war. Ähnliches gilt von der Frage verschiedener Hyperkinesen, die Alzheimer bei seinen Kranken beschreibt und die man etwa mit einer Beteiligung des Thalamus (Pulvinar) in Verbindung bringen könnte (Fall I und II). Die Bewegungsstörungen waren jedoch nicht besonders charakteristisch, sie hielten zwischen Tremor, Hemichorea und Hemiathetose die Mitte; Alzheimer neigt dazu, sie auf direkte Reizwirkung der motorischen Zentren zurückzuführen, und außerdem zeigte gerade Alzheimers letzter Fall mit schweren Veränderungen am Thalamus keine derartigen Erscheinungen.

Abb. 28. Lissauersche Paralyse; hochgradige Demenz mit sensorischer Aphasie.

3. Die juvenile Paralyse.

Als Frühform der Paralyse, infantile oder *juvenile* Paralyse bezeichnet man diejenigen Fälle, bei denen sich die Paralyse auf Grund einer *congenitalen Lues* entwickelt (KLIENEBERGER). Es erscheint mir notwendig, diesen Punkt hervorzuheben, weil auch nach selbst erworbener Lues unter Umständen schon in relativ jugendlichem Alter Paralysen auftreten können[1]. Ein Fall unserer Beobachtung war bei Beginn seiner Erkrankung erst 25 Jahre, die Lues hatte er mit 19 Jahren acquiriert. In diesem Alter können zuweilen auch Paralysen auf Grund kongenitaler Lues noch zum Ausbruch kommen; MÜLLER berichtet sogar über einen sicheren Fall (virgo intacta) mit Krankheitsbeginn im 42. Jahre.

Im allgemeinen beginnt aber die juvenile Paralyse sehr viel früher, und gerade dieses Auftreten in der Kindheit ist wohl der Hauptgrund für die klinische Sonderstellung gegenüber der gewöhnlichen Paralyse. Denn da der Krankheitsprozeß in Art und Ausbreitung — von unwesentlichen Einzelheiten abgesehen — der gleiche ist wie bei den anderen Paralysen, so kann der Unterschied in den Krankheitserscheinungen nur der Eigenart des kindlichen Gehirns und seiner Funktionen zugeschrieben werden. Das gilt zunächst schon für die Art der *Demenz*: während bei der Paralyse der Erwachsenen ein Mensch mit abgeschlossener intellektueller Ausbildung, mit Lebenserfahrungen, mit gefestigtem Gemüts- und Willensleben, also eine voll entwickelte Persönlichkeit betroffen wird, wirkt bei der juvenilen Paralyse der Zerstörungsprozeß auf ein Gehirn ein, das in bezug auf seine Funktionen noch in der Ausbildung begriffen ist. Wenn auch zur Zeit des Beginns meist schon ein gewisses Material an Schulkenntnissen und Fertigkeiten vorhanden ist, so kann das in dem Vorzugsalter der juvenilen Paralyse zwischen 10 und 14 Jahren noch nicht sehr gefestigt sein; vor allem aber fehlt noch die Übung und das Verständnis, es zu verwenden, es fehlt ferner alles, was durch Lebenserfahrung aufgenommen zu werden pflegt, und so wird die Demenz einer juvenilen Paralyse nicht die Kennzeichen einer erworbenen aufweisen, sondern eher gewisse Ähnlichkeiten mit den Formen des angeborenen Schwachsinnes zeigen, und zwar um so mehr, je jünger das Individuum beim Beginn der Erkrankung war. Aber auch bei Kindern, die nach Abschluß der Schulzeit erkranken, sehen wir die erworbenen Schulkenntnisse überraschend schnell verschwinden, es tritt nicht nur ein Stillstand der Weiterentwicklung, sondern sehr rasch auch ein Abbau ein. Am deutlichsten macht sich das meist bei Rechenversuchen bemerkbar; während beim Durchschnittsparalytiker die Aufgaben des Einmaleins in der Regel noch lange gut erledigt werden, sind auch leichte Exempel bei der juvenilen Paralyse nicht mehr zu bewältigen, ja das einfache Zählen versagt schon bald. Man wird dabei bedenken müssen, daß viele dieser Kranken in der Schule noch nicht so weit waren, um den Zahlenbegriff zu erfassen. Aber auch andere Schulkenntnisse gehen sehr bald verloren, ein Zeichen dafür, daß zum völligen Beherrschen des einmal gelernten Wissens ein längerer durch Übung gefestigter Besitz gehört. So können viele auch bald nicht mehr lesen, kennen die Uhr nicht mehr, Fähigkeiten, die bei erwachsenen Paralytikern lange erhalten sind.

Bei Bewertung der noch vorhandenen Urteilsleistungen muß man einen anderen Maßstab anlegen als bei gewöhnlichen Paralytikern. Eine kritische Einstellung

---

[1] Allerdings ist man vom klinischen Standpunkt aus oft gezwungen, entsprechend dieser Definition die allerdings ungewöhnlichen Fälle, in denen eine Paralyse etwa im 14. Lebensjahre auf Grund akquirierter Lues auftritt, nicht als „juvenile" zu bezeichnen; NONNE beschreibt verschiedene solche Fälle, bei denen die Ansteckung beim Stillen durch eine syphilitische Amme oder durch Zusammenschlafen mit einem syphilitischen „Schlafbaas" in frühester Kindheit erworben war.

oder Krankheitseinsicht kann man von einem Kinde auch sonst nicht verlangen, und die *Intelligenzleistungen* im engeren Sinne entsprechen mehr denen der angeboren Schwachsinnigen, als dem bei der Paralyse sonst üblichen Bild.

Noch mehr fast macht sich die mangelhafte Differenzierung der kindlichen *Persönlichkeit* im Krankheitszustand bemerkbar. Das hat zur Folge, daß das Verhalten der Patienten, auch wenn sie im Laufe der Erkrankung z. B. das 20. Lebensjahr erreicht haben, ausgemacht infantil, unreif ist; oft sieht man dabei eine gewisse kindliche Treuherzigkeit.

Das Stimmungsleben ist labil, unausgeglichen, von verzerrt kindlicher Launenhaftigkeit oder weinerlicher Reizbarkeit, die sich unter Umständen zu primitiven Erregungen steigert. Auch depressive Zustände kommen vor; insbesondere hat Homburger auf Fälle hingewiesen, die aus einem ganz elementaren Unglücks- und Elendsgefühl heraus Lebensüberdruß äußern. Eine weitere Wirkung ist dann die Einförmigkeit der juvenilen Paralyse, die meist der einfach dementen Form der Erwachsenen-Paralyse gleicht und nur selten ein wenig mehr Abwechslung in den Symptomen bietet. So habe ich z. B. nur ausnahmsweise bei juvenilen Paralytikern *Größenideen* gesehen, obwohl eine gewisse Euphorie nicht so selten vorkommt. T. Schmidt-Kraepelin hat anscheinend öfter Größenideen gefunden, aber bemerkenswerterweise vor allem bei den etwas älteren Patienten; sie trugen auch zumeist ein ganz kindliches Gepräge und wurden nur in flüchtiger, spielerischer Weise geäußert.

Schizophrenieähnliche Symptome sind nach meiner Erfahrung ebenfalls selten bei der juvenilen Paralyse; Hautrive, Dardenne und Focquet haben einen solchen Fall beschrieben.

Mit der Eigenart des kindlichen Gehirns mag es auch zusammenhängen, daß verhältnismäßig viele *epileptische* und recht wenig apoplektische *Anfälle* auftreten.

Auf *körperlichem* Gebiet sieht man naturgemäß eine Reihe von Stigmen, wie sie auch sonst bei kongenitaler Lues vorkommen, ohne daß ihr Zusammenhang mit Syphilis immer gesichert wäre. Hierher gehört die Hutchinsonsche Trias (Keratitis parenchymatosa — Hutchinsonsche Zähne — Taubheit), ferner Chorioretinitis, Knochenanomalien wie rauhe Tibien, Dystrophia adiposo-genitalis oder femininer Habitus bei Knaben (einen solchen Fall gleichzeitig mit erhöhter Zuckertoleranz beschreiben Raphael und Scherman). Die oft mangelhafte körperliche Entwicklung braucht nicht mit der kongenitalen Lues zusammenzuhängen, sie wird wenigstens zum Teil schon mit der Paralyse in Beziehung zu bringen sein. Die geschlechtliche Reifung tritt bei den Frühfällen überhaupt nicht ein; war die Entwicklung schon vor Ausbruch der Erkrankung so weit vorgeschritten, dann braucht sie zunächst jedenfalls durch die Paralyse keine Schädigung zu erleiden; das zeigt der von Nonne publizierte Fall einer juvenilen Paralytica, die mit 15 Jahren am normalen Ende der Schwangerschaft entbunden wurde.

Auch an den *neurologischen* Symptomen macht sich die infantile Persönlichkeit des Betroffenen bemerkbar. Auffallend oft sieht man Gehstörungen, die relativ häufig auf Paraparesen beruhen und vielfach an die Littlesche Lähmung erinnern. Wenn nach paralytischen Anfällen hemi- oder monoplegische Lähmungen auftreten, gehen sie zuweilen mit athetotischen Bewegungen einher (vgl. Abb. 29), die bei der gewöhnlichen Paralyse nicht vorkommen. Eine choreiforme Bewegungsunruhe, die Stöcker als häufig beschreibt, habe ich wenigstens in charakteristischer Form nicht gesehen. Mit der auch anatomisch verhältnismäßig oft nachgewiesenen Beteiligung des Kleinhirns mag vielleicht die an Ataxie erinnernde Unsicherheit zusammenhängen. Auch tabische Symptome, besonders Areflexie sieht man, jedoch sind im Gegensatz zu der gewöhnlichen Paralyse spastische Symptome häufiger. HOMBURGER führt diese Bevorzugung m. E. mit guten Gründen auf die verhältnismäßig späte Reifung des zentralen motorischen Neurons zurück. Auch Kontrakturen sieht man namentlich im Endstadium nicht selten (vgl. Abb. 30). Pupillenstörungen gehören zu den regelmäßigen Befunden.

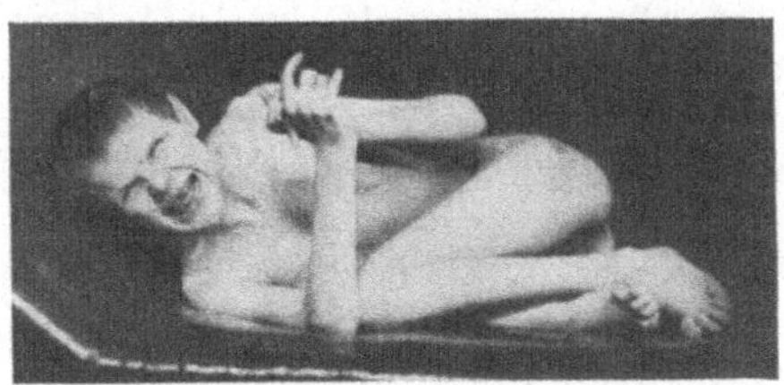

Abb. 29.
Juvenile Paralyse mit athetotischen Bewegungen.

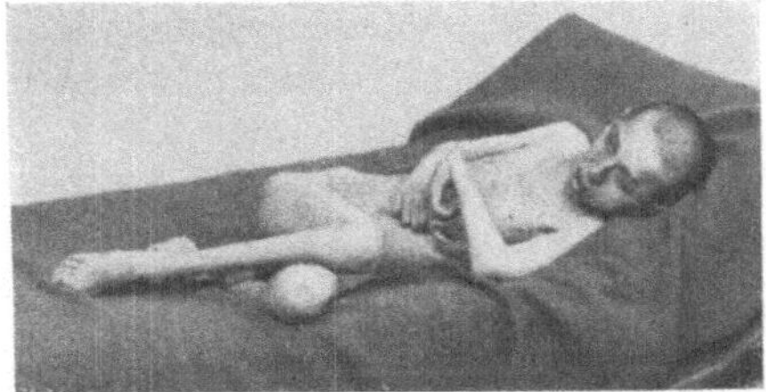

Abb. 30. Juvenile Paralyse mit Kontrakturen.

Im allgemeinen überwiegt dabei die absolute Pupillenstarre. T. SCHMIDT-KRAEPELIN vermißte sie in ihrem Material von 40 Fällen nur zweimal. Dagegen ist die reflektorische Starre seltener als die absolute (STÖCKER, SCHMIDT-KRAEPELIN). Verhältnismäßig häufig sind die Pupillen weit (vgl. auch HUSSELS). Daß die Sehnervenatrophie öfter vorkommt als bei der gewöhnlichen Paralyse, kann ich nach meinen Beobachtungen nicht sagen.

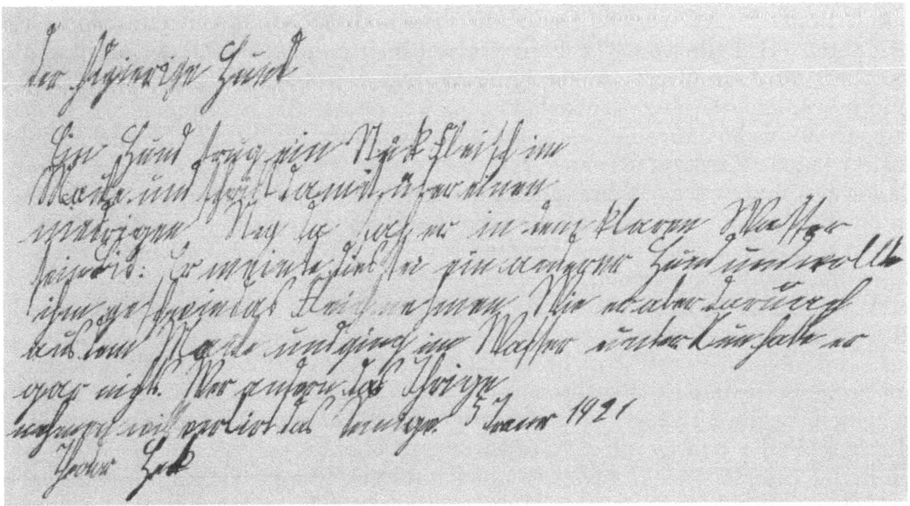

Abb. 31. Schriftprobe. Juvenile Paralyse. 14 Jahre alt, Beginn der Erkrankung im 11. Lebensjahr. Die Schrift trägt noch kindliche Züge. Es zeigen sich aber schon sehr charakteristische Auslassungen, Unregelmäßigkeiten und Verschmierungen.

Die Art der nur selten vermißten *Sprachstörung* hängt im wesentlichen von dem Alter beim Beginn der Paralyse ab. Erkrankt das Kind erst nach dem 14. bis 16. Lebensjahr, so ist in der Regel kein Unterschied gegenüber der gewöhnlichen artikulatorischen Sprachstörung zu bemerken. Bei den Fällen jedoch, die mit 9 bis 10 Jahren schon befallen werden, in einem Alter also, in dem Sprachschatz und Sprechübung noch nicht sehr ausgebildet sind, tritt oft ein sehr frühzeitiges Versagen des Sprechens überhaupt auf, so daß die Kinder zuweilen sich völlig stumm verhalten und nicht einmal die einfachsten Worte nachzusprechen vermögen. In anderen Fällen erfolgt lediglich ein echolalisches Nachplappern, vielfach mit Infantilismen in der Aussprache. Bei viel weiter vorgeschrittenen Fällen beschränken sich die sprachlichen Äußerungen auf ein unartikuliertes Brüllen oder amorphe Laute; die Kranken können dann zuweilen an Idioten erinnern, die nie sprechen gelernt haben.

Für die *Schreibstörung* gilt etwa das Gleiche: Die nach dem 15. bis 16. Lebensjahr Erkrankten lassen im wesentlichen die Eigentümlichkeiten der gewöhnlichen Paralytiker erkennen, bei den Jüngeren versagt das Schreiben rasch ganz oder es finden sich auch hier mehr Infantilismen (unbeholfen, unorthographisch) als spezifisch paralytische Anomalien.

Erwähnt sei, daß auch die sonstige *Motorik* sich ähnlich verhält: bei den früh Erkrankten sieht man, ähnlich wie bei den Idioten, taktmäßig iterierende, sinnlose Bewegungen; sie wiegen den Oberkörper, klopfen auf die Unterlage, kneten und reiben mit den Händen usw. Auch Kratzen und andere Selbstbeschädigungsneigungen kommen vor, ebenso die von den angeborenen Schwachsinnsformen her bekannten trieb- und drangartigen Handlungen wie Bohren in Nase oder After, Spielen mit Kot usw. Bei anderen ist eine kindlich rührende Tollpatschigkeit in grotesker Weise bis über die Pubertätsjahre erhalten.

Der *Beginn* der Erkrankung ist bei der meist schleichenden Entwicklung oft schwer genauer festzustellen. Vor dem 9. Lebensjahre werden die ersten Symptome kaum je beobachtet[1]. Das bevorzugte Alter für das Auftreten von Frühsymptomen scheint die Zeit zwischen dem 10. bis 14. Lebensjahr zu sein (Schmidt-Kraepelin); dabei hatten die Mädchen in der Regel eine etwas längere Inkubationszeit. Alzheimer findet die maximale Häufung im Alter von 15 bis 16 Jahren (11 Fälle von 37). Sehr viel seltener kommt das Leiden noch später, etwa mit 20 Jahren zum Ausbruch. Laforce verfügt über verschiedene, m. E. jedoch wenig kritische[2] Beobachtungen, bei denen die Störungen anscheinend erst mit 30 bis 35 Jahren einsetzten; überzeugender sind die Fälle von Mongeri (zitiert nach Kraepelin) und Klieneberger (Beginn im 32. Lebensjahr), Targowla und Schiff-Wertheimer beschreiben eine Frau, die erst im 37. Jahre an einer sehr wahrscheinlich juvenilen Paralyse erkrankte. Auf die Fälle von Müller habe ich oben schon hingewiesen (seinen zweiten Fall halte ich allerdings für nicht ganz sicher).

Wenn man die Inkubationszeit vom Augenblick der Zeugung an berechnet, so wird man die Möglichkeit eines derart späten Auftretens nach Analogie mit der gewöhnlichen Paralyse nicht ablehnen dürfen; zweifellos handelt es sich aber um große Seltenheiten. Beachtenswert erscheint mir, daß alle sicheren Fälle mit so spätem Beginn: Targowla und Schiff-Wertheimer, Klieneberger (Fall 7), Müller (Fall 1 und 3), (den von Kraepelin erwähnten Fall von Mongeri habe ich in der Literatur nicht finden können) tabische Symptome zeigten. Möglicherweise haben wir es bei solchen Fällen immer mit Taboparalyse zu tun, mit Paralysen also, denen eine juvenile Tabes lange vorausgeht, und damit würde auch

---

[1] Eine seltene Ausnahme ist der Fall von Pirilä, der bei einem 1 J. 2 Mon. alten Kinde einen typisch paralytischen Hirnbefund erheben konnte. Das Kind hatte mit 3 Monaten syphilitische Papeln gehabt, die nach Schmierkur geschwunden waren. Mit ½ Jahre bekam es Krampfanfälle, denen es dann trotz weiterer spez. Behandlung erlag. Bei der Sektion zeigte sich u. a. auch eine syphilitische Osteochondritis beider Oberschenkel, ein Befund, der allerdings das Vorliegen einer Paralyse zweifelhaft erscheinen lassen könnte. Einen ebenfalls sehr früh, nämlich mit 3 Jahren 11 Monaten beginnenden Fall von juveniler Paralyse mit anatomischem Befund veröffentlicht Takéouchi.

[2] Er schließt auf die kongenitale Lues lediglich aus anatomischen Befunden, die auf Entwicklungshemmung hindeuten!

ein Grund für das verspätete Auftreten der Paralyse gegeben sein, denn wir
wissen ja, daß auch sonst bei der Taboparalyse die Hirnerkrankung oft lange
nach Beginn der Tabes, d. h. sehr spät nach der Luesinfektion auftritt. Außerdem besteht noch die m. E. weniger naheliegende Möglichkeit, daß die Erkrankung schon sehr viel früher begonnen, sich aber nach Art der stationären Paralyse bei Erwachsenen in ihrem Verlauf durch viele Jahre unbemerkt hingezogen hat (JAKOB).

T. SCHMIDT-KRAEPELIN hat auch versucht, das Infektionsdatum der Eltern
zum Ausbruch der kindlichen Paralyse in Beziehung zu bringen. Naturgemäß
waren nur in einem kleinen Teil der Fälle entsprechende Angaben zu erhalten.
Im Durchschnitt betrug diese Zeitspanne zwanzig Jahre. Von Bedeutung erscheint
mir aber nur die Frage nach der mütterlichen Infektion, über die in der Arbeit
keine näheren Angaben gemacht werden. Wenn man nämlich das Kind als zum
Organismus der Mutter gehörig betrachtet, so könnte vielleicht die Infektion
der Mutter unter Umständen für die Berechnung der Latenzdauer in Frage
kommen, und vielleicht ergäbe diese Annahme eine Erklärung für die allerdings nur ganz vereinzelt vorkommenden juvenilen Paralysen im Alter von
4 Jahren (TAKÉOUCHI, SCHMIDT-KRAEPELIN) und weniger (PIRILÄ).

Die früher als auslösendes Moment angeschuldigte Pubertät kann angesichts
der oben geschilderten Altersverteilung wohl außer Betracht bleiben. Auch
andere exogene Hilfsursachen kommen hier nicht in Frage. Interessant ist es,
wenn T. SCHMIDT-KRAEPELIN feststellt, daß das Leiden verhältnismäßig selten
die Erstgeborenen betrifft; meist sind schon Aborte, Tot- oder nicht lebens-
fähige Frühgeburten vorausgegangen; am häufigsten erkrankten die 3. Kinder
einer Familie. Als Erklärung wird dabei angeführt, daß mit wachsender zeitlicher Entfernung vom Infektionstermin die elterliche Lues an Zerstörungs-
kraft einbüßt. Für die Richtigkeit dieser Auffassung spricht der Umstand, daß
die dem juvenilen Paralytiker folgenden Geschwister oft gesund blieben oder
doch nur mit geringfügigen unspezifischen Schäden (Keimschädigung?) behaftet waren. Wichtig ist weiter, daß die Eltern der juvenilen Paralytiker zwar
selbstverständlich eine syphilitische Infektion durchgemacht haben, daß aber
verhältnismäßig wenig Paralytiker darunter sind (JUNIUS und ARNDT).

Wenn T. SCHMIDT-KRAEPELIN in ihrem Material die Hälfte der Kinder
schon vor der Erkrankung als zurückgeblieben bezeichnet, so handelt es sich
dabei doch wohl zum großen Teil um unspezifische Mängel der Entwicklung.
So beeinträchtigte meist *Rachitis* die Gehfähigkeit. Die Ursachen der verspä-
teten Sprachentwicklung (30%) brauchen ebenfalls keine spezifischen zu sein.
Das Gleiche gilt z. B. von Bettnässen und ähnlichen Erscheinungen. Wahrscheinlich spezifische Symptome wurden nur 6 mal festgestellt. Auch die geistige
Entwicklung und besonders die intellektuelle Begabung erschienen bei einem
Teil der Fälle beeinträchtigt. Unauffällig waren nur 32% ihres Materials. Man
wird diese meist nicht sehr bedeutenden Abweichungen, wenn sie überhaupt mit
der kongenitalen Lues in Verbindung stehen, vielleicht auf Keimschädigung zurückführen können, wobei man sich nicht verhehlen darf, daß es sich hier um
einen noch recht ungeklärten Begriff handelt. Im Durchschnitt sind aber alle
diese Abweichungen nicht sehr hochgradig, und im Gegensatz zu den mit schweren
kongenital syphilitischen Erscheinungen behafteten Kindern geht die Entwicklung bei den Paralyseanwärtern zunächst im allgemeinen normal vor sich;
auch die Schulleistungen sind anfangs wenigstens durchschnittlich. Jedenfalls
läßt sich — und das scheint mir bis zu einem gewissen Grade für die juvenile
Paralyse charakteristisch — der Beginn der Erkrankung durch ein zu den bisherigen Fähigkeiten in greifbarem Gegensatz stehendes Nachlassen aller Lei-

stungen erkennen, wobei zuzugeben ist, daß diese allgemeine Herabminderung oft von den Angehörigen erst retrospektiv erkannt wird; denn in der Regel beginnen die psychischen Veränderungen so allmählich, daß es geraume Zeit zu dauern pflegt, bis den Angehörigen die Veränderung auffällt. Möglicherweise sind die für praemorbid gehaltenen schlechten Schulleistungen schon das erste Symptom der beginnenden Erkrankung. Abgesehen von dem Nachlassen der geistigen Leistungen fällt den Eltern manchmal als erstes auf, daß die Kinder auf Ermahnungen nicht mehr reagieren, Strafen gegenüber im Gegensatz zu früher sich völlig gleichgültig verhalten. Bald tritt dann eine unkindliche Verdrossenheit, eine Unfrische des ganzen Wesens in Erscheinung, das Verhalten beim Spielen wechselt, die Kinder können nicht mehr bei einem Gegenstand bleiben, werden fahrig und zappelig. Verhältnismäßig früh kommt es zu einer Lockerung der Erziehungsresultate, die Kinder werden unmanierlich, frech, naschhaft oder sie fangen an zu lügen. Gelegentlich kann auch eine auffällige sexuelle Frühreife oder eine ungehemmte geschlechtliche Ansprechbarkeit das erste alarmierende Symptom bilden. Subjektive Beschwerden werden selten geäußert, nur über Kopfschmerzen klagen einige der Kinder. Gelegentlich ist von migräneartigen Zuständen die Rede, die zum Teil als Äquivalent für paralytische Anfälle angesehen werden (Homburger). Einige Kinder werden infolge der instinktiv wahrgenommenen Hilflosigkeit ängstlich oder sie geraten in bezug auf ihr Zärtlichkeitsbedürfnis in eine frühere Kindheitsstufe zurück (Homburger). Wenn die Kranken dann zum Arzt kommen, wird meist schon eine nicht unerhebliche Einbuße an Intelligenz zu finden sein. Auch neurologische Kennzeichen sind um diese Zeit vorhanden, und vor allem findet man in weitaus den meisten Fällen die charakteristischen Blut- und Liquorreaktionen, die sich in nichts von den gewöhnlichen Paralysen zu unterscheiden pflegen.

Auf der Höhe der Erkrankung steht die Demenz im Vordergrund, sehr oft begleitet von sinnlosen motorischen Entäußerungen und von zahlreichen meist epileptiformen Anfällen. Das Bewußtsein ist in vorgeschrittenen Stadien getrübt; schließlich besteht eine allgemeine Benommenheit und Inkontinenz. Im Endstadium kommt es nicht selten zu Kontrakturen an Armen und Beinen, und der Tod tritt als Folge von Anfällen oder im Status paralyticus ein. Spontane Remissionen im Verlauf sind meines Wissens nie beobachtet worden.

Etwas Bestimmtes über die Dauer der Erkrankung kann man wegen des oft schwer erkennbaren Beginns nicht sagen. Übereinstimmend wird aber festgestellt, daß das Leiden sich im allgemeinen etwas länger hinzieht als bei Erwachsenen; T. Schmidt-Kraepelin hat außerdem noch gefunden, daß die Dauer der Erkrankung mit zunehmendem Alter bei Ausbruch der Paralyse geringer werde, und daß sie beim männlichen Geschlecht durchschnittlich länger sei als beim weiblichen.

Während bei der gewöhnlichen Paralyse die Männer sehr viel stärker beteiligt sind als die Frauen, kommt die juvenile Paralyse bei beiden Geschlechtern etwa gleich oft vor, nur T. Schmidt-Kraepelin hat in ihrem Material ca. doppelt soviel männliche Individuen als weibliche. An sich erscheint bei der juvenilen Paralyse eine gleichmäßige Verteilung auf die beiden Geschlechter verständlich angesichts der Tatsache, daß bei der kongenitalen Infektion die Ansteckungsmöglichkeit für beide Geschlechter gleichartig ist.

Zweifellos kann man der juvenilen Paralyse eine besondere Stellung einräumen. Ihre klinische Eigenart erscheint mir dadurch begründet, daß der paralytische Prozeß hier ein unreifes oder doch noch nicht voll entwickeltes Gehirn trifft. Nur die äußerst spärlichen Fälle, bei denen die Paralyse sich erst sehr spät auf Grund einer kongenitalen Lues entwickelt, machen davon eine Ausnahme. Sie ähneln symptomatologisch naturgemäß der gewöhnlichen Paralyse. Wegen der Gleichartigkeit der Entstehung, weiter mit Rücksicht auf die eingangs gegebene Umschreibung des Begriffs der juvenilen Paralyse wird man sie aber von der hier besprochenen Untergruppe nicht abtrennen können. Dagegen muß man versuchen, diese juvenilen Paralysen und die Schwachsinnszustände, die sich infolge einer syphilitischen oder hirnsyphilitischen Entwicklungsstörung herausbilden, scharf auseinander zu halten. Bei ihnen bestehen die Defekterscheinungen von Anfang an, zum mindesten zeigen sie sich sehr viel früher als bei der juvenilen Paralyse, bei der vor Beginn der Paralyse keinerlei Auffälligkeiten zu bestehen brauchen. Auch die serologischen Reaktionen gestatten meist unschwer eine Unterscheidung der juvenilen Paralyse von anderen syphilogenen Störungen des Kindesalters.

Innerhalb der juvenilen Paralyse kann man die bei der gewöhnlichen Paralyse vorkommenden Unterarten ebenfalls finden. So kommt in seltenen Fällen eine juvenile Tabesparalyse vor, d. h. die Erkrankung beginnt mit Tabes, zu der sich erst später eine Paralyse zugesellt. Hierzu gehört der Fall 3 von MÜLLER, bei dem mit 18 Jahren eine juvenile Tabes festgestellt wurde, die erst mit 35 Jahren eine Paralyse nach sich zog. Ich halte es wie gesagt auch für wahrscheinlich, daß die anderen juvenilen Paralysen mit außergewöhnlich spätem Beginn ebenfalls Tabesparalysen sind, bei denen man zunächst die ja so häufig symptomarme Tabes nicht gemerkt hat. Der oben schon genannte erste Fall von MÜLLER, bei dem im 42. Jahr eine Paralyse ausbrach, hatte auch tabische Symptome, und das gleiche gilt von den von KLIENEBERGER sowie von TARGOWLA und SCHIFF-WERTHEIMER veröffentlichten Fällen. (Vgl. auch S. 234.)

Auch Lissauersche Paralysen kommen auf Grund kongenitaler Lues vor, wie der weiter unten wiedergegebene Fall St. zeigt. Zunächst seien einige typische Fälle von juveniler Paralyse geschildert:

T., Josef, geb. 1905.
Vater ist 1909 an Paralyse in der Irrenanstalt gestorben. Eine 1898 geborene Schwester ist gesund. 1901 bis 1904 hatte die Mutter 4 Aborte immer etwa im 4. Monat. Patient ist 1905 normal geboren. Angeblich keine Zeichen angeborener Syphilis. 1912, mit 7 Jahren, kam er zur Schule, Rechnen ging schlecht, Auswendiglernen gut. Etwas Krankhaftes war nie zu beobachten. Er ist in der Schule schlecht mitgekommen und wurde deswegen von der Mutter 1915 in die Klinik gebracht.
Befund: Für sein Alter klein, wenig kräftig, blaß. Keine sicheren Stigmen für Lues congenita. Linke Pupille weiter als die rechte, Lichtreaktion etwas träge, auf Konvergenz gut. An den Reflexen nichts Krankhaftes. WaR. im Blut angedeutet, im Liquor sehr schwach. Zellen 64. Eine Nachuntersuchung 1920 ergab, daß das Kind sich weiter verschlechtert hat, das Gedächtnis hatte nachgelassen. Wenn man ihn fortschickte, etwas zu besorgen, brachte er mehrfach etwas ganz anderes. Gibt oft keine Antworten. Redet man ihm zu, so sagt er, man solle ihn in Ruhe lassen, er regt sich dabei auf, wirft mit Gegenständen nach der Mutter. In der Schule, in der er schon immer wenig leistete, ist in der letzten Zeit ein rapides Nachlassen zu beobachten. Er hält sich viel für sich. Seit ½ Jahr hat er Anfälle von ca. 10 Min. Dauer, in denen er blöde schaut und nicht versteht, was man zu ihm sagt. Aus der 6. Klasse mußte er herausgenommen werden. Befund: Im Wachstum zurückgeblieben. Linke Pupille reagiert auf Licht prompt, doch wenig ausgiebig, rechts so gut wie gar nicht.
Psychisch: Stumpf, unregsam. Die Intelligenzprüfung nach BINET-SIMON ergibt ein Intelligenzalter von 11 Jahren. Sehr dürftige Kenntnisse. Die Blut- und Liquorbefunde sind wie bei der ersten Untersuchung, nur enthält der Liquor jetzt lediglich 4 Zellen.
1924 starb die Mutter. 1925 wird der Junge von dem Vormund wieder gebracht. Klagte über Kopfschmerzen. Er ist in der Lehre als Dreher gewesen, habe aber in den 4 Jahren nicht so viel gelernt wie ein anderer in ½ Jahr.
Die Untersuchung des jetzt Zwanzigjährigen ergibt eine Pupillendifferenz. Die Lichtreaktion ist rechts erloschen, links nicht sehr ausgiebig. Auf Konvergenz normale Reaktion. Keine Reflexanomalien. WaR. im Blut + + + +, bei der Lumbalpunktion leicht erhöhter Liquordruck (230 mm), 60/3 Zellen, Nonne +, WaR. ab 0,2 + + + +. Rechnen schlecht, Merkfähigkeit mäßig. Auffassung erschwert. Keine artikulatorische Sprachstörung. Verhält

sich ruhig, sehr stumpf und gleichgültig. Nach spezifischer Kur in die Anstalt verlegt, wo er 1927 stumpf verblödet nach einem paralytischen Anfall starb. Die Sektion ergab typische Paralyse mit hochgradiger Hirnatrophie.

Hier handelt es sich um eine ungewöhnlich langsame Entwicklung und auch der Verlauf zog sich ohne besondere Exazerbationen sehr lange hin. Ich halte es für möglich, daß die anfänglich schon schlechten Schulleistungen bereits auf die Paralyse zu beziehen sind; immerhin ist dann noch ein ganz rapides Nachlassen in der Schule beobachtet worden. Interessant ist, daß hier die spezifischen Liquorreaktionen verhältnismäßig spät aufgetreten sind.

In mancher Hinsicht typisch ist folgender Fall:

Gisela Th., geb. 1907.

Mutter der Pat. war vorehelich infiziert, ist an den Folgen eines „Schlaganfalls" gestorben. Anfänglich normale Entwicklung, hat nur spät laufen gelernt. In der Schule nicht besonders begabt, aber keine schlechte Schülerin. Hat 7 Volksschulklassen, ohne sitzen zu bleiben, besucht. Erst nach der Fortbildungsschule ist ein Nachlassen bemerkt worden, sie hat jedoch auch diese absolviert. Seit 1921, also mit etwa 14 Jahren, ist dem Vater eine Veränderung aufgefallen. Sie wurde absonderlich, störrisch, so daß sie wiederholt in Stiften untergebracht wurde, um etwas zu lernen. Später gelegentlich sinnlose Handlungen, manieriertes Benehmen. Hat inzwischen den Haushalt des Vaters geführt. War flüchtig, nicht mit Energie hinter der Sache her, vergaß viel. Wenn der Vater sie rügte, war sie gleichgültig, schnippisch, „schlag mich nur tot". Sie hatte damals z. B. noch eine Postanweisung aufgeben können, man mußte ihr aber das Geld genau abgezählt mitgeben. Beim Einkaufen konnte sie ihren Vorteil nicht wahrnehmen. Erste Periode mit 15 Jahren, 1924 ist sie über ½ Jahr lang ausgeblieben.

Befund: Rachitische Zahnveränderung. Pupillen: Lichtreaktion rechts nicht normal prompt und nicht normal ausgiebig, links o. B. Konvergenzreaktion ebenso. Keine neurologischen Erscheinungen sonst. WaR. + + + +, im Liquor ab 0,2 + + + +, 54/3 Zellen, Nonne + +. Paralysekurve der Normomastix- und Goldsolreaktion.

Psychisch: unorientiert, redet dauernd vorbei, Sprache undeutlich, schwer verständlich. Ständige motorische Unruhe, die sich bald so steigert, daß sie auf die unruhige Abteilung gebracht werden muß. Hier stark verworrener Rededrang. Nach 14 Tagen wird sie ruhiger, ist stumpf, lächelt blöde, läppisch, spielt in kindischer Weise mit ihrem Bettzeug, ist ablenkbar, schwer zu fixieren. Ausgemachte Urteilsschwäche, Schulkenntnisse gering. Nach Malariakur keine wesentliche Besserung.

St., Jakob, geb. 1905.

Vater weiß von Infektion nichts. Mutter sei 1923 an Gelbsucht gestorben. Zuerst kamen 5 Aborte, dann 4 Frühgeburten, dann Patient, sodann 2 gesunde Geschwister. Als Kind unauffällig, hatte Masern und Gelbsucht. Keine Anfälle, kein Bettnässen. Mit 10 Jahren hatte er nach einer Blutuntersuchung eine Schmierkur durchgemacht. Seit dem 12. Jahre hat der Vater weite Pupillen bei dem Kinde beobachtet. Bis dahin sei der Knabe körperlich und geistig normal gewesen. Nunmehr blieb er im Wachstum zurück, wurde unaufmerksam, ließ in der Schule nach, erzählte allerhand Dinge, von denen kein Wort wahr war, so z. B. habe er gesehen, wie ein Auto in eine Gruppe von Menschen gefahren sei und mehrere getötet

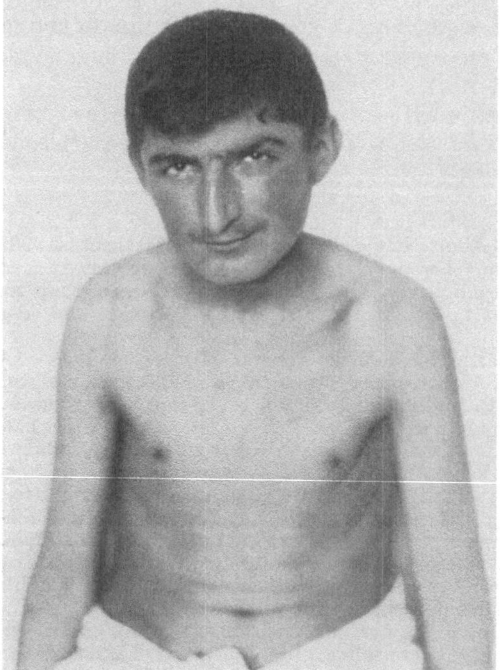

Abb. 32.   Juvenile Paralyse (Lissauersche Form).

habe. Nach der Schule, die er noch absolviert hat, war er bei einem Onkel in der Schäfflerlehre, besuchte 3 Jahre die Gewerbeschule. Machte zuletzt lediglich kleinere Arbeiten und leichte Handgriffe, war dann nur noch als Laufbursche tätig. Im Laufe des Jahres 1926 stärker verändert. Machte allerhand dumme und verkehrte Sachen, konnte sich nichts mehr merken, redete irre, weinte und lachte gleich darauf wieder.

Bei der Aufnahme 1926 ist folgender Befund zu erheben: 1,48 m groß, mäßig ernährt, blaß. Genitale kaum behaart, keine Achselhaare. Pupillen weit, reagieren nicht auf Licht und Konvergenz. Reflexe o. B. Schmerzempfindung herabgesetzt. Gang unbeholfen. Silbenstolpern bei Testworten. WaR. im Blut + + + +, Liquor ab 0,2 + + + +, 48/3 Zellen, Nonne +, Ges. Eiweiß 2/3 p. m. Kurven:

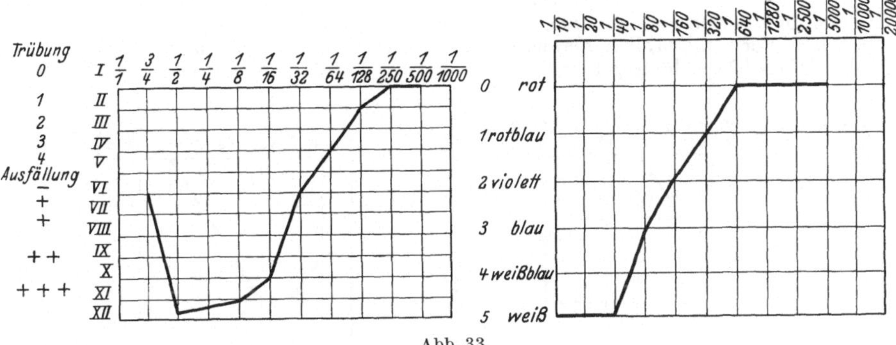

Abb. 33.

Psychisch: Zutraulich, vergnügt, das Leben freue ihn, weil er noch so jung sei. Wenn er jetzt heimkomme, dürfe er mit seinem Bruder im Auto nach Kufstein fahren. Kindlich, sorglos, ungeniert. Zeitlich nicht, örtlich einigermaßen orientiert. Schulkenntnisse mangelhaft, rechnet schlecht, erzählt dabei immer voll Stolz, daß er im Rechnen einen Einser habe. Bei der Intelligenzprüfung ziemlich typische oligophrene Reaktionen, kindliche Ausdrucksweise. Sprichwörter: Not bricht Eisen: „daß man dann kein Eisen mehr hat". Macht mit Vorliebe derbe, burschikose Bemerkungen, Zurechtweisungen stören ihn nicht, er lacht kindlich-verschmitzt. Auch in kindlicher Weise affektlabil. Im Laufe der Erkrankung werden Größenideen geäußert, er bekomme eine elektrische Lokomotive und ein Auto geschenkt, eine Geige im Werte von M. 6000.

Er hat alte Gedichte aus der Kinderzeit gut in Erinnerung, freut sich kindlich an ihrem Inhalt. Widerspricht sich häufig, ohne es zu merken. Auch in seinem Wesen kindisch, hemmungslos, ungeniert, tanzt im Saal umher ohne Rücksicht auf die anderen Patienten, wirft dann plötzlich zornig einen Löffel weg und bricht in kreischendes Heulen aus. Einen Augenblick später ist er wieder heiter, selbstbewußt, beschmiert den ganzen Tag Papier mit äußerst primitiven Zeichnungen, die er voll Stolz als sehr schön bezeichnet. Ist im allgemeinen kindlich-drollig, zutraulich.

Nach einer Malariakur zunächst auffallende Besserung, die sich namentlich im körperlichen Befinden äußert. *Ist in 4 Monaten um 4 cm gewachsen*, auch die *Entwicklung der sekundären Geschlechtsmerkmale hat eingesetzt*. Neurologisch unverändert. Blut- und Liquorreaktionen zeigen geringe Besserung. Rechenfähigkeit und Schrift ebenfalls leicht gebessert.

Entlassung nach Hause. Hat dort etwas gearbeitet. Kommt am 30. 6. 1927 wieder in die Klinik, weil er am Tage zuvor einen Anfall gehabt hatte. Bei der Aufnahme ist der Pupillenbefund unverändert. In der linken Gesichtshälfte zeigen sich rhythmische Zuckungen. Auch das Gaumensegel und die Zunge sind dabei beteiligt. Lumbalpunktion: WaR. im Blut + + + +, im Liquor ab 0,6 + + +, 0,1 + + + +, 17/3 Zellen, Nonne +, Kurven etwa dem Typ der Lues cerebri entsprechend. Psychisch: Blöd-euphorisch, sehr kindlich. Auf Wunsch der Angehörigen bald wieder entlassen. Kommt am 19. 1. 1928 wegen mehrerer Anfälle wieder in die Klinik. Pupillenbefund unverändert. Leichte Facialisparese links. Armreflexe links lebhafter als rechts. PSR. links gesteigert, rechts normal. Babinski links +. Leicht spastische Parese der linken Körperhälfte, namentlich an den Fingern. Schwere artikulatorische Sprachstörung. Auch während des Klinikaufenthalts wiederholt Anfälle, ist jedoch nicht völlig bewußtlos dabei. Nach einer Periode von Anfällen mit Erbrechen wird die Sprache etwas besser, bleibt jedoch schlecht artikuliert. Ist kindlich-euphorisch, kritiklos. Schwer dement und ohne Krankheitseinsicht.

Nach ¼ J. auf Wunsch der Angehörigen nach Hause entlassen, aber nach wenigen Tagen wegen eines erneuten Anfalls wiedergebracht. Neurologisch unverändert. Die Parese hat sich auf das linke Bein ausgedehnt. Deutliche Spasmen. WaR. θ. Im Liquor bei 0,2 θ, bei 0,6 +, bei 1,0 + + +. Zellen θ, Nonne Opaleszenz. Ges. Eiweiß ¼ p. m. Kurven (s. Abb. 34, S. 240).

Körperlich: nicht herabgemindert, eher verhältnismäßig gut im Stande.

Psychisch: müde, schlaff, weint, daß die Tante ihn versetzt habe. Gewisse Einsicht für seine Lähmung. Dement. Kindlich-euphorisch, urteilsschwach, unsauber, hat wiederholt paralytische Anfälle. Die Lähmung bleibt ünverändert; der Kranke verblödet mehr und mehr, auch affektiv. Sprache wird schlecht, ganz unverständlich, es entwickelt sich ein Decubitus, am linken Bein bildet sich eine schwere Kontraktur aus. Jammert über Schmerzen bei Berührung der gelähmten Seite, wird allmählich hilfloser, Decubitus nimmt zu. Schluckstörung, Exitus.

Hier handelt es sich um eine Lissauersche Form der juvenilen Paralyse, die sich aus einer gewöhnlichen Form allmählich herausentwickelt hat. Charakteristisch die bleibende Lähmung der linken Körperhälfte, die nach zunehmenden Anfällen immer wieder stärker wurde.

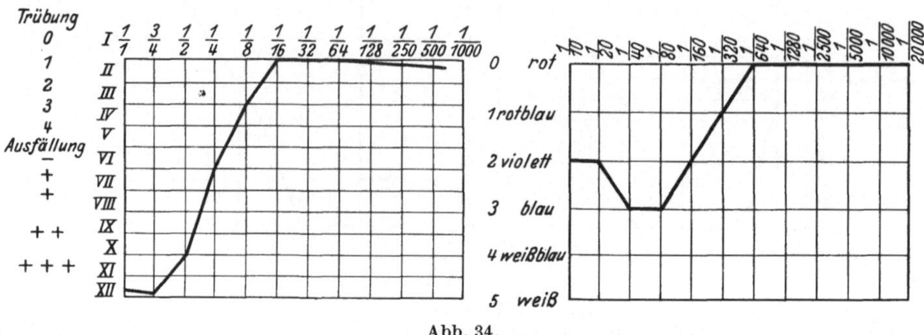

Abb. 34.

Man muß wohl annehmen, daß der Verlauf durch Malariabehandlung beeinflußt worden ist. Wesentlich erscheint mir auch, daß hier ursprünglich die Entwicklung gut vor sich ging. Im 12. Lebensjahre setzte ganz allmählich und schleichend die Störung ein. Interessant ist weiter, daß hier die Malariakur auf das körperliche Befinden günstig gewirkt hat, derart, daß der 20jährige noch um 4 cm gewachsen ist und daß die Entwicklung der sekundären Geschlechtsmerkmale nachgeholt wurde. Auf psychischem Gebiet blieb jedoch der Kranke fast unbeeinflußt. Von einem Stillstand kann in dieser Beziehung höchstens für kurze Zeit die Rede sein. Sehr deutlich ist bei der psychischen Veränderung die kindliche Note zu sehen, die den Kranken lange zum Liebling der Station gemacht hatte, bis schließlich die schwere Verblödung keine besonderen Züge mehr erkennen ließ.

III. Die Paralyse in ihren verschiedenen Stadien, Querschnitten und Verläufen.

1. Das „symptomlose" Stadium.

Auf Grund mannigfacher Erfahrungen, ganz besonders aber nach den Untersuchungen von Spielmeyer, halte ich es für sicher, daß eine anatomisch bereits vorhandene Paralyse noch keinerlei Symptome zu machen braucht. Spielmeyer hat nämlich bei einem 62 jährigen, durch Suicid umgekommenen Mann, der weder auf psychischem noch auf neurologischem Gebiet Symptome einer Paralyse geboten hatte, in verschiedenen Bezirken des Gehirns lebhafte entzündliche Veränderungen von der für Paralyse charakteristischen Art gefunden. Auch bei einem anderen Fall ergab sich der gleiche Befund, obwohl gute klinische Beobachter auf einer internen Station keinerlei psychische oder organisch nervöse Ausfallserscheinungen ermittelt hatten und obwohl auch von den Angehörigen nachträglich nichts zu erfahren war, was sich im Sinne einer Persönlichkeitsveränderung hätte deuten lassen. Einen ähnlichen Fall hat Nonne schon 1914 beschrieben. Bei Nonnes Patient waren die 4 Reaktionen in Blut und Liquor bereits positiv gewesen. Bei dem Spielmeyerschen Falle waren, da niemand an eine Paralyse denken konnte, die Reaktionen nicht angestellt worden, aber es besteht die Möglichkeit, daß sie bereits im Sinne einer Paralyse verändert waren. Da aber auch im Sekundärstadium solche Liquorerkrankungen vorkommen, können die Reaktionen allein nicht ausschlaggebend sein, und man wird ungeachtet eines etwaigen Liquorbefundes hier wohl von einem *symptomlosen Stadium* der Paralyse reden müssen. Es besteht zum mindesten die Möglichkeit, daß eine anatomisch bereits vorhandene Paralyse die Befallenen unter Umständen in keiner Weise paralytisch oder überhaupt psychisch krank erscheinen läßt.

Nun gibt es aber Fälle, bei denen man lange vor dem Ausbruch der Paralyse gewisse uncharakteristische Beschwerden nervöser Art wahrnimmt, und SPIELMEYER ist geneigt, diese mit den genannten Veränderungen, die dem Ausbruch der Paralyse nach seiner Ansicht mitunter *lange* vorausgehen, in Beziehung zu bringen — gewiß mit Recht, aber hier handelt es sich doch wohl noch nicht um *paralytische* Symptome, sondern um eine Reaktion auf den krankhaften Gehirnvorgang, die man am besten als *neurasthenische Reaktion* bezeichnet, und insofern könnte man hier von einem neurasthenischen Vorstadium der Paralyse reden. Das neurasthenische Syndrom ist eine organische Reaktionsform (vgl. hierzu auch BUMKE und STERTZ) und bedeutet hier die erste Reaktion der Persönlichkeit auf die sicher noch nicht klar empfundene Erkrankung, die in diesem Stadium sehr wahrscheinlich auch subjektiv noch nicht als solche bemerkbar ist. Symptome der Paralyse sind diese Erscheinungen aber auf keinen Fall, denn auch bei anderen exogenen Schädigungen findet man ähnliche Syndrome, und wenn der erfahrene Arzt bei solchen meist ziemlich diffusen Beschwerden auch an die Möglichkeit einer Paralyse denken wird, so erscheint mir eine klinische Diagnose noch nicht möglich, und auch ein positiver Liquorbefund sagt dann nichts weiter, als daß hier wahrscheinlich eine Paralyse im Anzug ist. Außerdem reagiert lange nicht jede Persönlichkeit auf die beginnende organische Hirnerkrankung mit einem neurasthenischen Syndrom. Manche, die nicht zu solchen Reaktionen neigen und die auch psychisch robust genug sind, auf solche leichte biologische Reize nicht anzusprechen, werden tatsächlich eine Zeitlang völlig symptomfrei bleiben. Bei anderen wieder, bei denen keine Bereitschaft zu neurasthenischen Reaktionen vorliegt, die aber dafür eine Disposition zu manisch-depressiven Zuständen besitzen, kann dagegen unter Umständen eine manische oder depressive Phase durch die Einwirkung der für eine selbständige Symptombildung noch zu schwachen, aber als Reiz bereits wirksamen Hirnschädigung flott gemacht werden. Es handelt sich hier, wie ich an einigen m. E. überzeugenden Fällen zu zeigen versuchte, um Bilder, die in ihrer Symptombildung typisch manisch bzw. depressiv ohne organische Beimengung sind und im Verlauf selbständig bleiben, solange bis der paralytische Krankheitsvorgang stärker wird und dann das Symptomenbild durch die ihm eigene Demenz beherrscht resp. das psychische Leben und damit auch z. B. die Manie vernichtet. In gleicher Weise kann so auch unter Umständen ein schizophrener Schub ausgelöst werden. Auf diese Möglichkeit hat neuerdings auch CARRIÈRE hingewiesen. Bei all diesen Vorgängen handelt es sich aber nicht um paralytische Symptome, sondern die psychotischen Bilder sind lediglich der Indikator für einen leichten beginnenden Hirnprozeß, der bei weniger labil veranlagten Personen völlig symptomlos bleiben würde. Wie lange ein solches Stadium dauert, entzieht sich aus naheliegenden Gründen unserer Kenntnis.

Die praktische Bedeutung dieser Vorgänge liegt darin, daß man vermöge dieses unspezifischen Indicators unter Umständen schon sehr zeitig auf die drohende Paralyse aufmerksam wird, sie an den Reaktionen erkennen und damit ungewöhnlich früh, d. h. noch bevor eigentlich paralytische Symptome da sind, der Behandlung zuführen kann.

2. Der klinische Beginn.

a) Die zeitlichen Verhältnisse (Inkubationsdauer).

Als Stadium des *klinischen Beginns* möchte ich den Abschnitt im Verlauf der Paralyse bezeichnen, in dem es dem Fachmann möglich ist, die Erkrankung zu erkennen, in dem aber andererseits noch keine sicheren Ausfallserscheinungen vorliegen. Nun stimmt in den wenigsten Fällen etwa das Aufnahmedatum oder die erste ärztliche Konsultation mit dem Anfang dieses Stadiums überein; eine Diagnose ist vielmehr meist schon früher möglich, denn die Mehrzahl der Fälle kommt erst in einem recht vorgeschrittenen Stadium in Behandlung. Das Inkubationsstadium, d. h. die Zeit von der Infektion bis zum klinischen Beginn, ist daher zeitlich schwer zu begrenzen. Die Dauer der „Latenzzeit" zwischen dem eigentlichen Krankheitsbeginn und der ersten Behandlungsmöglichkeit hängt ab von der Beobachtungsfähigkeit, Toleranz und Entschlußfähigkeit der Familie, die oft erstaunlich lange zögert, wenn nicht alarmierende Symptome (besonders Anfälle) ein Zaudern unmöglich machen. Die Angehörigen — auch solche eines höheren sozialen Niveaus — merken zuweilen erst sehr spät, daß es sich um eine beginnende Geisteskrankheit handelt — der Umstand, daß sie oft aus kurzsichtiger Furcht vor Unbequemlichkeit oder Scheu vor verantwortlichen Entschließungen an eine Psychose nicht glauben *wollen*, soll hier gar nicht berücksichtigt werden. — Besonders habe ich den Eindruck, als ob Frauen eine oft unbegreifliche Nachsicht gegenüber manchen schon recht weit gehenden „Eigenarten" ihres Ehemannes bekunden, ehe sie auf den Gedanken kommen, hier könne eine Geisteskrankheit vorliegen. Das ist nicht etwa auf einen Mangel an Beobachtungsgabe bei den Frauen zurückzuführen, sondern offenbar darauf, daß in weiten Kreisen der Bevölkerung auch der gesunde Ehemann sich Frau und Kindern gegenüber, milde gesagt, Besonderheiten erlauben darf und zu erlauben pflegt, die ihm offenbar in seiner Rolle als Ernährer der Familie zugestanden werden. Dadurch scheint die Toleranzgrenze der übrigen Familienmitglieder in einem Grade erweitert zu sein, daß es sehr erheblicher Auffälligkeiten bedarf, um den Verdacht einer Geisteskrankheit zu erwecken. Da diese Toleranzgrenze bei den Angehörigen der einzelnen Paralytiker aber naturgemäß verschieden groß ist, da die Beobachtungen weiter bei Aufnahme der Vorgeschichte durch retrospektive Deutungen individuell in differenter Weise ergänzt oder korrigiert werden, ist man bei der Berechnung der Inkubationszeit den verschiedensten Fehlerquellen unterworfen. Es kommt noch hinzu, daß man nur bei einem relativ geringen Prozentsatz sichere Angaben über die Infektionszeit[1] erhält. Im großen und ganzen müssen jedenfalls die berechneten Zahlen über die Inkubationsdauer zu hoch ausfallen. Nimmt man diese unvermeidbaren Ungenauigkeiten mit in Kauf, so ergibt sich etwa folgendes: Zunächst ist die Latenzzeit nach der Infektion bei Paralyse im allgemeinen wesentlich höher als bei der Hirnlues. Ein Bild davon gibt das von Pilcz und Mattauscheck stammende Diagramm[2] Abb. 35; darnach sind weitaus die meisten Fälle von Hirnlues in den ersten fünf bis sechs Jahren nach der Infektion zum Ausbruch gekommen. (Ich glaube, daß unter Berücksichtigung der neuen Erfahrungen mit den frühluetischen Meningitiden die Inkubationszeiten im Durchschnitt noch kürzer sein werden.) Dagegen erreicht die Paralyse-Inkubationsdauer ihre maximale Häufung zwischen 10 und 16 Jahren,

---

[1] Meggendorfer macht mit Recht darauf aufmerksam, daß das für die Paralyse so charakteristische Fehlen des Überblicks über die zeitlichen Beziehungen gerade auch diese Angaben sehr unsicher erscheinen läßt.

[2] Z. Neur. 8.

nach KRAEPELIN zwischen 10 und 13 Jahren. Bei einer Verwertung des neueren Materials der Münchener Klinik fand ich bei 40% der Kranken eine Latenzdauer von 8 bis 15 Jahren, bei fast ebenso vielen betrug die Inkubationszeit 20 Jahre und mehr. Das kürzeste Intervall zwischen Primäraffekt

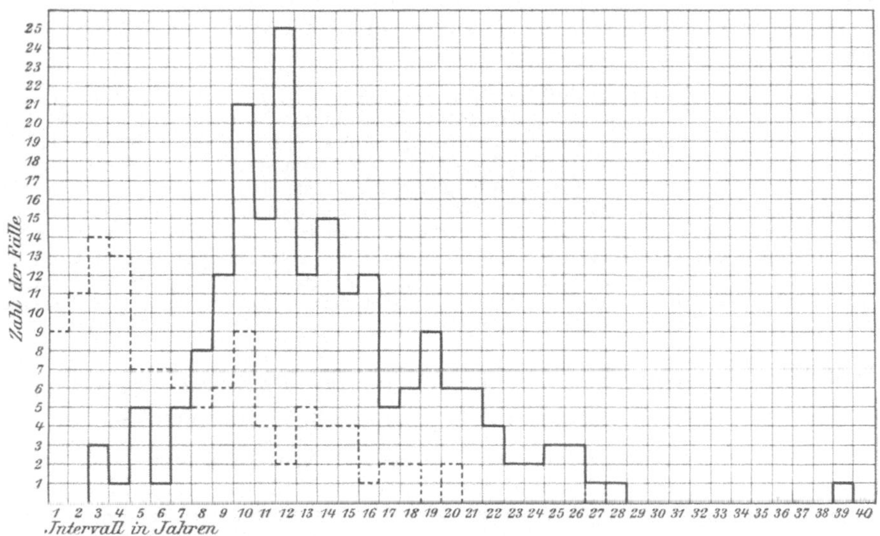

Abb. 35. Inkubationszeit der Hirnlues und der Paralyse. Aus MATTAUSCHEK und PILCZ: Beitrag zur Lues- und Paralysefrage. Z. Neurol. 8, 133 (1911), Fig. 1. .... Hirnlues. ________ Paralyse.

und Ausbruch der Krankheit war 3 Jahre (2 Beobachtungen), das längste 34 Jahre (1 mal). Als Durchschnittszahl war dabei ca. 17 Jahre zu errechnen. Die geringste mir bekannt gewordene Zeit zwischen Infektion und Paralyse teilt OSTERTAG mit; es handelte sich um eine Patientin, die noch im Jahre der Infektion an psychischen, allerdings für Paralyse nicht sehr charakteristischen Erscheinungen erkrankte und drei Jahre nach der Infektion starb. Die Sektion ergab eine Paralyse.

MEGGENDORFER hat in einer sehr verdienstvollen Arbeit auf eine wichtige Gesetzmäßigkeit in bezug auf die Inkubationszeit der Paralyse aufmerksam gemacht. Er konnte zeigen, daß die Erkrankung durchschnittlich um so eher zum Ausbruch kommt, je älter das Individuum zur Zeit seiner Infektion

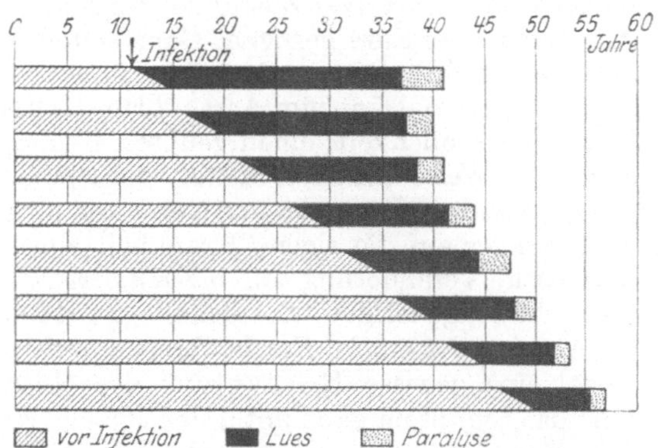

Abb. 36. Abnahme der Inkubationsdauer mit höherem Alter. Aus MEGGENDORFER über den Ablauf der Paralyse. Z. Neurol. 63, 9 (1921).

war[1]; so ergab sich z. B. bei einer Infektion im Alter von 16 bis 20 Jahren eine Durchschnittslatenzzeit von 17,2 Jahren, bei einer Infektion zwischen 41 bis 45 Jahren eine solche von 8,7 Jahren. (Vgl. hierzu die obenstehende Tabelle von MEGGENDORFER, aus Z. Neur. 63, 13, Abb. 1). Die Befunde von MEGGENDORFER

---

[1] Eindrucksmäßig sprachen dafür schon früher die Erfahrungen von NONNE, PLAUT u. a.

16*

sind übrigens von Wiesel und Lauter, sowie von Kraepelin (9. Aufl.) bestätigt worden. Eine besonders lange Inkubationszeit fand Meggendorfer noch für die Paralysen mit Hinterstrangssymptomen und vor allem für die Taboparalyse; sie ist auch in den Fällen noch lang, bei denen die Infektion erst in höherem Alter erfolgt ist; Meggendorfer leitet daraus den Schluß ab: „Kommt es trotz später Infektion erst nach langer Inkubationszeit zur Paralyse, so ist der Paralyse eine Tabes vorausgegangen."

Hier liegt anscheinend eine ähnliche Gesetzmäßigkeit vor, wie wir sie bei den juvenilen Paralysen beobachten konnten. Offenbar wird die Entstehung der Paralyse durch die vorher aufgetretene Tabes verzögert, wenn man nicht annehmen will, daß die Tabes der Paralyse in diesen Fällen gewissermaßen den Weg bahnt oder die Voraussetzungen für die Hirnerkrankung erst schafft. Nun wird die Tabes, so lange sie alleine ist, oft gar nicht (meist symptomarme Fälle!) oder erst sehr spät bemerkt, so daß der von syphilogenen Erkrankungen des Zentralnervensystems freie Zeitraum oft noch länger erscheint als er wirklich ist. Wir müssen uns auch darüber klar sein, daß es wohl mehr Fälle von echter Taboparalyse gibt, als man mit Sicherheit diagnostizieren kann, und bei einer ganzen Reihe von Paralysen, bei denen man tabische Symptome erst während der Paralyse findet, haben diese spinalen Erscheinungen unbemerkt vielleicht schon lange vorher bestanden.

b) Die ersten klinischen Kennzeichen der Paralyse (Stadium der allmählich versagenden psychischen Steuerung).

Die Symptome des klinischen Beginns einer Erkrankung sind nach Art und Auffälligkeit durchaus verschieden. Bei körperlichen Leiden veranlassen gewöhnlich gewisse Beschwerden den Kranken, sich ärztlich beraten zu lassen — je nach der Empfindlichkeit kommt der eine früher, der andere später zum Arzt. Bei der Paralyse sind *Beschwerden* im eigentlichen Sinne verhältnismäßig selten; nur in wenigen Fällen wird über Kopfschmerzen oder Müdigkeit, Nervosität oder Reizbarkeit geklagt (bei juvenilen Paralysen kommen Kopfschmerzen anscheinend häufiger vor), und auch eine etwa bemerkte Leistungsunfähigkeit wird selten als krankhaft empfunden; eher wird der Arzt einmal wegen unbestimmter depressiver Zustände, wegen eines ganz allgemeinen Unglücks- und Angstgefühls zu Rate gezogen. Ganz selten beziehen sich die Befürchtungen etwa auf eine ausbrechende Paralyse. Ich kenne nur einen Fall, den seine Angst, an Paralyse erkrankt zu sein, zum Arzt führte. Es handelte sich um eine hypochondrisch-weiche Persönlichkeit, einen geübten Redner, der im Anfang der Erkrankung in rührender Weise mit allen Mitteln der Sprechtechnik gegen seine artikulatorische Sprachstörung anging. In der Regel kommt es aber bei der Erkennung der Paralyse weniger auf die eigene Krankheitseinsicht an, als vielmehr darauf, daß die psychische Veränderung *von anderen gemerkt* wird; maßgebend sind also in erster Linie die Angehörigen, Berufskollegen, Freunde etc.

Als eine der ersten Erscheinungen auf psychischem Gebiet kann man in der Regel eine gewisse Erschwerung der *Selbstbeherrschung* beobachten, zuweilen tritt das Symptom ganz unter der Maske irgendeiner psychopathischen Reaktion auf. Man kann sich das so erklären, daß gewisse psychopathische Neigungen immer vorhanden waren, aber durch Erziehung und Selbstbeherrschung unterdrückt wurden. Diese Fähigkeit leidet früh und führt dann zu einer Enthüllung bis dahin den Außenstehenden unbekannt gebliebener Eigenschaften, die ja an sich noch nicht psychotisch sind, aber in ähnlicher Weise, wie es oben geschildert wurde, als Indikator dienen können; allerdings ist in diesen Fällen bereits ein echt paralytisches Symptom, nämlich der Mangel an Selbstbeherrschung bei der Entstehung der Auffälligkeiten beteiligt. Naturgemäß kann auf diese Weise bei einem psychopathisch veranlagten Menschen die Paralyse sich früher manifestieren als bei einer ausgeglichenen Persönlichkeit.

Daß das Nachlassen der Selbstbeherrschung für diese Entschleierung verantwortlich zu machen ist, ergibt sich aus der Tatsache, daß auch andere äußere Veranlassungen, die erfahrungsgemäß zu dem gleichen Erfolg führen, z. B. Alkoholgenuß bei beginnenden Paralytikern recht häufig Entgleisungen veranlassen, ganz besonders schon nach auffallend geringfügiger Aufnahme von alkoholhaltigen Getränken. Natürlich wird die Umgebung in solchen Fällen dazu neigen, lediglich den Alkoholgenuß für eine vorgekommene Direktionslosigkeit verantwortlich zu machen. Das hindert aber nicht, daß diese Intoleranz in Wirklichkeit schon krankhaft war und dem Kenner wenigstens eine Verdachtsdiagnose gestattet hätte.

Auf die Mängel der feineren *affektiven Orientierung* habe ich bei der Symptomatologie schon hingewiesen. Sie zeigen sich in den Anfangsstadien in allen möglichen Formen sehr häufig. Freilich sind sie in ihren Andeutungen zunächst wohl nur demjenigen ersichtlich, der den Kranken schon vorher in seinem sozialen und gesellschaftlichen Verhalten gekannt hat. Feiner empfindende Ehefrauen bemerken schon sehr früh die eintretenden Mängel, freilich wird dann nicht immer auch gleich an eine Krankheit gedacht.

Daß sich im Beginn der Paralyse manche Menschen in bezug auf ihre Umgangsformen verbessern können, habe ich gelegentlich beobachtet, gewöhnlich handelt es sich um sehr aktive brutale Persönlichkeiten, die dann durch die beginnende Erkrankung gedämpfter erscheinen und angenehmer im Umgang werden. Von einer eigentlichen Wesensverfeinerung in ethischer und ästhetischer Beziehung, wie sie HAYMANN einmal beschreibt, wird man dabei aber nicht gut reden können.

Häufiger als die auch gelegentlich schon früh auftretende *emotionelle Inkontinenz* oder eine inadäquate *Gereiztheit* ist eine erstaunliche *Gleichgültigkeit* gegen alles, insbesondere auch gegenüber eigenen Fehlhandlungen oder gegenüber der eigenen Unzulänglichkeit.

Die *Merkfähigkeit*, die bei einer zu diesem Zwecke angestellten Probe noch sehr gut sein kann, spricht dagegen *spontan* nicht mehr an, was sich besonders in scheinbarer Zerstreutheit, Unpünktlichkeit usw. äußert. So ließ einer unserer Kranken einmal den Lohn nach der Auszahlung liegen. Ein anderer band sich zwei Schlipse um und vergaß den Kragen. Verdächtig sind solche Nachlässigkeiten besonders dann, wenn sie gehäuft auftreten. Andere Kranke schlafen viel und ganz unbekümmert um die sonstige Tageseinteilung.

Eine Störung des *Urteils* macht sich zunächst nur selten in einem Versagen bei den beruflichen Alltäglichkeiten bemerkbar, wohl aber dann, wenn neue Situationen einen Entschluß nötig erscheinen lassen. Oft werden alle diese Veränderungen wohl bemerkt, aber nicht als krankhaft gewürdigt. Am ehesten werden, wenigstens in schwierigeren Berufen, Arbeitskollegen oder Vorgesetzte ein Nachlassen der Leistungen beobachten, das aber in der Regel zunächst zu einem Erholungsurlaub wegen „Überarbeitung“ und nicht zur ärztlichen Beratung zu führen pflegt. Leider scheut sich die Familie meist vor dem ·Gedanken, bei Zweifeln einen Arzt zu fragen, weil man meint, es sei für den Kranken eine Zumutung, sich einer Untersuchung auf den Geisteszustand zu unterziehen, und so werden in der Regel erst Ereignisse abgewartet, bei denen die Konsultierung eines Psychiaters als das kleinere Übel anzusehen ist, d. h. bei Entgleisungen auf sozialem, gesellschaftlichem oder kriminellem Gebiet.

Am häufigsten sind es unnütze Geldausgaben, die die Angehörigen bedenklich machen, zumal da es oft rasch zur Verschwendungssucht und gleichzeitig zu anderen Auffälligkeiten kommt. Bisweilen geht solchen *expansiven* Entäußerungen eine kurze Zeit auffallender Ruhe voraus. Ein bis dahin fleißiger, lebhafter

Mann, der immer sehr tätig und temperamentvoll war, wurde zehn Tage vor der Aufnahme merkwürdig still, dann lief er plötzlich mittags in Hemdärmeln mit 2 Flaschen Sekt auf den Markt und gab sich als Graf von X. aus, ließ sich Architekten kommen, wollte sofort ein großes Hotel mit 600 Zimmern bauen lassen, Wohnungen für alle Arbeiter im Ort, auf alle Berge müsse eine Bahn. Am Abend ging er auf einen Ball, entkleidete sich bis auf die Hose und tanzte Schuhplattler, warf im Lokal mit Geld um sich, wollte für alle Sekt bezahlen. Bei einem anderen Kranken war die erste für die Angehörigen auffallende Erscheinung eine unsinnige Kauflust, er bestellte für mehrere hundert Mark Blumen; dann wollte er alle Münchener Brauereien kaufen; eines Tages urinierte er vor allen Leuten auf der Straße. Oft sind auch sexuelle Entgleisungen, Exhibieren usw., die ersten als krankhaft gedeuteten Symptome. Gelegentlich sieht man auch harmlosere Äußerungen eines unbestimmten Betätigungsdrangs; so hatte einer unserer Kranken plötzlich voll Eifer in seiner Wohnung alle Möbel blau angestrichen, ein anderer hatte, ohne irgendeinen Zweck zu verfolgen, mitten im Sommer seinen ganzen Garten umgegraben.

Manche Paralytiker werden wegen ihres auffälligen Verhaltens von Außenstehenden für betrunken gehalten. Dieser Eindruck charakterisiert m. E. das Wesen der *beginnenden* Paralyse sehr gut; es ist in bezug auf das psychische Verhalten ein Stadium der *Unsicherheit,* der *allmählich versagenden Steuerung,* es überwiegen *Entgleisungen,* Nachlässigkeiten, Verkehrtheiten, durch Interesselosigkeit bedingte Schlampereien, während erst auf der Höhe der Erkrankung die Ausfälle dominieren.

Alle diese psychischen Auffälligkeiten werden in der Regel wegen ihres ephemeren Charakters von den Angehörigen zunächst nicht genügend beachtet, sie werden oft als Zerstreutheiten, Flüchtigkeiten, als „Geistesabwesenheit" gedeutet, aber nur selten als krankhaft angesehen; leider machen die gleichzeitig sich entwickelnden *neurologischen* Symptome den Kranken auch nicht auffällig, und so kommt zur Erkennung für die Angehörigen in der Regel nur der paralytische *Anfall* als Frühsymptom in Betracht. Ein apoplektischer Insult oder ein epileptischer Krampfanfall wird auch von den Laien immer als ein alarmierendes Symptom aufgefaßt, das sofortige ärztliche Beratung notwendig erscheinen läßt; aber nicht alle paralytischen Anfälle treten in dieser ausgeprägten Form auf; nur zu oft handelt es sich gerade im Beginn um ein plötzlich auftretendes Schwindelgefühl, um eine leichte Ohnmachtsanwandlung, die rasch vorübergeht, oder der Kranke wacht morgens mit einer flüchtigen Parese auf, die von einem im Schlaf durchgemachten paralytischen Anfall herrührt, rasch sich zurückbildet und vom Kranken selbst etwa mit einem Einschlafen der Extremität erklärt wird. Auch vorübergehende Sprachstörungen, die ganz ohne Bewußtseinsverlust plötzlich da sind und ebenso rasch wieder schwinden, ferner eine momentane Unfähigkeit, sich zurechtzufinden, absenceähnliche Zustände usw. können das einzige Zeichen eines Anfalls sein. Hoche schreibt in diesem Zusammenhang auch von Migräneanfällen. Wenn auch alle diese leichten Andeutungen den Patienten und seine Angehörigen noch nicht zu beunruhigen pflegen, so sollte doch der Arzt bei derartigen Vorkommnissen an Paralyse denken und seine Untersuchung in dieser Richtung ausdehnen.

Sprachstörungen, die dem Laien auffallen, gehören im allgemeinen nicht zu den Frühsymptomen der Paralyse, dagegen findet man leichtere, nur bei Testworten in Erscheinung tretende Störungen bereits in den Anfangsstadien; dem Kenner fällt auch der veränderte Stimmklang schon früh auf. Ferner können gewisse Besonderheiten des *Gesichtsausdrucks* sich bereits zeitig bemerkbar machen, namentlich eine Schlaffheit der mimischen Muskeln, ein leichtes Sinken der

Oberlider verändert das Aussehen zuweilen recht erheblich. Auch die gewohnte Ansprechbarkeit der Mimik, das übliche Spiel der Mitbewegungen wird oft schon früh vermißt. Schließlich kann eine vorher nicht vorhandene und auch nicht etwa durch Zahnverlust erklärbare Asymmetrie der Gesichtsinnervation den Verdacht auf Paralyse erwecken. Das gleiche gilt von zittrigen Mitbewegungen in der Gesichtsmuskulatur beim Sprechen und von flüchtigen Reizerscheinungen im Facialisgebiet.

Auch an der *Schrift* kann man zuweilen schon früh die paralytische Veränderung diagnostizieren. Unter Umständen wird man z. B. bei Gutachten über den Beginn der Geschäftsunfähigkeit eines Paralytikers auf eine charakteristische Schreibstörung in einem zu der in Betracht kommenden Zeit geschriebenen Brief zurückgreifen müssen.

Gehstörungen, Blasenbeschwerden usw. sind in der Regel tabische Symptome, die bei der Taboparalyse selbstverständlich auch einmal im Frühstadium der Hirnerkrankung auftreten können. Ähnliches gilt von Potenzstörungen, die bei der reinen Paralyse kaum je im Anfang vorkommen, sich bei Tabes jedoch oft schon früh bemerkbar machen.

Für den Arzt sind als Frühsymptome vor allem die *Pupillenstörungen* wichtig.

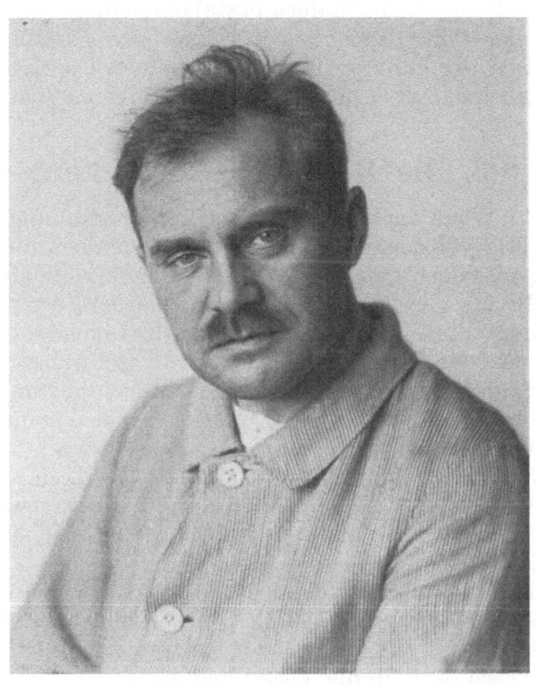

Abb. 37.   Weich verschwommene Gesichtszüge im Beginn der Paralyse.

So bedeutungsvoll die reflektorische Pupillenstarre bei jeder syphilogenen Erkrankung des Zentralnervensystems auch ist, so ist *sie allein* bei der Paralyse doch nur ein Verdachtsmoment, denn sie kommt ja auch bei der reinen Tabes vor und braucht daher kein Zeichen einer vorhandenen oder drohenden Paralyse zu sein, allerdings *kann* sie diese Bedeutung haben. Da eine absolute Pupillenstarre auch bei der unkomplizierten Tabes auftreten kann, so wird auch dieses Zeichen uns allein noch keine Sicherheit in bezug auf das Vorhandensein einer Paralyse bieten. Pupillenanomalien sind aber schon insofern sehr brauchbar, als man durch sie auf die *Möglichkeit* einer organischen höchstwahrscheinlich syphilogenen Hirnerkrankung hingewiesen wird, so daß man sich durch Anstellung der 5 Reaktionen Gewißheit verschaffen kann.

Nun ist aber eine Pupillenstörung nicht bei allen Fällen und vor allem nicht bei allen Fällen schon im Anfang vorhanden (in ca. 10% fehlt sie). Man kann also auch bei intakten Pupillen eine Paralyse nicht ausschließen und darf sich demgemäß durch einen normalen Befund an den Augen nicht von einer Untersuchung von Blut und Liquor abhalten lassen.

Ein großer Teil der psychischen wie der körperlichen Besonderheiten, die sicher schon mit der Paralyse zusammenhängen, wird erst *retrospektiv* als krankhaft erkannt. Und wenn man genaue Anamnesen bei gut beobachtenden Angehörigen aufnimmt, so kann man die ersten Zeichen der Hirnerkrankung oft lange zurückverfolgen. So fand Kraepelin bei einem Material von 1603 Fällen von Paralyse ,,*Vorläufererscheinungen*" dieser Art in 7,6% zwei bis drei Jahre vorher, in 4,9% fünf bis zehn Jahre und in 2,8% mehr als zehn Jahre vor dem eigentlichen Manifestwerden der Erkrankung. Vielleicht sind die Zahlen in Wirklichkeit etwas kleiner, denn Kraepelin hat hier auch Sehstörungen, die ganz vorzugsweise in Doppelbildern bestanden, eingerechnet, ein Symptom, das wohl eher auf eine früher durchgemachte Lues cerebri schließen läßt, als daß es als Frühsymptom der Paralyse in Betracht käme. Die Symptome einer früheren Lues cerebri wird man aber nicht in diesem Zusammenhang mitzählen dürfen.

3. Die Höhe der Erkrankung (Stadium der Ausfälle).

Wenn auch auf der Höhe der Erkrankung die paralytische Demenz entweder das Symptomenbild beherrscht oder doch alle Nebensymptome besonders färbt, so ist doch das Zustandsbild alles eher als eintönig. Daß je nach Persönlichkeit, Beruf, Vorleben usw. das Bild variiert, ist ja selbstverständlich, aber auch bei dem Einzelindividuum ist das Krankheitsbild Schwankungen unterworfen, die nicht nur von dem An- und Abschwellen des Krankheitsprozesses, sondern daneben noch von endogenen Momenten und von körperlichen Vorgängen abhängen. Auch äußere Eindrücke gehen keineswegs spurlos an dem Paralytiker vorüber; er ist bis zu einem gewissen Grade wenigstens zu seelischen Reaktionen imstande, die freilich oft auch ihrerseits ein paralytisches Gepräge tragen. Unter diesen Umständen ist wohl wenig gewonnen, wenn man bei der Paralyse Zustandsbilder auseinanderhält und statistische Erhebungen über ihre Verteilung anstellt. Ein gewisses Interesse an solchen Zahlen besteht nur insofern, als seit Mendel immer wieder ausgesprochen wird, die Paralyse habe sich in ihren Erscheinungsformen geändert, insbesondere sei die einfach demente Form häufiger, die klassische (expansive) sowie die agitierte Form dagegen seltener geworden. Es sei deshalb die Verteilung auf die einzelnen Zustandsbilder, wie sie sich aus unserem Material ergibt, in folgender Tabelle dargestellt:

Einfache Demenz	34,0%		Delirien	3,5%
Euphorische Demenz	29,0%		Verwirrtheitszustände	7,5%
Expansive Form	10,0%		Motorische Erregung	5,5%
Hypomanische Form	0,5%		Schizophrenes Bild	3,0%
Depressive Form	7,0%		(davon ⅓ erst nach Malaria- bzw. Recurrensbehandlung).	

Eine solche Zusammenstellung muß bis zu einem gewissen Grade von Zufälligkeiten abhängen, denn viele Paralytiker wechseln in der Erscheinungsform ihrer Krankheit; immerhin sind diese Zahlen vielleicht zuverlässiger als die bloßen persönlichen Eindrücke. Ein Vergleich mit dem zirka zwanzig Jahre früher von Junius und Arndt bearbeiteten Material ergibt jedenfalls keine Bestätigung der Vermutung, daß die einfach demente Form jetzt gegenüber den anderen Bildern dominiere, denn Junius und Arndt zählen im Durchschnitt 39,1% einfach demente Paralysen. Auch die agitierten Formen sind bei diesen Autoren mit 6,2% kaum zahlreicher als in unserem Material. Kraepelin gewinnt aus seinem Heidelberger und alten Münchener Krankenbestand höhere Zahlen für die Gruppe der dementen Paralytiker als ich. Selbstverständlich muß eine solche Zählung auch von der Auffassung des jeweiligen Bearbeiters abhängen, und Kraepelin rechnet nach der Schilderung in seinem Lehrbuch (9. Aufl.) offenbar auch manche Fälle mit ausgemacht expansiven Ideen zur einfach dementen Form. Berücksichtigt man weiter, daß die expansive Form besonders die relativ frühen Stadien bevorzugt, während in den Endzuständen meist die Demenz dominiert, so wird man verstehen, warum in dem Anstaltsmaterial von Junius und Arndt die Fälle einfacher Demenz zahlreicher sind. Jedenfalls ergibt sich aus diesen allerdings mit vielen Fehlerquellen belasteten Zahlen kein Anhaltspunkt für die Auffassung, daß sich das Bild der Paralyse wesentlich geändert habe, wenigstens nicht in dem oben angedeuteten Sinne. Daß heute die schizophrenieähnlichen Formen der Paralyse häufiger sind, liegt offenbar nur daran, daß man diese Fälle in der Zeit vor der Liquoruntersuchung oft nicht erkennen konnte.

Die Möglichkeit, daß das durchschnittliche Bild der Paralyse sich geändert hat, soll gleichwohl nicht bestritten werden, nur glaube ich nicht, daß man bei der allein zur Verfügung stehenden relativ groben und an Fehlerquellen reichen Methode, die Zustandsbilder auszuzählen, das exakt wird demonstrieren können. Hoche macht mit Recht auf die Täuschungsmöglichkeiten aufmerksam, die immer da vorliegen, wo es sich um persönliche Eindrücke handelt. Ferner zieht er in Betracht, daß heute viel mehr ruhige Paralytiker in den Anstalten verpflegt werden, die früher zu Hause blieben. Wenn man auch mit Hoche die Möglichkeit zugeben wird, daß eine veränderte Art der Behandlung die Äußerungen der Krankheit quantitativ milder gemacht hat, so läßt sich das doch nicht beweisen, vor allem aber brauchte eine etwaige Milderung des Krankheitsvorganges nicht die einzige Ursache für den vermuteten Wandel im Symptomenbild zu sein. Solche und ähnliche Momente treten vielmehr m. E. in ihrer Bedeutung für die Symptomgestaltung noch zurück hinter anderen mehr zufälligen pathoplastischen Einflüssen, wie sie z. B. das gegen früher geänderte Milieu und sonst nicht gekannte Komplikationen darstellen, und auch hinter symptompräformierende Determinanten, wie sie allein schon durch den Wechsel der Generationen gegeben sind; alle diese Faktoren können für das *Zustandsbild* von ausschlaggebender Bedeutung sein, ohne daß sie mit dem *Krankheitsvorgang* als solchem etwas zu tun haben. Einer weiteren Untersuchung dieser gewiß sehr interessanten Probleme ist jetzt ein Ziel gesetzt durch die allgemein eingeführte Malariabehandlung, die einmal die Paralyse in ihrem natürlichen Ablauf aufhält, dann aber auch ein die Symptomgestaltung grob beeinflussendes Mittel bedeutet.

Viel charakteristischer für die *Höhe der Erkrankung* ist aber m. E. nicht irgendein Zustandsbild, sondern der Umstand, daß in allen verschiedenen Entäußerungen die *Demenz* zum Vorschein kommt. Im Gegensatz zu dem Anfangsstadium, für das die *Unsicherheit* und Schlaffheit der *psychischen* Steuerung kennzeichnend war, dominieren jetzt überall die *Ausfälle*, in einem Grade, daß richtige Leistungen nur mehr zufällig zu gelingen pflegen, soweit es sich nicht um mechanisierte Akte handelt. Während beim beginnenden Paralytiker die meisten Fähigkeiten an sich noch vorhanden sind, aber aus Nachlässigkeit nicht zur richtigen Zeit benutzt oder infolge von Indolenz oder Akinese überhaupt nicht angewandt werden, gehen bei der vollentwickelten Paralyse die meisten Voraussetzungen für alle derartigen Leistungen mehr und mehr verloren, und zwar entweder ganz allmählich oder auch in Schüben unter akutem Ansteigen des Krankheitsprozesses. Dieses Aufflackern kann durch Anfälle eingeleitet werden, die oft einen merkbaren Abbau hinterlassen; aber auch ohne Anfälle sieht man akute Exazerbationen des klinischen Bildes in Gestalt von verstärkten Bewußtseinstrübungen, Delirien und verworrenen Erregungszuständen; so war das Delirium acutum der älteren Autoren wohl oft nichts anderes als ein solcher paralytischer „Schub“. Daß namentlich optische Sinnestäuschungen, aber auch Phoneme gerade in diesen Zeiten auftauchen, ist nach den allgemeinen Erfahrungen ohne weiteres zu erwarten, und man wird wohl nicht fehlgehen, wenn man alle diese heteronomen Bilder nach den Gesetzen des Bonhoefferschen exogenen Prädilektionstyps deutet und mit einer akuten Verstärkung des Hirnprozesses in Verbindung bringt, sei es nun in der Gestalt eines raschen Abbaus von Hirnsubstanz, sei es in einer Überschwemmung mit Spirochäten. Wenn nach einiger Zeit die akuten Symptome zurücktreten, so kann man meist einen erheblichen Fortschritt in der Demenz feststellen. Korssakowähnliche Zustände sind auch danach selten, sie kommen aber, besonders in einer etwas verschwommenen Form, vor. Auch katatone Bilder sind auf der Höhe der Erkrankung zu beobachten; hier kann man aber schwer sagen, ob sie auch einer Verschlimmerung des paralytischen Prozesses ihre Entstehung verdanken oder ob sie lediglich durch eine persönliche Bereitschaft der Kranken zu erklären sind. Im großen und ganzen neige ich eher zu der letzten Auffassung, besonders weil man hier doch recht oft einen offenbar im wesentlichen endogen gesteuerten Wechsel zwischen hyperkinetischen und akinetischen Bildern beobachtet. Auch die Affektlage der schwer dementen Paralytiker schwankt; ohne besondere äußere Veranlassung sieht man expansiv euphorische Zustände mit depressiven abwechseln. Die durch äußere Momente hervorgerufenen Schwankungen in der Stimmung haben einen ausgemacht schwächlichen Charakter, die Ausschläge sind jäh und von nur kurzer Dauer, falls keine perseveratorischen Tendenzen protrahierend wirken. Meist handelt es sich um eine weinerliche Gereiztheit, kindische mißvergnügte Verdrossenheit, gelegentlich auch um eine mehr rührselig

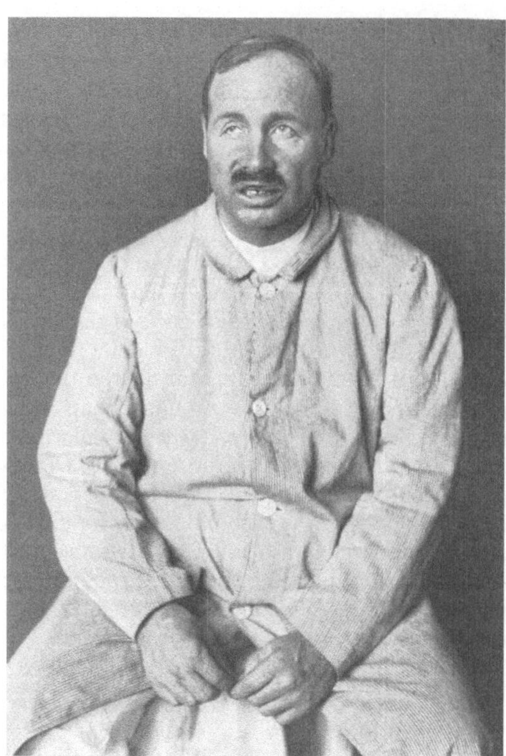

Abb. 38. Schwerverblödeter Paralytiker.

kitschige Betrübnis auf der einen Seite oder um eine läppische Euphorie mit blöden, ungehemmten Heiterkeitsausbrüchen auf der anderen Seite. Alle Affektäußerungen machen den Eindruck des Ungebremsten, Organischen, und man spricht daher besser nicht von einer Labilität, sondern von einer Inkontinenz der Affekte.

Eine besondere Affektlage wird aber auch oft vermißt, und sich selbst überlassen bleiben viele Paralytiker oft lange in einer indifferenten farblosen Stimmungslage. Dann gibt es auch wieder Fälle, bei denen eine einmal eingetretene Verstimmung rein automatisch durch lange Zeit festgehalten wird und zu langhingezogenem, eintönigem Jammern führt.

Relativ am längsten einheitlich sind die schizophrenen Zustandsbilder. Solche Kranke gleichen unproduktiven alten Schizophrenen zuweilen sehr, jedoch wird auch hier die paralytische Demenz in charakteristischer Weise gelegentlich zum Vorschein kommen, falls der Kranke nicht dauernd stuporös oder sonst unzugänglich ist. In diesen Fällen muß zuweilen schon früh mit künstlicher Ernährung begonnen werden, während gerade die Nahrungsaufnahme beim Paralytiker in der Regel wenig zu wünschen übrig läßt.

Unverkennbar ist bei allen Zustandsbildern in diesem Stadium die Neigung zur Progression, die sich entweder allmählich vollzieht oder unter schubweise auftretenden, oft durch Anfälle eingeleiteten Verschlimmerungen des Krankheitsprozesses dem *Endstadium* zuführt.

4. Das Ende.

a) Stadium des vegetativen Verfalls und Tod.

Das *Endstadium* ist psychisch meist durch eine unproduktive, verschieden starke Bewußtseinstrübung, ja Benommenheit und durch ein Darniederliegen allerFunktionencharakterisiert. Oft finden wir eine geradezu tierische Verblödung, die Motorik beschränkt sich auf wenige reflektorische oder niedrigst stehende reaktive Mechanismen, die Sprache versagt völlig, und auch der Tonfall kann kaum mehr als Ausdruck irgendwelcher Regungen angesehen

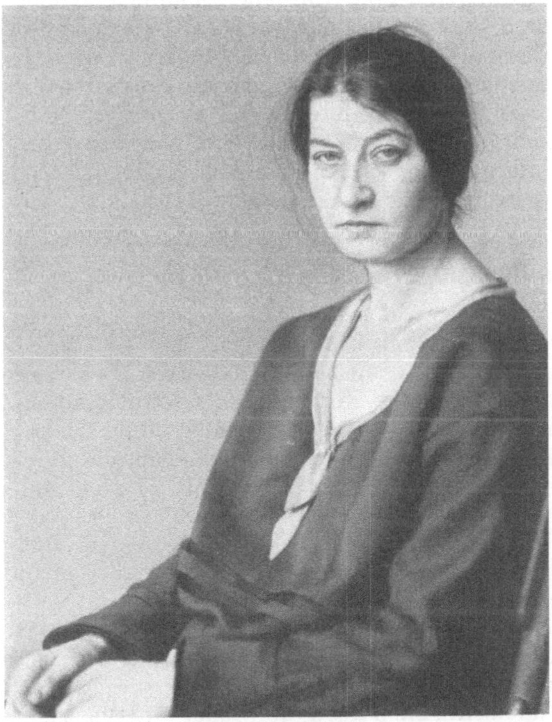

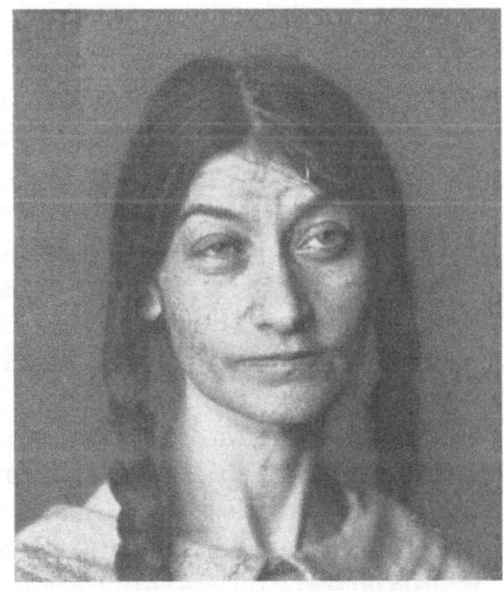

Abb. 39. Paralyse im Beginn. Gesichtszüge schlaff, etwas müder Ausdruck.

Abb. 40. Dieselbe Kranke wie Abb. 39 3¼ Jahre später im Endstadium.

werden. Ganz besonders treten jetzt aber die oben schon geschilderten *vegetativen Symptome* in den Vordergrund und führen mehr oder weniger rasch zu einem völligen Verfall. Dieser leitet sich oft ein durch Nachlassen der bis dahin meist recht guten Nahrungsaufnahme; daß hierin allein aber nicht die Ursache für den allmählichen Körpergewichtsverlust zu suchen ist, ergibt sich aus der Tatsache, daß die Abmagerung in diesem Stadium auch trotz guter Eßlust und eventuell trotz reichlicher Fütterung eintritt und unaufhaltsam fortschreitet. Nunmehr sehen wir auch häufig Harn- und Stuhlinkontinenz, schweren Decubitus, der trotz bester Pflege sich nicht mehr schließt, sondern immer mehr in die Tiefe greift. Ferner entwickeln sich Eiterungen, Cystopyelitiden, Durchfälle, Hautblutungen, Nekrosen, die Zähne gehen aus, die Knochen werden brüchig. Es kommt zu Unregelmäßigkeiten des Schluckaktes, unter Umständen auch zu cerebralen Atemstörungen, zu enormem Wasserverlust durch unmotivierte profuse Schweißausbrüche. Das Gesicht ist zuweilen bis zur Unkenntlichkeit entstellt; zu welchen Veränderungen es dabei kommen kann, zeigen die Abb. 39 und 40, die die gleiche Kranke im Beginn und am Ende des Leidens darstellen. Der Körper verfällt, und als einzig produktive Funktion bleibt nur das Wachstum von Nägeln und Bart übrig; wir sehen bei der Paralyse, einen natürlichen Ablauf vorausgesetzt, einen typischen Hirntod eintreten, das heißt, die von den vegetativen Zentren gesteuerten lebenswichtigen Funktionen versagen infolge der Erkrankung eben dieser Stellen. Nach Kraepelin ist so in 32,6% der Fälle der Tod auf Marasmus zurückzuführen.

Dieses für die Paralytiker natürliche Ende wird aber lange nicht immer erreicht. Die vegetativen Störungen bedingen schon früh eine erhebliche Widerstandslosigkeit, die es mit sich bringt, daß der Kranke auch geringfügigen Infektionen erliegt; dabei spielt die Tuberkulose eine nicht unerhebliche Rolle (unter Kraepelins Material 7%). Auch das Verhalten des Paralytikers gefährdet das Leben, z. B. durch Schluckpneumonien, Ersticken infolge von zu gieriger Nahrungsaufnahme usw. Vielfach erreicht der Paralytiker das Stadium des vegetativen Verfalls aber gar nicht, sondern stirbt vorher in einem Anfall (24,1%, Kraepelin) oder auch an einer interkurrenten Erkrankung, besonders an Enteritis.

b) Prognose.

In diesem Zusammenhang muß noch kurz auf die Frage eingegangen werden, ob der tödliche Ausgang der unbehandelten Paralyse unvermeidbar ist. Es ist gelegentlich von *Heilungen* berichtet worden; die meisten Fälle halten aber einer Kritik nicht stand, sobald man wenigstens unter Heilung eine restitutio ad integrum versteht. Immerhin, wenn auch von einer Wiederherstellung ausgefallener Hirnfunktionen nicht die Rede sein kann, so wäre auch schon die Möglichkeit eines Zurruhekommens des Krankheitsprozesses von großer Bedeutung. Der Fall von Tuczek, der einen 20 Jahre dauernden Stillstand der Paralyse gezeigt haben soll, erscheint mir nicht recht beweiskräftig. Zwar steht fest, daß der Kranke an einer Paralyse[1] gestorben ist (Nissl), es scheint mir aber nicht sicher zu sein, daß es sich bei der ersten von 1876 bis 78 dauernden und vollständig geheilten Psychose um eine Paralyse gehandelt hat. Übrigens würde ja selbst ein jahrelanger Stillstand noch kein Beweis dafür sein, daß der Prozeß zum endgültigen Abschluß gekommen ist, und in der Tat lehren ja die meisten remittierten und stationären Fälle, daß schließlich doch die wieder aufflackernde Paralyse zum Tode führt, und auch Fälle, die interkurrent in der Remission gestorben sind, haben, soweit sie untersucht wurden, kein völliges Erlöschen der paralytischen Vorgänge gezeigt. Hierher gehört der Fall von F. W. Schultze, der nach dem klinischen Verlauf zwar als Heilung imponierte (er starb mit 65 Jahren 14½ Jahre nach Abklingen seiner paralytischen Symptome an einem Magenkrebs), bei dem aber Alzheimer noch die für eine stationäre Paralyse charakteristischen Veränderungen feststellen konnte. Man wird daher kaum einen Anhaltspunkt gegen die Annahme bringen können, daß die unbehandelte Paralyse eine unbedingt zum Tode führende Erkrankung ist, jedoch kann sich das Leiden unter bestimmten Voraussetzungen sehr lange hinziehen.

---

[1] Näheres über diesen Fall vgl. den Abschnitt von Jahnel über die pathologische Anatomie der Paralyse in diesem Handbuch, Band XI.

c) Krankheitsdauer.

Angesichts der zahlreichen das Leben verkürzenden Komplikationen und der großen Verschiedenheiten, die sowohl im Krankheitsvorgang wie auch in der betroffenen Persönlichkeit selbst gegeben sind, ist über die *Dauer der Paralyse* schwer etwas Allgemeingültiges zu sagen. Es kommt noch hinzu, daß wir ja auch den Zeitpunkt des eigentlichen Krankheitsbeginns meist nicht genau kennen. Wir stehen hier also ähnlichen Schwierigkeiten gegenüber wie bei der Berechnung der Inkubationszeit. Offenbar schwankt auch die Dauer der Paralyse an sich schon in so weiten Grenzen, daß man immer auf Überraschungen in dieser Beziehung gefaßt sein muß. KRAEPELIN stellte aus einem Material von ca. 2300 Paralysen fest, daß mehr als die Hälfte der Kranken innerhalb der ersten zwei Jahre ihres Leidens zugrunde geht. Den besten Eindruck über die Dauer der Paralyse vermittelt m. E. die Arbeit von MEGGENDORFER, und zwar deswegen, weil in seinem Material die Fälle mit Tod an interkurrenter Erkrankung oder infolge von Verletzungen nicht mitgerechnet sind. Er kam so auf eine durchschnittliche Krankheitsdauer von 27,5 Monaten; im übrigen schwankten die Zahlen zwischen 1 Monat und 111 Monaten.

Nach JUNIUS und ARNDT verkürzt sich die Dauer der Paralyse um so mehr, je älter die Betroffenen bei Ausbruch der Erkrankung sind. Ähnliche Beobachtungen machte KRAEPELIN; so dauerten in der Altersgruppe bis zu 40 Jahren noch 20,1% der Fälle länger als vier Jahre, in der Gruppe 41 bis 60 noch 14,0% und von der Gruppe über 60 Jahre nur noch 8%.

Altersgruppe	bis zu 2 Jahren	bis zu 4 Jahren	über 4 Jahre
Bis 40 Jahre: . .	42,9%	37,0%	20,1%
41—60 Jahre: . .	53,8%	32,2%	14,0%
über 60 Jahre: . .	68,0%	24,0%	8,0%

MEGGENDORFER hat sich auch mit anderen Faktoren, die die Krankheitsdauer zu beeinflussen vermögen, beschäftigt und feststellen können, daß die Krankheitsdauer jedenfalls von der Länge der Inkubationszeit unabhängig ist. Dagegen scheint ein rezidivierender Verlauf der Syphilis und Auftreten von Drüsenschwellungen mit einem langsameren Verlauf der Erkrankung einherzugehen. Daneben beobachtete er lange Krankheitsdauer bei gutem körperlichen Ernährungszustand, bei thyreotoxischen Anomalien und merkwürdigerweise auch bei Potatorium und gutartig verlaufender Lungentuberkulose. Er denkt dabei daran, daß die Giftwirkung des Alkohols z. B. die Spirochäten schädigen könne oder daß die Tuberkulose ähnlich der Tuberkulinkur wirke. Ich würde eher glauben, daß in dem Alkoholismus wie in der Tuberkulose Momente gegeben waren, die den Kranken in ärztliche Behandlung und damit frühzeitiger zur Erkennung der Paralyse geführt haben, daß also die Krankheitsdauer hier nur durch eine überdurchschnittlich frühe Erkennung verlängert erscheint.

Über die Dauer der einzelnen klinischen Formen unterrichtet die folgende Übersicht KRAEPELINS. Sie betrug bei der:

	bis 2 J.	2—4 J.	4—6 J.	über 6 J.	Zahl der Fälle
Dementen Form: .	52,4%	33,3%	10,6%	3,7%	1020
Expansiven Form:.	51,9%	33,6%	10,4%	4,1%	435
Agitierten Form: .	64,4%	22,1%	11,6%	1,9%	104
Depressiven Form:	58,9%	23,2%	10,8%	7,1%	185
Zirkulären Form: .	39,0%	25,4%	28,8%	6,8%	59
Tabesparalyse: . .	56,7%	32,0%	6,2%	5,1%	97
Zusammen:	53,4%	31,3%	10,9%	4,4%	1900

Auch Meggendorfer hat für seine verschiedenen Formen die Krankheitsdauer berechnet; sie betrug

bei 35 expansiven Fällen 23 Monate im Durchschnitt,
„ 18 depressiven „ 25 „ „ „
„ 62 dementen „ 28 „ „ „
„ 10 agitierten „ 15 „ „ „
„ 6 paranoiden „ über 45 Monate (die meisten waren
zur Zeit der Untersuchung noch am Leben).

Daß zwischen Symptomenbild und Krankheitsdauer einfache, etwa in Zahlen auszudrückende Beziehungen bestehen, glaube ich allerdings nicht, allenfalls könnte man bei den agitierten Formen der Paralyse daran denken. Aber vielleicht kommen in den Durchschnittszahlen andere Gesetzmäßigkeiten zum Ausdruck, und aus diesem Grunde habe ich die Zahlen hier wiedergegeben. Möglicherweise sind nämlich die langen Verläufe bei der circulären Form (Kraepelin) und bei der paranoiden Gruppe (Meggendorfer) darauf zurückzuführen, daß es sich hier um Leute aus dem manisch-depressiven resp. schizophrenen Formenkreis gehandelt hat, bei denen nach dem oben geschilderten Mechanismus die Erkrankung in der Gestalt einer durch den beginnenden paralytischen Prozeß provozierten Manie oder Schizophrenie besonders frühzeitig manifest geworden ist. Man könnte so nur von einer längeren Dauer des manifesten Teils der Krankheit, nicht aber ohne weiteres von einer besonders langen *Krankheits*dauer selbst reden.

Aus dem Material von Kraepelin ergeben sich schließlich noch zwei wohl nicht unwesentliche Beziehungen, einmal daß das Ausbleiben von Anfällen zur Erwartung einer längeren Lebensdauer bei Paralytikern berechtigt, und dann daß das Auftreten von Vorläufererscheinungen ebenfalls eine Neigung zu langsamem Verlauf verrät.

5. Die Remissionen.

Ist der Verlauf der Paralyse schon infolge von unerwarteten Komplikationen oder plötzlich auftretenden Anfällen selbst für die nächste Zeit unberechenbar, so wird eine Prognosenstellung durch ebenso unerwartete Besserungen auch in anderer Richtung erschwert. Man spricht hier gewöhnlich von *Remissionen* und versteht darunter mit Kraepelin ein Nachlassen der manifesten psychischen und physischen Krankheitserscheinungen. Vielfach neigt man heute dazu, um den Gegensatz zu den auch gelegentlich als Remissionen bezeichneten Besserungen nach Fieberbehandlung hervorzuheben, von *Spontan*remissionen zu sprechen. Wenn man sich streng an diesen Begriff hält, so darf man auch die früher mehrfach beschriebenen langdauernden Besserungen nach schweren fieberhaften Erkrankungen nicht zu den Spontanremissionen zählen. Hierher gehört z. B. der Fall von Halban, bei dem nach einer Phlegmone eine noch über 7 Jahre anhaltende Wiederherstellung der psychischen Funktionen zu beobachten war. Dagegen habe ich keine Bedenken, Remissionen, denen eine spezifische Kur vorausging, zu den Spontanremissionen zu rechnen, angesichts der wohl kaum zu bestreitenden völligen Unwirksamkeit einer derartigen Behandlung bei der Paralyse.

Schröder hat darauf aufmerksam gemacht, daß es sich bei den Remissionen in der Hauptsache um abklingende Exazerbationen handle. Unter solchen Exazerbationen versteht Schröder einmal die sich besonders an Anfälle anschließenden deliranten oder überhaupt exogenen symptomatischen Symptomenkomplexe, als deren Ursache nicht immer der paralytische Vorgang selbst, sondern auch Komplikationen (toxische Wirkungen, Kreislaufschädigungen usw.) in Betracht kommen. Bei diesen Formen würde die paralytische Erkrankung nach einem akuten, meist nicht sehr lange Zeit beanspruchenden An- und Abschwellen der psychischen Symptome ihren Weg weitergehen, und es würde also nicht zu einer Besserung gegenüber dem vor dem Aufflackern vorhandenen Niveau kommen.

Eine zweite Gruppe von Exazerbationen ist nach SCHRÖDERs Meinung darauf zurückzuführen, daß die Paralyse sich mit einer anderen psychischen Erkrankung kombiniert, ja daß sie an ihrem Beginn zunächst eine akute Episode der anderen Erkrankung auslöst, die dann ihrerseits entweder gleich oder retrospektiv für das Produkt der Paralyse gehalten wird. Da diese Symptomenbilder der Paralyse eigentlich nicht angehören, spricht SCHRÖDER hier von heteromorphen Erscheinungen im Gegensatz zu den homomorphen Episoden, aus denen die erste Gruppe der paralytischen Exazerbationen bestand. Diese heteromorphen Zustände sind danach nicht Exazerbationen des paralytischen Prozesses im engsten Sinne des Wortes, und man kann daher nach ihrem Abklingen auch nicht gut von Remissionen der Paralyse sprechen. Es handelt sich bei diesen Fällen von SCHRÖDER offenbar um ähnliche Beobachtungen, wie sie mich zur Herausarbeitung der Auslösung endogener Krankheitsbilder durch beginnende paralytische Hirnprozesse veranlaßt haben, und sicher ist in diesen Vorgängen nicht nur die wirksame Ursache für das Auftreten scheinbarer Remissionen, sondern auch für die Möglichkeit einer defektfreien Heilung durch Fieberbehandlung gegeben. SCHRÖDER hat auch sicher recht, wenn er diese Beobachtungen nicht zu den Remissionen rechnet. Möglicherweise gibt es — auch darauf weist SCHRÖDER hin — noch andere Zustände, die unter Umständen als Exazerbationen bei Paralyse in Erscheinung treten können und deren Abklingen dann eine Remission vorzutäuschen vermag.

Wenn von anderer Seite als Kriterium für eine Remission eine Besserung der Demenz verlangt wird (TOPHOFF), so erscheint mir das als ein Widerspruch in sich selbst; denn da als Demenz nur ein *dauernder Ausfall* an psychischen Leistungen und Fähigkeiten in Betracht kommt, würde eine solche Besserung nur sagen, daß eine Demenz nicht vorgelegen haben kann. Es erscheint mir verkehrt, wenn man, um solchen Fällen gerecht zu werden (auch bei der Beurteilung der Malariatherapie sind ähnliche Fragen berührt worden) den Demenzbegriff einer Revision unterziehen will; richtiger ist es, sich darüber klar zu sein, daß eine Demenz sehr leicht durch andere Störungen beim Paralytiker vorgetäuscht werden kann (s. auch Symptomatologie). Ich habe daher bei der Einteilung des Verlaufs der Paralyse Wert darauf gelegt, das zweite, oft lang hingezogene Stadium durch ein Versagen der psychischen Steuerung zu charakterisieren und ihm ein Stadium der Ausfälle gegenüberzustellen. Besserungen, mag man sie nun Remissionen nennen oder nicht, kommen, wenn man darunter ein Fehlen psychischer Symptome verstehen will, nur in dem erstgenannten Stadium vor. Nun ist aber das Stadium der Ausfälle nicht nur durch Demenz charakterisiert, sondern auch hier sieht man allerhand Beimischungen und Schwankungen, die die Demenz noch stärker hervortreten lassen als sie wirklich ist. Bilden sich diese akzessorischen Erscheinungen zurück, so wird auch damit eine Besserung gegeben sein, bei der die Demenz, so wie sie war, zwar bestehen bleibt, aber doch durch Wegfall aller möglichen Nebensymptome geringer erscheint. Oft wird eine Besserung der Demenz auch noch dadurch vorgetäuscht, daß der Kranke in initiativearmen Zeiten nicht so viel von seiner Demenz offenbart. Nach allen Erfahrungen wird man sagen können, daß bei der Eigenart der psychischen Bilder jeweils vor und nach der Remission und bei den Fehlerquellen unserer Untersuchungstechnik die Demenz vor der Remission meist überschätzt und nach der Remission oft zu gering bewertet wird. Wenn auch diese Fehlerquellen durch eine eingehende Untersuchung zum Teil vermieden werden können, so ist doch wohl nie mit Sicherheit zu sagen, ob und inwieweit eine Veränderung des paralytischen Prozesses selbst die Ursache für eine Besserung ist. Dabei ist zuzugeben, daß ein Stillstand des Krankheitsvorganges schon vollkommen genügen dürfte, um eine klinische Besserung zu erzielen, dadurch daß die mit dem Weiterschreiten der Erkrankung verbundenen Symptome, die gar nicht immer einen akuten Charakter zu haben brauchen, abklingen. Auch rechnet man als Arzt bei der Paralyse unwillkürlich mit einer zunehmenden Verschlechterung, so daß einem oft ein Fehlen dieser erwarteten Verschlimmerung als eine Besserung imponiert, und das um so eher, als ein Stillstand des paralytischen Prozesses, auch wenn eine wirkliche Besserung des psychischen Zustands nicht eintritt, oft mit einer ganz auffallenden körperlichen Erholung verknüpft ist; das Körpergewicht nimmt zu, die Haut erhält einen besseren Turgor, die Gesichtsfarbe wird frischer, die Haltung straffer, auch die Sprache kann unter Umständen wieder ganz gut werden usw. Dagegen hört man von einer Wiederherstellung der Pupillenreaktion z. B. nur so selten, daß man versucht ist, sie auch auf Fehlerquellen (Untersuchungstechnik, Scopolamingaben außerhalb der Klinik, die vom einweisenden Arzt nicht berichtet sind, usw.) zurückzuführen.

Auf Grund dieser Betrachtungen wird man die meisten Remissionen mit Schröder auf das Abklingen einer, nicht einmal immer mit dem paralytischen Krankheitsprozeß zusammenhängenden Exazerbation zurückführen können. Ist die Paralyse noch in ihrem Beginn, so wird man das langsame Weiterschreiten zunächst noch gar nicht merken, und die Remission dauert dann so lange, bis die Paralyse gröbere Störungen macht; das wird bei den meisten kurzen Remissionen, etwa bis zu 6 Monaten Dauer, der Fall sein. Abgesehen davon werden zweifellos Stillstände des paralytischen Krankheitsvorgangs beobachtet, und diese können ebenfalls im wesentlichen durch Wegfall der Randsymptome mit einer unter Umständen weitgehenden und zuweilen langdauernden Besserung des psychischen Befindens einhergehen. Selbstverständlich bleibt eine Demenz auf dem einmal erreichten Niveau stehen, und alle derartigen Fälle lassen bei näherer Untersuchung Defekte, wenn auch oft nur geringen Grades erkennen. Nur wenn einmal das Abklingen einer akuten, etwa manischen Episode mit dem Stillstand der Hirnerkrankung zusammentrifft, kann man wirklich einwandfreie Besserungen von längerer Dauer beobachten.

Diese mehr theoretische Erwägung war nötig, um uns über den Begriff der Remission einigermaßen klar zu werden. Praktisch ist es aber sowohl für die Kranken und ihre Angehörigen wie für den behandelnden Arzt wichtig zu wissen, daß es Besserungen bei dieser trotz der Verschiedenartigkeit ihrer Aufbaukomponenten als ein Ganzes zu betrachtenden Erkrankung gibt, die oft zu einer gewissen sozialen Brauchbarkeit unter Umständen von recht langer Dauer führen können. Im einzelnen Falle wird sich oft nicht unterscheiden lassen, ob es sich nur um einen Ausgleich eines vorübergehenden Anstiegs gehandelt hat, ganz besonders dann nicht, wenn man auch die im Sinne Schröders heteromorphen Episoden mitzählt. In großen und ganzen rechnet man, wenn man alle nicht ganz vorübergehenden Besserungen ins Auge faßt, mit ca. 10% Spontanremissionen (Kraepelin, Schröder); Tophoff hat bei seinem Material 19,7% gefunden, was für die auch sonst geäußerte Auffassung, daß die Paralyse jetzt milder verlaufe und mehr zu Remissionen neige als früher, sprechen könnte. Natürlich gleicht nicht eine Remission der anderen, sondern wir können je nach dem Grade der Besserung und nach der Dauer weitere Gruppen einteilen; so betrachtet Tophoff etwa ein Viertel seiner Remissionen als vollkommen; als Kriterium diente dabei die berufliche Arbeitsfähigkeit; bei den anderen drei Vierteln der Remissionen war die Arbeitsfähigkeit noch reduziert, sie war unter Umständen auch außerhalb der Anstalt nicht möglich; bei einzelnen bestand die Remission anscheinend nur darin, daß die Kranken zu häuslicher Pflege geeignet wurden.

In TOPHOFFs Material betrug die Dauer der Remissionen in 43% bis zu 6 Monaten, in 30% 6 bis 12 Monate, nur in 16% 1 bis 2 Jahre und über 2 Jahre gar nur in 10%; davon dauerte eine 3½ Jahre und eine noch nicht abgelaufene hält seit 4 Jahren an.

Wenn man nun versucht, sich ein Bild zu machen, welche *Formen* der Paralyse am meisten zu Remissionen neigen, muß man sich darüber klar sein, daß dabei wieder Faktoren im Spiele sind, die mit dem paralytischen Krankheitsprozeß selbst nichts oder doch nicht viel zu tun haben. KRAEPELIN gibt über diese Verhältnisse nach seinem Material von 1583 Fällen folgenden Überblick:

Besserungen	überhaupt	(MEGGENDORFER)	von mehr als halbjähriger Dauer
	%	%	%
Im ganzen	9,9		6,9
Demente Form . .	9,1	(5,0)	6,5
Expansive Form .	9,5	(23,0)	6,7
Agitierte Form . .	9,5	(10,0)	4,2
Depressive Form .	8,9	(3,0)	5,1
Zirkuläre Form . .	41,3		26,1
Tabesparalyse . . .	13,8		10,0
Männer	9,3		6,7
Frauen	11,4		7,5

KRAEPELIN hat MEGGENDORFERS Zahlen zum Vergleich in Klammern beigefügt; sie weichen von den KRAEPELINschen Ziffern nicht so stark ab, wenn man berücksichtigt, daß die expansive Form MEGGENDORFERS zum Teil Fälle enthält, die KRAEPELIN als zirkulär ausgeschieden hat. Wohl aus allen Zusammenstellungen geht hervor, daß die expansiven oder überhaupt die affektiven Formen der Paralyse am meisten zu Remissionen neigen. TOPHOFF konnte noch feststellen, daß bei ihnen auch die Mehrzahl der *vollkommenen* Remissionen enthalten ist. Diese Tatsache ist sicher damit in Zusammenhang zu bringen, daß sich hier eine Reihe von Fällen finden, bei denen die Paralyse zunächst eine endogene Phase flott gemacht oder sich mit ihr verbunden hat, deren naturgemäßes Abklingen eine Remission der Paralyse vortäuscht. Einen höheren Prozentsatz von Remissionen bei der dementen Form der Paralyse beschreibt, soviel ich sehe, nur TOPHOFF (35%), aber auch er hat die häufigsten und weitestgehenden Remissionen bei den affektiven und agitierten Formen der Paralyse gesehen. Die Besserung bei seinen „dementen" Fällen zeigte sich am deutlichsten in einer Zunahme der Arbeitsfähigkeit. Man wird daraus wohl schließen dürfen, daß es sich hier nicht um eigentliche Remissionen, sondern eher um stationäre Paralysen[1] gehandelt hat, die ja oft im Laufe der Anstaltsbehandlung zu einer gewissen Arbeitsfähigkeit erzogen werden können, ohne daß man deshalb von einer Besserung sprechen darf.

Naturgemäß haben die relativ frischen Fälle von Paralyse die meiste Aussicht auf Remission, ganz besonders auf die vollkommenen Grade einer solchen. Das ergibt sich aus den meisten Statistiken. Da aber mit der Dauer einer Paralyse nicht ohne weiteres der Grad der Ausfallserscheinungen parallel geht, so wird man auch in späteren Stadien unter Umständen noch gute Remissionen erwarten

---

[1] Dieser Umstand würde übrigens auch den ungewöhnlich hohen Prozentsatz von Remissionen bei TOPHOFF erklären.

dürfen. Das erscheint nicht auffallend, wenn man bedenkt, daß das Auftreten manifester psychischer Symptome ja keineswegs immer dem wirklichen Krankheitsbeginn entspricht, und so wird man sich nicht wundern, wenn auch nach vierjähriger Krankheitsdauer gelegentlich von guten Remissionen berichtet wird (Tophoff).

In der Regel beginnt sich die Remission allmählich bemerkbar zu machen; tritt sie plötzlich auf, so ist sie oft nur von kurzer Dauer (Gaupp, Tophoff). Naturgemäß bedarf es aber einiger Zeit, bis die Remission ihren höchsten Grad erreicht hat. Dieser hängt ab von der Stärke der bereits vorhandenen endgültigen Ausfälle, eventuell von dem Maß der Kompensationsfähigkeit. Die Tatsache der Berufsausübung ist natürlich kein einheitliches Kriterium für die Beurteilung des Besserungsgrades; immerhin sind Fälle beschrieben, in denen auch in schwierigeren Berufen Gutes geleistet werden konnte. Dabei ist natürlich auch die ursprünglich vorhandene Befähigung mit maßgebend, und bei einem intelligenten Mann wird eine leichte Einbuße an Urteilsfähigkeit wohl nicht so ins Gewicht fallen wie bei einem Debilen, dessen Fähigkeiten schon vor der Paralyse kaum zur Berufsausübung ausgereicht hatten. In vielen Fällen kann man Defekte in der Remission nur dann feststellen, wenn man den Patienten auch vor Beginn der Paralyse gekannt hat. Sind diese Voraussetzungen gegeben, so findet man auch bei den besten Remissionen eine gewisse Herabsetzung der höheren Verstandesfunktionen, eine Abschwächung der Initiative und vor allem auch eine Veränderung in den feinen gemütlichen Regungen, alles Symptome, die bei einem an sich gut veranlagten Menschen die Berufstätigkeit in keiner Weise zu hindern brauchen. In den wenig zahlreichen Fällen, in denen man sicher nichts von einer Veränderung gegen früher festzustellen vermag, handelt es sich wohl meist um eine durch den beginnenden paralytischen Hirnprozeß ausgelöste Episode, z. B. des manisch-depressiven Irreseins; ob es sich auch bei dem von Kraepelin mitgeteilten Kranken, der nach einem einleitenden Depressionszustande seine Stelle als Telegraphenbeamter zur vollen Zufriedenheit fünf Jahre lang ausgefüllt, Prüfungen bestanden, geheiratet hatte, und in höhere Stellen vorgerückt war, um einen solchen Fall gehandelt hat, läßt sich naturgemäß schwer sagen; die Tatsache, daß das Leiden mit einem Depressionszustande begonnen hatte, würde aber vielleicht dafür sprechen.

In weitaus den meisten Fällen bedarf es aber keiner subtilen Untersuchung, um sich von dem Vorhandensein psychischer Veränderungen während der Remission zu überzeugen. Nur akute Erscheinungen wie Verwirrtheit und Bewußtseinstrübung fehlen immer. Die Kranken sind klar und erscheinen geordnet. Ein wesentliches Kriterium ist die Art der Stellungnahme zu der vergangenen Psychose und die Krankheitseinsicht. Oft läßt schon die Euphorie erkennen, daß hier von einer Wiederherstellung keine Rede sein kann. Die Sprache kommt in den meisten Fällen wieder in Ordnung, ebenso die Schrift. Die Serum- und Liquorreaktionen bessern sich, ohne in der Regel ganz zurückzugehen. In bezug auf die Wassermannsche Reaktion wird man jedoch den Einfluß etwa durchgemachter spezifischer Kuren, die im übrigen unwirksam zu sein pflegen, berücksichtigen müssen. Eine erhebliche Besserung oder gar Gesundung aller Reaktionen ist ein gutes Zeichen insofern, als vielleicht die Tendenz zu längerem Stationärwerden dadurch bekundet wird.

Das Ende des Remissionszustandes wird oft ganz plötzlich durch einen Anfall eingeleitet; in anderen Fällen macht sich ganz allmählich wieder eine Verschlechterung bemerkbar.

6. Die stationäre Paralyse.
(Paralysen mit lang hingezogenem, remissionslosem Verlauf.)

Unter stationären Paralysen versteht GAUPP solche, bei denen die Krankheit, die sich eine Zeit lang progressiv entwickelt hatte, in einem bestimmten Stadium verharrt: die Kranken sind also noch geisteskrank, sind mit körperlichen und geistigen Ausfallssymptomen behaftet, und sie bleiben in diesem Defektzustande jahrelang, ohne daß die sorgfältigste Beobachtung eine Änderung dieses Zustandes ermitteln könnte. Der Tod erfolgt schließlich nicht an der Paralyse, sondern an einer anderen Krankheit. GAUPP rechnet eine Paralyse nicht zur stationären Form, sobald erwiesen ist, daß die Erkrankung im ganzen doch fortschreitet, mag auch die Progression nur bei Betrachtung längerer Zeitspannen deutlich erkennbar sein. Daß unter diesen Bedingungen nur äußerst wenige Fälle als stationär bezeichnet werden können, erscheint klar, und es ist bemerkenswert, daß von den wenigen Fällen, die GAUPP bei seinem Referat dazu rechnete, die histologisch untersuchten anatomisch diese Voraussetzungen auch nicht erfüllten; so konnte ALZHEIMER bei dem ersten Fall trotz 32 jähriger Dauer der Erkrankung histologisch einen Befund erheben, der nicht darauf hindeutete, daß der Krankheitsprozeß zum Stillstand gekommen war. Der zweite Fall, der übrigens auch klinisch eine Progression gezeigt hatte (Dauer 9 Jahre), bot zwar keine Infiltrationen der Gefäße, aber frische Gliawucherungen, die für ein Fortschreiten des Prozesses sprachen. Unter diesen Umständen ist es wohl richtiger, sich bei der Definition der stationären Paralyse für die praktischen Fragen nicht an die theoretisch sicher begründeten Bedingungen GAUPPs anzulehnen, sondern man wird auch die ausgemacht langsam fortschreitenden Paralysen mit hier eingruppieren müssen. Vielleicht spricht man daher am besten von *Paralysen mit lang hingezogenem, remissionslosem Verlauf*. Auch dann ist die Zahl entsprechender Beobachtungen noch nicht groß; gewöhnlich pflegt man Fälle, die länger als 6 bis 8 Jahre dauern, hierher zu rechnen. ALZHEIMER hat auch einen charakteristischen anatomischen Befund für die stationäre Paralyse beschrieben: es handelt sich um geringgradige Veränderungen, die aber doch zur anatomischen Diagnosenstellung ausreichen und sich durch ein Zurücktreten der Infiltrate sowie durch eine geringgradige Parenchymdegeneration auszeichnen. (Vgl. hierzu auch den oben schon erwähnten Fall von F. SCHULTZE, ferner den Fall von GRUHLE und RANKE sowie den gleichfalls schon zitierten Fall TUCZEK-NISSL, und den Fall von PLAUT und SPIELMEYER.) Ferner hat LOEW 3 und JAKOB 5 Fälle veröffentlicht; T. SCHMIDT-KRAEPELIN hat ein Material von 2100 katamnestizierten Fällen auf stationäre Fälle durchgesehen. Darnach dauerten

15,3% mehr als 4 Jahre,
6.84% „   „ 6   „
3,8% „   „ 8   „

Unter letzteren fanden sich Fälle mit Krankheitsdauer von 10 Jahren (5), 11 Jahren (2), 12 und 13 Jahren (je 3) und 1 mit 16 Jahren. Eine Reihe der Kranken war zur Zeit der Untersuchung noch am Leben, darunter solche mit einer Krankheitsdauer von bis zu 20 Jahren. Da aber gerade bei den am günstigsten und besonders langsam verlaufenden Fällen eine auffallende Häufung eingreifender wiederholter Fieberprozesse zu bemerken ist, erscheint es mir fraglich, ob man bei allen diesen Fällen von einem spontanen, das heißt unbeeinflußten Stationärwerden reden darf.

Besonders zahlreich vertreten waren unter den stationären Fällen die Taboparalysen, außerdem wurden katatone und paranoide Züge bei der langsam verlaufenden Paralyse etwa doppelt so oft beobachtet wie bei den Gesamtpara-

17*

lysen. Noch häufiger konnte man Sinnestäuschungen feststellen. Auffallend war, daß bei den protrahierten Fällen die Anfälle häufiger waren als bei den Gesamtparalysen. Meiner Ansicht nach hängt diese hohe Zahl damit zusammen, daß auch die als Vorläufererscheinungen aufgetretenen Anfälle mitgezählt sind, und gerade die im Sinne Kraepelins „präparalytischen" Zustände scheinen bei den stationären Fällen besonders häufig zu sein. Außerdem können naturgemäß bei längerer Dauer ja auch mehr Anfälle auftreten. Im übrigen war weder ein Einfluß der spezifischen Behandlung (vor und nach Ausbruch der Paralyse), noch der Zeitpunkt der Infektion, noch die Länge der Inkubationszeit von Bedeutung für die Entstehung des langsamen Verlaufs. Wohl aber fanden sich oft fieberhafte Erkrankungen während der Paralyse.

In einer weiteren Arbeit hat T. Schmidt-Kraepelin sich mit den serologischen Befunden bei der stationären Paralyse befaßt und festgestellt, daß in späteren Stadien die Wassermann-Reaktion in Blut und Liquor negativ werden kann. Das Gleiche gilt von der Normomastix- und Goldsolreaktion. Dabei braucht dem Negativwerden der Reaktionen nicht auch eine klinische Besserung zu entsprechen. Die Zellzahl ist wohl meist geringer, aber nicht in allen Fällen normal geworden. Noch weniger häufig (nur in 3 Fällen) war die Nonnesche Reaktion verschwunden. Interessant ist, daß von diesen Fällen nur ein geringer Prozentsatz anatomisch die Merkmale der stationären Paralyse aufweist. Spatz konnte vielmehr trotz des langsamen Verlaufs frische entzündliche Veränderungen und schwere Degenerationserscheinungen am Zentralnervensystem finden.

Ein sehr interessantes Material veröffentlicht Jakob. Abgesehen von dem 5. Fall, der entweder als eine Kombination von Epilepsie mit Paralyse oder als protrahierte Form der juvenilen Paralyse aufzufassen ist, handelt es sich in allen Fällen um katatone bzw. schizophrene Zustandsbilder, zum Teil von paranoid halluzinatorischer Färbung mit extrem langem Verlauf (zweimal 20 Jahre und zweimal 11 Jahre). Über ähnliche Bilder bei stationärer Paralyse berichtet auch Lhermitte. Da auch die Fälle von Gruhle und Ranke sowie von Plaut und Spielmeyer symptomatologisch ähnlich waren, so meint Jakob, daß der paralytische Entzündungs- und Degenerationsvorgang bei langsamer und geringgradiger Entwicklung eine mehr katatone Färbung der Psychose abgibt. Nun hat aber Spatz bei solchen Fällen trotz langsamen Verlaufs frische entzündliche Veränderungen und schwere Degenerationserscheinungen gefunden. Daher kann wohl die *Art* der anatomischen Befunde nicht allein für die Entstehung dieses Symptomenbilds maßgebend sein, und ich würde umgekehrt wie Jakob schließen, daß bei Persönlichkeiten mit schizophrener Anlage die paralytische Psychose nicht nur schizophren gefärbt, sondern auch offenbar in die Länge gezogen wird. Dafür sprechen ja auch die Beobachtungen an Taboparalysen, bei denen ebenfalls oft schizophrene Bilder mit langsamem Verlauf vorkommen.

Auch Witte neigt dazu, eine besondere Anlage für die Entstehung der stationären Paralyse verantwortlich zu machen. Er meint, daß Psychopathen sich im allgemeinen der Paralyse gegenüber refraktär verhalten (Scharncke), und wenn sie ausnahmsweise paralytisch werden, so finde man sie zum größten Teil in der Gruppe der stationären Paralyse. Mit Rücksicht auf die anatomischen Befunde nimmt er an, daß es sich bei den Fällen von stationärer Paralyse um Menschen handle, die nur eine geringe Veranlagung für eine Paralyse haben.

Ich meine, daß angesichts der auffallenden Bevorzugung bestimmter Zustandsbilder, besonders der schizophrenieähnlichen, eine besondere seelische Konstitution mit zu den Voraussetzungen des Stationärwerdens gehört, ich bezweifle aber, daß man berechtigt ist, hier einseitig einen solchen Konstitutionskreis verantwortlich zu machen. Vielleicht liegt das Wesentliche noch tiefer, und die Neigung zu schizophrenen Bildern ist nur eine der möglichen Erscheinungsformen dieser Besonderheit. Für die Frage, warum einige Paralysen stationär bleiben, muß aber noch ein anderer Punkt berücksichtigt werden, der vielleicht ebenfalls auf eine Eigenart der Anlage hinweist, aber auch mit einer besonderen Lokalisation des paralytischen Prozesses zusammenhängen kann. Dieses Punktes ist bis jetzt, soviel ich sehe, nirgends gedacht worden. Es ist aber m. E. nicht unwesentlich, daß bei diesen Paralysen mit protrahiertem Verlauf alle *vegetativen Störungen zu fehlen* scheinen. Diese Tatsache könnte vielleicht die letzte Ursache der langen Lebensdauer trotz anatomisch fortschreitenden Befundes sein. Eventuell müßte man dies ja mit einer besonderen Lokalisation des paralytischen Prozesses in Verbindung bringen; vielleicht sind hier die vegetativen Zentren verschont. Das würde einmal gut passen zu dem BÜRGERschen Befund, der bei Taboparalysen keine „striären" Erscheinungen gefunden hat. Es würde aber gleichzeitig darauf hinweisen, daß die bei solchen Fällen vorhandenen schizophrenen Symptome nicht auf eine Lokalisation im Stamm, wenigstens nicht in der Gegend der vegetativen Zentren bezogen werden könnten.

Wie dem auch sei, jedenfalls scheint das Fehlen der vegetativen Erscheinungen, wie ich es auch bei meinen stationären Fällen beobachtete, doch ein wichtiger Faktor für das Zustandekommen des protrahierten Verlaufs zu sein. Das leuchtet besonders ein, wenn man berücksichtigt, daß es auch bei stationärer Paralyse zu hochgradiger Demenz kommen kann.

Zusammenfassend wird man die stationären resp. langsam verlaufenden Paralysen charakterisieren können als Fälle mit relativ geringfügigen resp. wenig intensiven Hirnerscheinungen. Man findet viele Taboparalysen darunter, und klinisch psychiatrisch handelt es sich häufig um schizophrenieähnliche Bilder. In der Mehrzahl der Fälle sind die Ausfallserscheinungen nicht sehr hochgradig; man könnte mit Rücksicht auf das äußerst langsame Fortschreiten von Defektzuständen reden, die gleichwohl die charakteristische paralytische Demenz wenigstens in Andeutungen erkennen lassen. Jedoch ist diese geringe Entwicklung der Demenz keine conditio sine qua non, es gibt vielmehr auch stark reduzierte Fälle, die gleichwohl lange am Leben bleiben. Allen gemeinsam scheint das Ausbleiben vegetativer Störungen zu sein.

7. Die galoppierende Form der Paralyse.

Als „*galoppierende*", gelegentlich auch als akute oder foudroyante Paralyse pflegt man Fälle mit ungewöhnlich raschem Verlauf zu bezeichnen; meist beobachtet man dabei nicht nur einen rapiden vegetativen Verfall, sondern gleichzeitig auch oft schwere psychotische Symptome (Erregung, Verwirrtheit), so daß KRAEPELIN die galoppierende Paralyse der agitierten Paralyse als besonders schwere Fälle unterordnet. Berücksichtigt man nur die Dauer der Erkrankung, so hat man wegen des oft schwer feststellbaren Krankheitsbeginns mit denselben Fehlerquellen zu rechnen, wie bei der Betrachtung der stationären Paralyse und bei der Bemessung der Inkubationsdauer. Man wird also sehr wahrscheinlich immer eine Reihe von Fällen mitzählen, die nach einem unauffälligen chronischen Beginn plötzlich rasch zum Tode führen. Ich möchte nur die Fälle zur galoppierenden Form rechnen, bei denen dieses manifeste foudroyante Stadium innerhalb von 6 Monaten durch den Tod beendet ist.

Man hat gesagt, daß diese foudroyanten Paralysen seltener geworden seien. BUCHHOLZ fand bei seinem Material von 1876—1900 1,78% galoppierende Fälle, während bei unserem Material (1924—1925) 6% der Fälle als galoppierende bezeichnet werden konnten. Ich bin mir darüber klar, daß alle möglichen äußeren

Umstände diese Zahlen zu beeinflussen vermögen, obwohl ich mich bemüht habe, nur komplikationslose Fälle mitzuzählen. Ich will auch nicht etwa schließen, daß die Zahl der rasch verlaufenden Fälle zugenommen habe, mir lag vielmehr nur daran, zu zeigen, daß derartige „Eindrücke“ über die Beschaffenheit eines Krankenmaterials oft täuschen.

Anatomisch handelt es sich in der Regel um hochgradige Zerfallserscheinungen am nervösen Parenchym und lebhafte Reaktionen am Bindegewebe (Jahnel). Auch Spirochäten hat man bei dieser Form der Paralyse häufiger getroffen als sonst (Jahnel). Diesem anatomischen Befund, der auf stürmische Vorgänge schließen läßt, entspricht im klinischen Bild die Bevorzugung exogener symptomatischer Bilder. Besonders oft sieht man furibunde Erregungszustände mit sinnlos trieb- und dranghafter motorischer Agitation, Neigung zu Selbstverletzung usw. Immer ist zum mindesten für lange Zeit das Bewußtsein hochgradig getrübt, und es kann zu schweren Delirien („Delirium acutum“), amentiaähnlichen Zuständen kommen. Über Sinnestäuschungen erfährt man meist nichts, jedoch läßt das Verhalten der Kranken gelegentlich darauf schließen, daß sie Stimmen hören oder Gesichtstäuschungen haben. Die Stimmungslage wechselt oft rasch, meist hat man den Eindruck eines bestehenden Angstaffektes. Daß es in solchen Stadien nicht gelingt, sich ein Bild über die Urteilsfähigkeit zu machen, ist selbstverständlich. Wenn die Anamnese nicht irgendwelche Anhaltspunkte über ein Versagen in dieser Beziehung gibt, besteht kaum die Möglichkeit, sich über den Grad etwa vorhandener Ausfallserscheinungen zu unterrichten. Die Nahrungsaufnahme leidet meist sehr erheblich unter der Erregung. Auch eine geregelte Stuhl- und Urinentleerung ist kaum möglich, meist lassen die Kranken unter sich oder schmieren mit Kot. Sehr rasch pflegt ein vegetativer Verfall deutlich zu werden. Haut und Schleimhäute trocknen aus, die Lippen sind borkig belegt, es kommt zu Decubitus, der rasch tiefer geht oder sich in die Fläche ausbreitet. Oft ist ein rapider Gewichtssturz zu beobachten. Auch der Schlaf ist gestört oder er fehlt namentlich in den deliranten Zuständen ganz. Daß es sich bei der häufig zu beobachtenden Temperatursteigerung um zentrales Fieber handelt, ist allerdings angesichts des Decubitus und zahlreicher anderer eiternder Hautläsionen kaum anzunehmen. Am deutlichsten tritt der vegetative Verfall an dem in seinem Turgor und Ausdruck schwer veränderten Gesicht zutage, das noch durch verkrustete Lippen, Ragaden am Nasenausgang, durch Schweißbildung, Blässe, sowie durch trockenes, in seiner Farbe stumpf gewordenes Haar entstellt zu sein pflegt. Der Tod erfolgt oft schon nach wenigen Tagen oder Wochen. Es gibt auch Fälle, bei denen dieser qualvolle Zustand 2 bis 3 Monate währt. Vielfach bringen dann gehäufte epileptische Anfälle, die bis dahin nicht aufgetreten zu sein brauchen, die Erlösung. Kraepelin weist m. E. mit Recht darauf hin, daß im Beginn dieser Paralyseform Anfälle seltener als im Durchschnitt seien, daß dagegen der Tod im Anfall viel häufiger als gewöhnlich auftritt.

Bemerkt sei, daß nicht alle diese agitierten Formen in solchen Stadien zum Tode kommen. Es gibt auch *agitierte Episoden* im Verlauf sonst nicht besonders rasch zum Ende führender Paralysen. Hier tritt meist nach relativ kurzer Zeit eine Erholung ein (von Remission spricht man bei diesem Abklingen akuter Erscheinungen besser nicht), und die Paralyse entwickelt sich dann langsam weiter oder wird vielleicht gar stationär. Andererseits braucht nicht jede galoppierende Paralyse unter dem Bilde so starker Agitation aufzutreten, man sieht auch — seltener — Paralytiker, die unter den Zeichen des vegetativen Abbaus ohne besondere psychische Erregung rasch dahinschwinden.

Wenn auch meist die ersten Manifestationen der galoppierenden Paralyse schon einen exogen symptomatischen Charakter tragen, so sieht man doch auch ursprünglich anders verlaufende Formen zuweilen in ein akutes Stadium geraten und darin rasch zugrunde gehen. Relativ am meisten scheint das bei den expansiven Zuständen der Fall zu sein. Daß die galoppierende Form häufig den Abschluß einer depressiven Verlaufsart darstellt, wie Steiner sagt, konnte ich nicht finden.

Über die Ursache des rapiden Verlaufs läßt sich nichts Allgemeingültiges sagen. Wenn auch vielfach Anfälle (meist epileptiforme) vorkommen, so sind diese doch offenbar keine conditio sine qua non für das rasche Fortschreiten der Erkrankung, denn man vermißt Anfälle zuweilen völlig, zuweilen treten sie erst ganz am Schlusse auf. Auch ein höheres Lebensalter kommt anscheinend nicht als wesentliches Moment in Betracht; einer unserer charakteristischsten Fälle war z. B. erst 24 Jahre alt. Kraepelins Zahlen sprechen ebenfalls nicht für einen Einfluß des vorgerückten Alters. Selbstverständlich darf man aber nicht Paralysen, bei denen der Verlauf durch eine komplizierende Hirnarteriosklerose beschleunigt war, zu den galoppierenden Paralysen im eigentlichen Sinne rechnen.

Einen in vieler Hinsicht typischen Verlauf einer galoppierenden Paralyse zeigt folgende Krankengeschichte:

Johann Br., geb. 1900.

Infektion mit 17 oder 18 Jahren. Bis vor kurzem unauffällig und gesund. Freundliche, stille Natur, fleißiger Arbeiter. In der ersten Hälfte April 1924 Grippe, habe viel Kopfschmerzen und Ohnmachtsanfälle gehabt. War dann 14 Tage gesund. Arbeitete wieder. Seit Ende April redete er viel, klagte wieder über Kopfschmerzen, war deswegen in ärztlicher Behandlung. Am 2. 5. 24 wurde er unruhig, aß nicht, redete sehr viel, trank gegen seine sonstige Gewohnheit viel Bier, rauchte, obwohl er sonst fast Nichtraucher war, in wenigen Tagen 150 Zigaretten. Schlief gar nicht. Sprach sehr viel, hatte große Pläne, gab all sein Geld aus, kaufte Taschentücher, Kragen, Schnaps, Zigaretten, machte Schulden, verschleuderte das Geld. Wurde wegen zunehmender Unruhe am 5. 5. 24 in die Psychiatrische und Nervenklinik gebracht. Bei der Aufnahme leichte motorische Unruhe, faßt sich mit den Händen ins Gesicht, an den Kopf und am ganzen Körper herum, macht dabei einen teilnahmslosen Eindruck, lacht zwischendurch kindisch. Bei der Exploration braucht er zu allen Antworten lange Zeit, ist leicht abgelenkt. Schon am nächsten Tage beginnt eine stärkere Unruhe, er greift oft ganz ziellos in der Luft herum, begleitet seine Bewegungen mit abgerissenen Sätzen, die außer allem verständlichen Zusammenhang stehen. Nach der Untersuchung kann er nicht in seine Kleider finden; zunächst legt er seine Hose wie eine Badehose um, sucht sein Glied vorn herausschauen zu lassen, meint dann, das werde gleich länger erscheinen und auf den Boden hängen, spielt mit den übrigen Kleidern herum. Er ist dabei hypervigil, jedes Geräusch lenkt ihn ab, jeder neue Eindruck veranlaßt ihn zu vorübergehender Aufmerksamkeit. Er gleicht in vielem einem Alkoholdeliranten. Die Erregung nimmt nachts zu, muß mit Scopolamin behandelt werden. Während der Scopolaminwirkung redet er dauernd in inkohärenter Weise vor sich hin, leicht gereizt, weint und schreit in infantiler Weise. Fängt immer wieder an etwas zu erzählen, findet aber nicht weiter. Hochgradige Merkstörung, nur dürftige Orientierung. Beim Spontansprechen Silbenstolpern. Testworte werden sofort wieder vergessen, nicht reproduziert. Pupillenreaktion auf Licht nur Spur, auf Konvergenz besser. Rechte Pupille weiter als die linke. Reflexe in Ordnung.

WaR.: in Blut und Liquor + + + +, 236/3 Zellen. Nonne +, Ges. Eiweiß 2/3 °/₀₀, Normomastix- und Goldsolreaktion: Paralysekurven.

Im weiteren Verlauf dauernd hochgradige Erregung, Verworrenheit, dabei vielfach heiterer Stimmung. Ist nie zu fixieren, spricht verwaschen, keine sicheren Sinnestäuschungen, jedoch häufig illusionäre Verkennungen auf optischem und akustischem Gebiet. Am 14. 6. gehäufte Anfälle, 11 am Tage, die sich mit leichter Temperatursteigerung am 20. wiederholen; von da ab nur gelegentlich noch vereinzelte Anfälle. Anfang Juli ließ die Erregung nach. Aber auch jetzt ist Patient schwer zum Antworten zu bewegen. Die Sprachstörung ist deutlicher geworden, läppisches, blödes Lachen, ausgemacht stumpfer Affekt. Zunehmender Verfall ohne Gewichtsverlust. Haut wird trocken, Gesicht blaß, fahl, gelegentlich Fieberbewegungen. Am 19. 7. erneute Anfälle unter hohen Temperaturen bis 39, mit starken Schweißausbrüchen am ganzen Körper und Zuckungen, vorzugsweise links. Am nächsten Tage Collaps und Exitus.

Bei der histologischen Untersuchung fanden sich besonders starke Entzündungserscheinungen (auch polymorphkernige Leukocyten) und Spirochaeten.

Hier liegt einer von den wenigen Fällen vor, bei denen man mit großer Sicherheit den Beginn der Paralyse feststellen kann. Wenn, wie ich glaube, die anfangs April durchgemachte

Grippe als die ersten Erscheinungen der Paralyse zu deuten ist, so hat der ganze Krankheitsverlauf etwa 3½ Monate gedauert. Bemerkenswert war der rapide Verfall während des hochgradigen Erregungszustandes am Anfang, der auch in dem darauffolgenden ruhigeren Stadium deutlich erkennbar war. Die paralytischen Anfälle haben dann den Prozeß offenbar noch rascher gefördert und zu einem schnellen Ende geführt.

8. Der geheilte und der defektgeheilte Paralytiker.

a) Allgemeines.

In dem von Plaut und Kihn verfaßten Abschnitt über Behandlung der syphilogenen Erkrankungen werden auch die Heilungsaussichten an Hand der verschiedenen geübten Verfahren erörtert; nun ist aber mit erledigter Therapie für den Psychiater das klinische Interesse am Paralytiker noch nicht erschöpft, und auch der „Geheilte" bleibt noch Gegenstand seiner Obhut. Einmal muß bei den verhältnismäßig neuen Verfahren das spätere Ergehen auch der gesund Gewordenen im Auge behalten werden, und dann erscheint eine Kontrolle nötig deshalb, weil bei der Mehrzahl der Behandelten trotz verhältnismäßig weitgehender Besserung doch gewisse Veränderungen gegen früher zu konstatieren sind. Abgesehen davon, daß Art und Grad solcher Defekte sowie ihre Bedeutung im sozialen Leben usw. interessant sind, ist es wichtig, sich durch weitere Beobachtung darüber klar zu werden, ob es sich hier um harmlose Narbensymptome handelt, oder ob derartige Veränderungen darauf schließen lassen, daß etwa wie bei der von selbst stationär gewordenen Paralyse der Prozeß später wieder aufflammen und zum Tode führen kann.

Nun gibt es zweifellos Fälle von Paralyse-Heilung, bei denen man trotz eingehendster Untersuchung keine Reste der psychischen Erkrankung mehr feststellen kann und bei denen diese Heilung auch Bestand[1] hat. So sind auch von den älteren der in der Münchner Klinik mit Malaria behandelten Fälle heute noch einige im Beruf voll leistungsfähig und psychisch völlig unauffällig. Diese Fälle sind von Fleck schon publiziert worden, und ich brauche nur auf seine Arbeit zu verweisen. Ergänzend kann ich bemerken, daß sein Fall 13 jetzt, 6 Jahre nach der Klinikentlassung, einen schwierigen Beruf voll ausfüllt. Er ist Kammerstenograph, stenographiert 350 Silben in der Minute und muß die nachgeschriebenen Reden für die Bedürfnisse der Zeitung stilisieren, eine Aufgabe, die er zur allgemeinen Zufriedenheit erfüllt. Auch Flecks Fälle 14 und 15 haben sich gut gehalten; bei dem ersten wirkt eine ungeniert geäußerte Selbstgefälligkeit etwas peinlich, ohne daß man sonst Anhaltspunkte für Resterscheinungen der Paralyse finden könnte. Das gleiche gilt von einem 1921 mit Recurrens behandelten Zahnarzt, er ist zwar nicht in seinem Beruf, sondern aus äußeren Gründen als Kaufmann tätig, entwickelt aber gute Fähigkeiten, hat enorm zu tun, und der Umstand, daß es ihm möglich war, sich in einen neuen Beruf einzuarbeiten, verrät ja wohl auch eine gewisse geistige Beweglichkeit; ab und zu bei ihm dank seiner Krankheitseinsicht auftauchende hypochondrische Befürchtungen bekämpft er damit, daß er sich und anderen einredet, er habe nur tertiäre Lues gehabt.

Bei allen diesen Fällen war laut Krankengeschichte eine eigentliche Demenz vor der Behandlung nicht nachzuweisen gewesen, zum Teil hatte es sich um exogene Syndrome, zum Teil um manische bzw. schizophrene Zustände gehandelt. Einmal hatte ein Anfall frühzeitig Veranlassung zur Aufnahme gegeben. In solchen Fällen sind die Aussichten auf defektlose Rückbildung der psychotischen Erscheinungen natürlich sehr viel besser, als wenn die Behandlung erst in einem

---

[1] Wagner v. Jauregg verfügt über Erfolge von jetzt ca. 12 jähriger Dauer.

Stadium beginnt, in dem nicht mehr ausgleichbare cerebrale Degenerationsprozesse vorliegen, die bereits eine Demenz hervorgerufen haben.

STEINER ist der Meinung, daß man angesichts der therapeutischen Resultate bei der Paralyse berechtigt sei, von einer Rückbildung der Demenz zu sprechen. Man müsse den Demenzbegriff revidieren, wenn die mit ihm ohne weiteres verknüpfte Irreparabilität es verhindere, daß man das Vorkommen wieder ausgleichbarer Demenzzustände anerkennt. Er wendet sich gegen meine Anschauung, daß die Demenz in solchen Fällen immer durch Nebenerscheinungen, vor allem Bewußtseinstrübungen, vorgetäuscht werde.

Ich halte es für untunlich, aus dem Demenzbegriff das Merkmal der Dauerhaftigkeit zu entfernen, man würde sonst schließlich dazu kommen, einen Depressiven, der wegen seiner Hemmungen abgebaut erscheint, oder einen Menschen, der in seiner manischen Oberflächlichkeit urteilslos ist, auch als dement zu bezeichnen. Im Beginn sind die scheinbaren Ausfälle der Paralytiker aber oft durch nichts anderes als durch solche Randsymptome hervorgerufen. Aus der Tatsache, daß bei einem jetzt geheilten Paralytiker während seiner floriden Erkrankung der Kenntnisbesitz geschwunden zu sein schien, daß der Kranke damals ausgemacht urteilslose Handlungen begangen hat, kann doch nicht gefolgert werden, daß damals bereits eine Demenz im Sinne der Definition vorgelegen hat und daß diese Demenz nun durch die Behandlung geheilt sei. Die Entäußerung von Wissensmaterial und Kundgabe von Urteilsfähigkeit ist doch sehr oft, wie das Beispiel funktioneller Erkrankungen lehrt, auch durch andere Umstände behindert. Es handelt sich dabei nicht nur, wie STEINER meint, um Bewußtseinstrübungen, die natürlich auch eine Rolle spielen, sondern neben den oben schon erwähnten Faktoren kommen noch die Interesselosigkeit, der Mangel an Regsamkeit, Einstellstörungen usw. in Betracht, alles Alterationen prinzipiell vorübergehender Art, die den Paralytiker aber hindern, von seinen de facto noch vorhandenen Fähigkeiten Gebrauch zu machen. Ich möchte noch einmal ausdrücklich betonen: in dem Stadium des Beginns der manifesten Erscheinungen, in dem die Behandlung einsetzen sollte, ist der Paralytiker in der Regel noch nicht dement. Ich habe deshalb Wert darauf gelegt, hier von einem Stadium der versagenden psychischen Steuerung zu sprechen. Gewiß beginnen hier langsam schon mit den degenerativen Veränderungen auch die endgültigen Ausfälle, aber sie sind zunächst so geringfügig, daß die bei einem therapeutisch bedingten Stillstand zurückbleibenden Reste die Arbeitsfähigkeit und das Verhalten wenig beeinträchtigen werden. Wahrscheinlich wird man auch bei solch unbedeutenden Defekten zwar nicht mit einer Wiederherstellung, die ja auch anatomisch undenkbar wäre, wohl aber mit einer gewissen Kompensationsmöglichkeit rechnen dürfen, insbesondere, meint GERSTMANN, verfügen vielleicht Menschen mit feinerer Vervollkommnung ihrer psychischen Mechanismen und speziell ihrer intellektuellen Aktivität über ein reicheres Ausmaß von cerebralfunktionellen Kompensationsmöglichkeiten als z. B. manuelle Arbeiter. Insofern wäre evtl. an eine Ausgleichbarkeit echter Demenz zu denken, wenigstens solange sie noch geringfügig ist. Ich glaube aber, daß diese Art der Wiederherstellung, die auch nie eine vollkommene sein wird, doch zurücktritt gegenüber dem Abflauen der Nebenerscheinungen, die das Bild einer Demenz nachgeahmt haben.

Mir scheint es daher nicht notwendig zu sein, mit Rücksicht auf unsere Erfahrungen mit der Fiebertherapie den Demenzbegriff zu revidieren, sondern es ist besser, wenn man sich klar zu werden sucht, wie im einzelnen die Symptome bei einem Kranken zustande kommen. (Ich verweise dabei auf meine Ausführungen über Urteilslosigkeit und Urteilsschwäche, S. 154.) Die Bedeutung der

Malaria- und Recurrenstherapie wird dadurch nicht höher, daß man ihr Wirkungen zuschreibt, die sie nicht zu leisten vermag, und ich meine, man könnte mit den Erfolgen dieser Behandlungsmethode sehr zufrieden sein, angesichts der Tatsache, daß eine früher als tötlich angesehene Erkrankung jetzt zum Stillstand gebracht werden kann.

Im Gegensatz zu den degenerativen Veränderungen sind die entzündlichen Vorgänge, die, wie Spielmeyer gezeigt hat, oft schon lange vor den klinischen Erscheinungen auftreten können, offenbar therapeutisch beeinflußbar. Nun machen diese entzündlichen Prozesse meist noch keine psychischen Erscheinungen, und das ist der Grund, warum wir die Paralytiker oft erst im Stadium der Ausfallserscheinungen in Behandlung bekommen, in einem Stadium, in dem die Fiebertherapie nur noch einen Stillstand, d. h. eine „Heilung mit Defekt" erzielen kann. Wenn aber bei Personen mit einer Bereitschaft zu manisch-depressiven Erscheinungen z. B. diese Entzündungserscheinungen eine manische oder etwa eine depressive Phase auslösen, wie ich das an anderer Stelle gezeigt habe, so leuchtet ohne weiteres ein, daß in solchen Fällen trotz schwerer psychotischer Erscheinungen die Prognose gut sein kann, weil es sich nicht um die Symptome einer paralytischen Hirnveränderung, sondern um die Erscheinungen einer durch den leichten Hirnprozeß freigemachten gutartigen endogenen Psychose handelt. Wenn es überhaupt eine Einwirkung der Malariabehandlung auf den paralytischen Prozeß gibt, so ist sie am ehesten im Beginn des Prozesses zu erwarten, zumal in einem Zeitpunkt, in dem sich dieser Prozeß vorzugsweise oder ausschließlich in entzündlichen Erscheinungen äußert. Denn wir wissen — wieder von Spielmeyer (Versuch der theoretischen Neuroluesforschung zur Lösung therapeutischer Fragen) —, daß gerade der entzündliche Prozeß sich zurückbilden kann, während bei den Parenchymprozessen die Erkrankung zwar auch zum Stillstand zu kommen vermag, die Ausfälle aber nicht wieder gutzumachen sind. Sind aber bei einem derartigen Fall die entzündlichen Infiltrationen durch die Fieberbehandlung zurückgebildet, so ist die anatomische Paralyse geheilt, und zwar geheilt, bevor sie Symptome, besonders bevor sie Defektsymptome hat machen können, denn die ausgelöste Manie bzw. Depression war ja nur ein Indikator dafür, daß im Gehirn ein krankhafter Vorgang sich zu entwickeln begann; daß dieser Indikator aber so leicht und so früh anspricht, bedeutet für die Behandlung eine besonders günstige Situation, weil es wohl sonst fast nie, außer durch einen glücklichen Zufall (initiale Anfälle), gelingt, eine Paralyse so früh zu erkennen und damit der Behandlung zuzuführen. Daß diese Meinung richtig ist, ergibt sich wohl aus den Fällen, die ich an anderer Stelle[1] mitgeteilt habe. Ich glaube aber, daß man diese Auffassung auch durch Fälle aus der Literatur belegen kann. So ist es interessant, daß sich unter den geheilten Paralytikern anderer Autoren besonders solche befinden, die manieähnliche Bilder geboten haben[2]. Ganz besonders scheint mir aber der Fall 1 und 2 von Jossmann meine Ansicht zu bestätigen. Ich glaube, man kann diese Fälle so deuten, daß es sich nicht um das Abklingen einer Exazerbation des paralytischen Prozesses handelt, wie Jossmann meint, sondern um das Abklingen einer manischen Phase, während die Fieberbehandlung mit dem infiltrativ entzündlichen Hirnprozeß ein relativ leichtes Spiel hat.

Nun werden nicht alle Fälle in ihrem Aufbau so einfach liegen wie die eben angeführten, insbesondere können sich auch hier bei prinzipiell gleichem Mechanismus Defektsymptome einschleichen, oder stärkere anatomische Läsionen können die vollständige Erholung unmöglich machen.

---

[1] Arch. f. Psychiatr. **86**.
[2] Vgl. Gerstmann, Benedek, Pönitz, Fleck u. a.

Prinzipiell stehen diese Fälle auf der gleichen Stufe wie diejenigen, bei denen es gelungen war, die klinisch bereits erkennbare Paralyse frühzeitig zu behandeln. Sind die nicht ausgleichbaren Hirnveränderungen quantitativ noch geringfügig, so wird der Ausfall auch nur minimal sein, und vielleicht besteht in solchen Fällen eine gewisse Kompensationsmöglichkeit; jedenfalls können solche Leute oft in ihrem früheren Beruf wieder arbeiten, und sie sind vielleicht nur in der Selbständigkeit ihres Urteils, bei feineren Kombinationen oder wenn es gilt, sich aus eigener Initiative von gewohnten Denkzusammenhängen zu emanzipieren, vielleicht auch in ihrer Eindrucksfähigkeit für differenzierte Reize etwas beeinträchtigt. Das merkt in der Regel nur der, der den Kranken vor seiner Paralyse genau gekannt hat, und vor allem kann man diese leichte Herabminderung wohl nur bei an sich schon hochdifferenzierten, vor allem irgendwie produktiven Naturen wahrnehmen. Eine solche geringfügige Veränderung beeinträchtigt die Berufsfähigkeit kaum, allenfalls kann sie sich bei Künstlern oder sonst schöpferisch tätigen Menschen störend bemerkbar machen; bei den letzteren wird man vielleicht sagen, sie seien „stiller" geworden[1]. Praktisch gelten diese Kranken aber als geheilt, und PÖNITZ hat sicher recht, wenn er bei den zwar vielleicht vorhandenen, aber kaum ersichtlichen Veränderungen gegenüber früher nicht von Defekt sprechen will, sondern es vorzieht, von Narbensymptomen zu reden, ein Ausdruck, der in gleicher Weise auch die zurückbleibenden für Leben und Tätigkeit gänzlich belanglosen Pupillen- und Reflexstörungen gut charakterisiert.

Die eigentlich defektgeheilten Paralytiker teilt PÖNITZ in zwei Gruppen, je nach dem, ob der Akzent auf das Wort „geheilt" oder auf „Defekt" gelegt werden muß. Hiervon bedürfen die *Defekten* keiner besonderen Besprechung; dabei handelt es sich einmal um solche, bei denen die Kur nur den Verlauf des Leidens, wie PÖNITZ sagt, etwas „gestreckt" hat; sie gehen nach einer gewissen Remission, die sich vorzugsweise auf körperlichem Gebiet bemerkbar macht, zugrunde, meist nur wenige Monate später als es der Durchschnittsdauer der Paralyse sonst entspricht; eine zweite Gruppe gleicht klinisch den schweren Fällen stationärer Paralyse. Auch hier war wohl wegen des zu weit vorgeschrittenen degenerativen Hirnprozesses eine wesentliche Besserung auf seelischem Gebiet nicht mehr möglich. Gewiß fehlen etwa vorhandene akute psychotische Erscheinungen, wie Verwirrtheit, Erregung usw., aber hier ist eine Demenz zurückgeblieben von einem Grade, daß in der Regel ein Aufenthalt in der Anstalt nötig ist, wo allenfalls mechanische Arbeiten verrichtet werden können. Die Lebensdauer dieser Kranken ist aber zweifellos ganz erheblich verlängert. Interessanterweise haben sie sich körperlich sehr gut erholt, oft sind sie in einem vorzüglichen Ernährungszustand, sehen mitunter frisch und wohl aus. Diese Fälle möchte ich als nur *vegetativ geheilte* Paralytiker bezeichnen; hier handelt es sich um ein Kunstprodukt der Fiebertherapie, das sicher nicht rein erfreulich, aber bei dem derzeitigen Stand unserer Erfahrung wohl unvermeidbar ist. Daß diese Dauerinsassen der Anstalten die Zahl der jeweils lebenden Paralytiker vermehren und damit eine soziale Belastung bedeuten, hat PÖNITZ schon hervorgehoben.

Nun gibt es aber, abgesehen von den ganz oder mit bedeutungslosen Narben geheilten Paralytikern und diesen ausgemacht Defekten, noch die „Defekt*geheilten*" im Sinne von PÖNITZ, die zum großen Teil beruflich tätig sein können oder doch nicht in Anstalten sich aufzuhalten brauchen. Sie bilden in vieler Hinsicht ein

---

[1] Man sieht aber auch nach schweren körperlichen Erkrankungen ohne Beteiligung des Gehirns zuweilen ein Erlahmen der Schaffenskraft oder ein Nachlassen des allgemeinen Schwunges.

Novum in der Klinik der Paralyse. Es handelt sich um einen Zustand von Demenz, der sich von dem des Paralytikers sonst doch recht erheblich unterscheidet und der auch nicht dem Bilde des beginnenden Paralytikers etwa gleichzusetzen ist. Da natürlich verschiedene Grade des Defekts möglich sind, da weiter die einzelnen Persönlichkeiten sich in ganz ungleicher Weise zu ihrem Defekt einstellen, ist das Bild im einzelnen uneinheitlich. Am leichtesten zu erkennen sind die stärker Defekten. Hier genügt eine systematisch angewandte Intelligenzprüfung, um die Demenz festzustellen; sie bilden gewissermaßen den Übergang zu der vorigen Gruppe, und es ist vielfach willkürlich, ob man hier lieber den Defekt betonen will oder die Tatsache, daß sie dank der Fieberbehandlung nicht in der Anstalt zu sein brauchen. Bei den leichten Formen der „defekt*geheilten*" Paralytiker wird man im allgemeinen gute Schulkenntnisse finden, oder richtiger gesagt, dieselben Schulkenntnisse wie vor der Erkrankung; auch Lebens- und Erfahrungswissen entspricht dem Üblichen, ja es kommt auch vor, daß sie beruflich, sozial usw. mit der Zeit gehen. Dagegen beobachtet man bei ihnen eine gewisse Herabsetzung in bezug auf höhere geistige Funktionen, insbesondere auf Urteilsleistungen, auf Initiative und in bezug auf ihre affektive Ansprechbarkeit. Pönitz hat namentlich das Verhalten des Defektgeheilten bei der Nachuntersuchung sehr treffend geschildert, wenn er sagt, daß es aussehe, als stünden diese Patienten in einem gewissen Hörigkeitsverhältnis zum Arzt, sie zeigen wenig Initiative, laufen willenlos dem Arzt im Untersuchungszimmer nach, sie beginnen selten mit der Unterhaltung, lassen aber willig alles mit sich geschehen; bei ihren Antworten legen sie auf Hauptsachen und Nebensachen den gleichen Wert; sie sind meist zufrieden, fragen nichts und wünschen nichts, in der Regel findet man sie leicht euphorisch, jedenfalls abgestumpft, sie wirken wie „ausgebrannt". Das Wesentliche sieht Pönitz in der Feststellung, daß wohl intellektuelle Defekte bestehen, daß aber die Persönlichkeit nicht die Kraft hat, daraus eine Psychose zu bilden.

In bezug auf die Motorik weist Pönitz vor allem auf die Mimik hin, die oft noch schlaff ist, sich nur unvollkommen der Situation anzupassen vermag und nur langsam reagiert. Der Impuls zu Bewegungen ist auch herabgesetzt. Die Sprache ist oft wenig moduliert, monoton, verlangsamt, aber artikulatorisch nicht gestört. Nach Pönitz's Erfahrungen ist sie unter Umständen besser als beim Vollgeheilten, bei dem die Aufregung zu Stottern usw. führt, während dem Defekten seine Gefühlsabstumpfung eine gewisse Sicherheit gibt. Auch der Laie hält ihn für einen, der „geistig nachgelassen" hat. Die Arbeit wird noch gemacht, aber darüber hinaus hat er kein Interesse, ein Umstand, der im Freundes- oder Familienkreise ja bekanntlich eher als auffallend gerügt wird als wenn einer seine Arbeit schlechter leistet. Diese Interesselosigkeit kann für eine mechanische Arbeit von Vorteil sein, weil die Leute nicht mehr abgelenkt sind. So berichtet Pönitz von zwei Arbeitern, mit denen der Werkmeister jetzt viel zufriedener ist als vor der Erkrankung, eben weil sie durch viele Eindrücke, die andere ablenken, in ihrer Arbeit nicht gestört werden, sie arbeiten mechanischer als früher. Ähnliche Erfahrungen haben wir auch gemacht. Das Gleiche gilt von dem, was Pönitz von der Stellungnahme der Ehefrauen berichtet, die sich zwar oft nicht mehr über die frühere brutale Behandlung zu beklagen brauchen, aber doch damit unzufrieden sind, daß der Mann zu allem besonders veranlaßt werden müsse, daß die Regsamkeit fehle, daß er eben kein „rechter Mann" mehr sei.

Diese m. E. durchaus zutreffenden Ausführungen von Pönitz lassen erkennen, daß hier eine besondere Form der Demenz vorliegt; noch besser spricht man aber in Anbetracht der Tatsache, daß nicht nur die intellektuellen Funktionen beteiligt sind, von einer Senkung des gesamten Persönlichkeitsniveaus (Stertz), das sich von ähnlichen Zuständen nach Encephalitis vor allem durch die Mitbeteiligung der Urteilsfähigkeit unterscheidet, vielleicht auch durch eine etwas stärkere Beeinträchtigung der zentralen Gefühlsvorgänge, insbesondere wird man bei den defektgeheilten Paralytikern selten eine Verarmung an den sonst gewohnten Nuancen des Gefühlslebens vermissen; auch ist die Stimmung wohl labiler und ohne Nachhaltigkeit, während sie bei den Encephalitikern sich eher durch eine gewisse Zähigkeit auszeichnet. Bemerkenswert ist weiter, daß das Gefühl von Langeweile bei dem beschäftigungslosen Herumsitzen der Defektgeheilten selten auftaucht. Auch der Trieb zur Arbeit, das Bedürfnis, sich über irgend etwas Gedanken zu machen, fehlt; sie sind ferner leicht beeinflußbar, denn zur kritischen Stellungnahme fehlt ihnen die Denklust, die Selbständigkeit des Urteils und meist auch jede affektive Voraussetzung.

Von angeborenen Schwachsinnsformen, an die solche Zustände aus dem Grunde zuweilen erinnern, weil sie so gar nichts „Prozeßhaftes" an sich haben, lassen sie sich leicht abtrennen, weil die Schulkenntnisse meist gut sind und weil das vorhandene Erfahrungswissen erkennen läßt, daß der Patient früher mit gutem Urteil sich im Leben bewegt hat. Aber auch von der Demenz, wie wir sie auf der Höhe der paralytischen Erkrankung zu sehen pflegen, unterscheidet sich der Zustand nicht nur graduell. Zum Bilde der paralytischen Psychose gehören für uns immer noch einige Symptome, die wir mit in die Demenz einbeziehen, obwohl sie nicht durch den bloßen Intelligenzausfall gegeben sind, vielmehr durch das Fortschreiten des krankhaften Hirnvorgangs hervorgerufen werden; ich denke dabei an die Bewußtseinstrübung, die in leichterem Grade wenigstens fast immer beim Paralytiker besteht und sich, wie Hoche sich ausdrückt, wie ein Schleier um die Persönlichkeit legt. Auch die damit zusammenhängenden gröberen Störungen der Auffassung (namentlich auch die Auffassungsverfälschungen) und der Aufmerksamkeit, die Unruhe und Erregung fehlen in der Regel ganz. Ich sagte schon, daß aber auch das Stadium des Paralysebeginns nicht ohne weiteres mit dem nach der Behandlung zurückgebliebenen Zustande verglichen werden kann. Dieses Stadium zeichnet sich meist nicht durch grobe endgültige Defekte aus, sondern charakteristisch ist die Unsicherheit und Schwäche der seelischen Steuerung bei zunächst an sich noch ganz guter potentieller Leistungsfähigkeit. Diese Unausgeglichenheit, die zum Teil zu sozialen Entgleisungen Veranlassung gegeben hat, ist wohl dadurch zu erklären, daß der Betroffene sich auf die zunehmende Minderung der Hirnfunktion noch nicht eingestellt hat, daß er sich noch für leistungsfähig hält und gewohnt ist, mit den in ihm auftauchenden Gedanken als mit etwas ernst zu Nehmendem zu rechnen. Diese Probleme bestehen für den Defektgeheilten im allgemeinen nicht mehr. Er ist in seinen Ansprüchen an sich und das Leben herabgemindert, und so nimmt er sich in der Regel auch nicht mehr vor, als er fertigbringt; davor schützt ihn weniger die Einsicht in sein Unvermögen, die übrigens auch oft besteht, als vielmehr sein Mangel an Initiative und Unternehmungslust.

b) Paranoid halluzinatorische Zustände nach Fieberbehandlung.

Auf die akuten psychischen Störungen während der Fieberbehandlung sind Plaut und Kihn in ihrem Abschnitt über die Behandlung der Paralyse eingegangen. Dort ist auch von den durch Gerstmann zuerst beschriebenen Fällen mit Umwandlung in einen paranoid-halluzinatorischen Zustand nach der Malaria- resp. Recurrenstherapie die Rede. Der von Pötzl und Gerstmann für derartige Fälle gegebenen Erklärung, es sei hier eine Abwandlung des paralytischen Prozesses in Richtung der Hirnlues erfolgt mit besonderer Akzentuation im Schläfelappen, treten Plaut und Kihn mit m. E. gewichtigen Gründen entgegen[1], so daß ich darauf hier nicht einzugehen brauche; erwähnen möchte ich nur den sehr richtigen Einwand, daß diese Symptomenbilder für eine Lues cerebri ebenso ungewöhnlich seien wie für eine Paralyse.

Gerstmann hat die halluzinatorisch paranoiden Zustände nur zu einem Teil unmittelbar aus den mehr exogen symptomatischen Bildern im Verlauf der Fieberanfälle hervorgehen sehen; sie können sich nach seiner Beobachtung auch erst später und ohne besondere Bewußtseinstrübung herausbilden. Die Umwandlung geht oft so weit, daß die Paralyse aus dem Zustandsbild „schwer oder kaum mehr erkennbar ist". Am regelmäßigsten fand Gerstmann Gehörshalluzinationen, die der Beschreibung nach kaum von schizophrenen unterschieden werden können; auch Gedankenlautwerden, Gefühl des Elektrisiertwerdens, Beeinflussungs-, Beeinträchtigungs- und Verfolgungsideen, „physikalische Wahnbildung" kommen vor. Anfangs sind alle diese Erscheinungen mit dem Bewußtsein der Wirklichkeit verknüpft, später, mit zunehmender Aufhellung des paralytischen Bildes, ergeben sich Zweifel an ihrer Realität.

In einer Gruppe von Fällen entwickelt sich „ein eigenartiges absonderliches Benehmen mit Stereotypien, einförmiger Wiederholung derselben Reden, schrullenhafter manirierter Verschrobenheit, Verschlossenheit und Unzugänglichkeit, negativistischem stuporartigem Zustand" usw. So kommt dann ein ausgeprägtes Bild paranoider Schizophrenie zustande. Gerstmann hebt noch hervor, daß bei seinen Fällen an einen vorgebildeten Mechanismus für die Entwicklung dieser halluzinatorisch-paranoiden Umwandlungsprodukte etwa im Sinne einer prädisponierenden alkoholischen Grundlage oder einer angeborenen entsprechenden Veranlagung nicht gedacht werden konnte.

Vom klinischen Standpunkt ist der Beschreibung Gerstmanns nichts Besonderes hinzuzufügen. Unterstreichen möchte ich noch die von ihm nur angedeutete Einteilung in zwei Gruppen. Die erste enthält Fälle, bei denen mit zunehmender Besserung sich Einsicht für das Krankhafte der Erlebnisse einstellt, und die zweite umfaßt solche, bei denen sich ein schizophrenes Symptomenbild entwickelt und bestehen bleibt.

Diese Zustände sind in der Tat oft der Schizophrenie sehr ähnlich, und ich kann Plaut und Kihn nicht beipflichten, wenn sie sagen, daß bei diesen Fällen immer „die paralytische Eigenart durch das veränderte psychische Symptomenmilieu sich Bahn breche", denn es gibt m. E. eine ganze Reihe von Fällen, die man unbedingt als Schizophrene ansehen würde, wenn man von der Vorgeschichte nichts wüßte. Die Prognose ist meist schlecht, jedoch findet man auch Ausnahmen. Ich verweise in der Beziehung auf die neuerdings von Gerweck publizierten Fälle. Wenn auch die Aussichten quoad sanationem in der Regel keine sehr günstigen sind, so habe ich doch auch ein rasches Fortschreiten, wie Kihn es betont, nur ausnahmsweise gesehen, und ich möchte im Gegensatz zu Plaut und Kihn bei diesen Fällen gerade die Neigung zum Stationärwerden hervorheben.

Wie schon erwähnt, kann auch ich die Auffassung Gerstmanns, daß es sich hier um eine Umwandlung des paralytischen Hirnvorgangs in einen hirnluetischen Prozeß handle, nicht teilen, ich glaube vielmehr, daß wir es hier mit strukturanalytisch gut erklärbaren Mechanismen zu tun haben, und zwar bestehen folgende Möglichkeiten: Durch die Malariainfektion kommt es zu einer halluzinatorischen symptomatischen Psychose; wegen der paralytischen Hirnschädigung treten diese Zustände besonders gern auf und vor allem schwinden sie

---

[1] Auch von anderer Seite ist dieser Auffassung widersprochen worden (vgl. Steiner).

nicht mit Abklingen des Fiebers, wie das sonst bei symptomatischen Zuständen zu erwarten ist; in einem Teil der Fälle sehen wir aber beim Eintreten der Remission einen langsamen Abbau des paranoid-halluzinatorischen Bildes (vgl. den folgenden Fall B.). Bei anderen Fällen geht die Remission nicht so weit, die Sinnestäuschungen werden nur im Laufe der Zeit weniger lebhaft, die paranoiden Ideen blassen allmählich ab, aber es bleibt immer ein paranoid halluzinatorischer Defekt bestehen (Fall C.). Oft scheint bei derartigen Fällen aber auch von vornherein eine Bereitschaft oder Veranlagung zu schizophrenen Symptomen vorzuliegen. In solchen Fällen entwickelt sich das halluzinatorisch-paranoide Bild auch ohne besondere Bewußtseinstrübung.

B., 43 Jahre.

Infektion 1903 oder 1904. Manifest erkrankt 1½ bis 3 Jahre vor der Aufnahme. Spezifische Kur bei Infektion und im Beginn der Paralyse.

Pupillen: Reaktion auf Licht rechts minimal, links etwas besser, Konvergenz beiderseits gut. Sonst keine tabischen Erscheinungen. 321/3 Zellen, Nonne Opal., Wassermann: Serum + +, Liquor 0,2 +, 0,6 + + +, 1,0 + + + +. Sprachstörung.

Psychisch: Euphorisch, geringe Größenideen, Rededrang, taktlos, widerspenstig, gereizt, einsichtslos, schimpft oft. Muß ins Bad. Renommiert von Kriegserlebnissen, urteilslos. Rechnen außerhalb des kleinen Einmaleins sehr schlecht, ein andermal besser, Merkfähigkeit leidlich. Im ganzen keine ausgesprochene Demenz.

Malariainfektion. Beginn des Fiebers 8. 10. 23, wird delirant: er werde beobachtet, glaubt sich beschuldigt, er habe gestohlen, seine Gedanken würden durch einen Apparat im Nebenraum aufgezeichnet, seine Existenz werde ruiniert, er habe das Herzaß gesehen. Auch außerhalb des Fiebers hält er an den Ideen fest, spricht von einem Verfahren und wieder vom Herzaß, das eine Bedeutung haben müsse, ist zusammenhanglos, z. B.: „Ja unbedingt ist etwas gemacht worden von Ihrer Seite. Da war eine kleine Puppe, die ist von der Schwester fortgenommen worden, die hat doch nicht ohne Grund da gelegen. Das soll eine Mahnung an meine kleine Tochter sein, weil ich meine Familie ins Unglück stürze. Wenn mir das Herzaß ins Bett gelegt wird, das heißt, daß ich überführt werde." Verkennt Stimmen, hört das Wort Dieb und bezieht es auf sich. Auch nach Ablauf der Fieberanfälle hält er annähernd bis zur Entlassung 6 Wochen später an den Ideen fest. Ist zwar ruhiger geworden, korrigiert aber nicht. Im übrigen Kur gut vertragen (5½ Kilo zugenommen). Ist noch urteilslos, aber Rededrang geht rasch zurück. Hat zu Hause Salvarsan bekommen und lange Jod genommen.

Katamnese ergibt gute Remission, die ihren Höhepunkt erst nach 1½ Jahr erreicht. Keinerlei halluzinatorisch-paranoide Dinge. Im weiteren Verlauf Blut und Liquor negativ. Unauffällig, in ausgezeichneter Weise berufsfähig.

Wichtig ist die qualitative Veränderung des Krankheitsbildes während der Malariakur. Es hat sich dabei um eine delirante, paranoide Reaktion gehandelt, die sich, wie ich glaube, nicht wesentlich von anderen Infektionspsychosen unterscheidet. GERSTMANN und SCHILDER haben zwar gesagt, daß das Fehlen der phantastischen Elemente charakteristisch für Malaria bei Paralyse sei, da aber GERSTMANN andererseits bei seinen amentia-ähnlichen Zuständen im Verlauf der Malariatherapie auch phantastische Zustände gesehen hat, weiß ich nicht, warum man hier einen Unterschied gegenüber anderen Fieberreaktionen machen soll.

GERSTMANN nimmt an, daß diese deliranten Reaktionen eine Resultante zweier Komponenten seien, einerseits der infektiös toxischen Einflüsse und andererseits der besonderen Artung des paralytischen Gehirns. Er schließt das aus dem Umstand, daß er bei der Malariabehandlung von reinen Tabesfällen, multipler Sklerose usw. nie derartige Zustände gesehen hat.

Bei diesem Fall ist von einer besonderen Veranlagung auch nachträglich nichts bekanntgeworden. Ganz allgemein wird man sagen dürfen, daß sich die im Rahmen einer Paralyse entwickelnden Infektionspsychosen von anderen symptomatischen Psychosen dadurch unterscheiden, daß eben ein bereits vorher krankes Gehirn betroffen wird; dieser Umstand ist wohl dafür verantwortlich zu machen, daß die Bereitschaft zu solchen exogenen Reaktionstypen eine besonders große ist, so daß man in der Tat bei der Malariabehandlung der Paralyse diese Bilder häufiger sieht als bei gewöhnlicher Malaria oder bei der Infektionsbehandlung eines Tabikers z. B. (GERSTMANN). Vor allem aber verhindert die paralytische Hirnerkrankung, daß diese symptomatisch psychotischen Zustände mit Nachlassen der exogenen Noxe (hier der Malaria) gleich wieder verschwinden. Wahnbildungen und halluzinatorische Erscheinungen bleiben vielmehr unter Umständen noch lange nach der Entfieberung bestehen und blassen erst ganz allmählich ab. Auch dauert es lange, bis den Kranken die Einsicht kommt, daß es sich um krankhafte Dinge gehandelt hat. Sehr wahrscheinlich ist für diese mangelnde Einsicht ebenfalls die Paralyse mit verantwortlich zu machen. Wenn eine deutliche Remission überhaupt ausbleibt, so wird die Rückbildung der wahnhaften und halluzinatorischen Symptome oft noch mehr verzögert sein, oder sie bleibt ganz aus.

Ein solcher Fall ist der folgende:

C., ♂, 54 Jahre.
Mit 20 Jahren Lues, keine Behandlung. Manifest erkrankt an Tabes 1917, damals 75 Salvarsanspritzen. Sicher Paralyse seit Juni 1921 = ein Vierteljahr vor Behandlung.
Befund: Pupillenstarre, Opticusatrophie, 111/3 Zellen, Wassermann im Blut und Liquor positiv.
Psychisch: besonnen, ruhig, keine groben Defekte, uneinsichtig, kein Krankheitsgefühl, ausgesprochen euphorisch. *Recurrensimpfung*, bei dem 3. Fieberanfall ohne auffällige Bewußtseinstrübung sonderbare Sensationen: es sauge an den Haaren, es sei eine Rotation, er habe wohl ein Rotationssystem in sich. Süßlichen Geschmack im Mund. Im Gesicht und an den Händen fühle er Fäden. Es sei wie im Perpetuum mobile. Je nachdem, wo er hinkomme, werde es schlimmer. Durch Singen und Orgelspiel werde es schlechter. Er spüre die Rotation an den Haaren und an den Fingerspitzen. Myriaden von Fäden mit rotierenden Augen, ganz systematisch geordnet, steigen auf und nieder. Die Fäden kommen vom Boden, durchdringen Wände, Tischplatten, nehmen ihren Ausgang von den Haarspitzen der Wimpern und des Schnurrbartes. Merkwürdig ist, daß alle diese Fäden in ein gewisses System geordnet sind. Hinter dem ganzen System scheint eine weitere Schicht zu stehen, von wo aus die ganze Bewegung ihren Ausgang nimmt. Fratzengesichter verfolgen ihn, er fühlt leichte Peitschenhiebe im Gesicht. Strahlen gehen aus von den aufgetragenen Speisen, von den Kleidern.
Wird ohne wesentliche Besserung entlassen und kommt am 23. 7. 1923 wieder in ähnlichem Zustande, hatte sich aber in der Zwischenzeit erholt und war äußerlich unauffällig gewesen. Ist jetzt blind, gibt diese Blindheit aber nicht zu, könne sich zurecht finden, gehe zur Post, zur Tram, sehe Kinder auf der Straße, denen er ausweichen könne. De facto sieht er nichts. Euphorisch, orientiert. Jetzt deutlichere Defekte, Auslassungen von Buchstaben beim Buchstabieren, rechnet schlecht, Artikulationsstörung.
Malariatherapie. Nach den Fieberanfällen hatte er die gleichen Beschwerden in verstärktem Maße wie bei der Recurrensbehandlung. Wieder säuerlicher Geschmack im Mund. Hört durch die Rotation ein Lispeln, hat gelegentlich Affen gesehen, glaubte sich verfolgt, die Zigarren seien vergiftet, man tue ihm von verschiedenen Seiten Unrecht. Das System sei schuld daran, daß er nichts mehr sehe.
Nachuntersuchung Februar 1925: Die Schwester berichtet, daß er in der Zwischenzeit mannigfache Wahnvorstellungen und Sinnestäuschungen gehabt habe: Fratzengesichter, die kamen, um ihn zu ärgern, Männer halten ihm nachts eine Schachtel vors Gesicht, um Schabernack zu treiben. Alle diese Erscheinungen seien in letzter Zeit geschwunden. Er ist jetzt lebhaft, euphorisch, das System ist noch vorhanden, aber sehr abgeblaßt, er spricht selbst noch davon, insbesondere glaubt er, daß die Malariatherapie seine Blindheit verschuldet habe. Er wirft dabei zum Teil zeitliche Zusammenhänge durcheinander, denn er war schon blind, als er zur Malariatherapie kam, er wollte allerdings damals diese Blindheit nicht zugeben, glaubte immer, er sehe noch etwas.

Bei diesem Fall wird man allerdings das Vorhandensein einer schizophrenen Anlage nicht ganz ausschließen können, obwohl nichts Sicheres darüber zu eruieren war; vielleicht ist auch sie für das Chronischwerden der halluzinatorisch-paranoiden Zeichen mit heranzuziehen. Freilich ist C. auch intellektuell defekt, und seine Blindheit muß wohl ebenfalls bei den halluzinatorischen Erlebnissen berücksichtigt werden. Auch bleibt bei ihm trotz allen Beiwerks die paralytische Urteilsschwäche erkennbar.

Hier liegt ein Fall vor, der den Gerstmannschen Beobachtungen recht gut entspricht. Ohne wesentliche Beeinträchtigung des Bewußtseins entwickelt sich während des Fiebers eine Halluzinose, zu deren Entstehung, wie Pohlisch überzeugend nachgewiesen hat, neben der exogenen Noxe eine schizophrene Bereitschaft vorausgesetzt werden muß. Das paralytisch erkrankte Gehirn hatte hier aber nicht mehr die Fähigkeit, nach Abklingen der Malaria- bzw. Recurrensinfektion die dabei entstandenen Symptome abzubauen. Die geschwächte Urteilsfähigkeit reichte auch nicht mehr aus, um diese Symptome retrospektiv als krankhaft zu erkennen, und so blieben sie jahrelang bestehen, mischten sich unter die eigentlich paralytischen und blaßten erst ganz allmählich etwas ab.

Daß der Ausgang eines so bei der Infektionsbehandlung entstehenden Symptomenkomplexes je nach Anlage, Schwere der bereits vorhandenen paralytischen Veränderungen usw. ganz verschieden sein kann, bedarf keiner besonderen Erwähnung.

Außer diesen Erklärungsmöglichkeiten für die Entstehung der GERSTMANNschen paranoid-halluzinatorischen Bilder gibt es noch einen anderen Entstehungsmechanismus; und zwar handelt es sich dabei um Personen, die dem schizophrenen Formenkreis angehören und bei denen ein beginnender paralytischer Hirnprozeß, der noch keine eigentliche paralytische Psychose zu machen imstande ist, einem schizophrenen Schub zur Manifestation verhilft, in der gleichen Weise, wie es oben von Manien und Depressionen beschrieben worden ist. Die Malariainfektion[1] kommt hier nicht für die Auslösung dieses Bildes in Betracht; der Zustand liegt vielmehr schon vor, resp. er ist durch die beginnende Paralyse manifest gemacht worden. Die Malaria- resp. Recurrensbehandlung ist nur dafür verantwortlich zu machen, daß der Kranke nicht an der Paralyse zugrunde geht, sondern mit seinen schizophrenen Symptomen weiterlebt, und zwar oft, ohne wesentliche paralytische Beimengungen zu zeigen.

Wi., ♂, geb. 1872.

Keine Belastung. Guter Schüler. War immer zurückhaltend, nie besonders lustig. 1903 Lues. War immer wenig beliebt, vielfach gereizt, politisch fanatisch, unduldsam. Las immer sehr viel für sich, hatte Vorliebe für Gedichte, konnte viele auswendig. In der letzten Zeit gelegentlich Alkoholmißbrauch. Verschiedentlich ist er straffällig geworden wegen betrügerischen Bankrotts usw. Seit einem Vierteljahr sei er nervös, kam ins Krankenhaus. Von dort zur Malariabehandlung 1923 in die Klinik. Pupillen ohne Befund. Wassermann im Blut + + + +. Liquor 146/3 Zellen, Nonne +, Wassermann ab 0,2 + + + +. Keine Sprachstörung. Psychisch orientiert. Etwas umständlich in seiner Ausdrucksweise. Bietet ein schizophren paranoides Zustandsbild, sehr empfindsam, hat das Gefühl, seine Gedanken seien wankend geworden. Zwangsimpulse. Andere Personen können seine Gedanken lesen; er schließt das daraus, daß er oft sinngemäße Antworten bekommt, ohne daß er etwas gefragt hätte. Spricht von elektrischen Strömen, entwickelt ein zerfahrenes politisches Wahnsystem. Keine Intelligenzdefekte. Im weiteren Verlauf ist er oft ratlos, gequält, zweifelt selbst, ob er richtig orientiert sei. Er müsse sich einen neuen Namen zulegen, und zwar den Namen des Mannes seiner von ihm geschiedenen Frau. Wenn er das getan hätte, wäre er längst entlassen. Nachts ist er zeitweise unruhig, oft ängstlich, fühlt sich von anderen beeinflußt. Es wird eine Malariakur vorgenommen, die am 28. 9. 1923 zu Ende geht. Er ist körperlich geschwächt. Psychisch zeigt sich zunächst keine Veränderung. Vereinzelt finden sich Anhaltspunkte für Halluzinationen. Am 30. 1. 1924 wird er unverändert entlassen. Am 13. 10. 1925 zweite Aufnahme. Die linke Pupille reagiert vielleicht eine Spur weniger ausgiebig auf Licht als die rechte. Sonst neurologisch ohne Befund. Keine Sprachstörung. Wi. war in der Zwischenzeit vorübergehend in Anstalten, möchte nun ein Obergutachten darüber, daß er geistig gesund sei. Keine Intelligenzdefekte, keine Merkstörungen. Er lehnt jede körperliche Untersuchung ab. Keine Krankheitseinsicht. In seinem Wesen korrekt, unnahbar, mißtrauisch, gereizt, verweigert aus Trotz gegen seine Retinierung die Nahrung. Im Laufe seines Aufenthaltes äußert er Vergiftungsideen, die er mit großer Energie und Konsequenz zu beweisen sucht. Trifft Gegenmaßnahmen, hat offenbar Halluzinationen, dissimuliert. Benutzt jede Gelegenheit, um unter Heranziehung seines gesamten ziemlich beträchtlichen Wissens, seiner Zeitungslektüre usw. dem Arzt seine geistige Gesundheit zu demonstrieren. Macht Gedichte. Behauptet dann, nachts hätten die Wärter ihm eine halbe Rasierklinge beigebracht. Glaubt durch Stimmen, die ihm häßliche Gedanken über andere Kranken mitteilen, in seinem Gesundheitszustand ungünstig beeinflußt zu sein, zeigt ein überlegenes Selbstbewußtsein, ist vielseitig orientiert. Bei Unterredungen kommt es gelegentlich zu längeren Pausen, die er auf Gedankenbeeinflussung zurückführt. Plötzlich behauptet er, er werde dadurch im Weiterdenken gehindert, daß die Wärter ihn des Nachts angeblasen hätten. Bei einer längeren Auseinandersetzung bestreitet er dem Arzt das Recht, seine Halluzinationen als krankhaft anzusehen. Er behauptet, daß die Fähigkeit, mehr zu hören als andere Leute, einen Fortschritt der Menschheit bedeute.

Da bei diesen psychotischen Störungen und bei dem noch positiven Liquorbefund eine Paralyse angenommen wird, Recurrensimpfung. Macht während des Recurrensfiebers eine

---

[1] Nun besteht weiter die Möglichkeit, daß bei konstitutionell ähnlich beschaffenen Fällen nicht die beginnende Paralyse, sondern erst die Malariainfektion eine bereitliegende Schizophrenie auslöst; allerdings habe ich derartige Fälle noch nicht beobachtet.

Pneumonie durch. Ein Einfluß auf das psychische Bild hat sich nicht bemerkbar gemacht. Wird später in die Anstalt überführt.

Zunächst sei hervorgehoben, daß in diesem Fall schon vor der Malariabehandlung ein typisch schizophrenes Zustandsbild bestanden hat. Der Liquorbefund deutet auf eine Paralyse, da aber das psychische Verhalten rein schizophren war, wird man vielleicht vermuten können, daß ein schizophrenes Krankheitsbild durch die beginnende Paralyse ausgelöst worden ist. Die günstige Prognose quoad vitam wird durch die Malariabehandlung erreicht; durch die damit hervorgerufene Rückbildung des erst beginnenden paralytischen Prozesses ist aber naturgemäß die von den paralytischen Veränderungen unabhängige Schizophrenie in keiner Weise beeinflußt. Sie geht ihren schicksalsmäßigen Gang weiter und ist in der Zeit der zweiten Aufnahme unverändert; sie hat sich gegenüber der ersten Beobachtung zwar wohl nicht wesentlich weiter entwickelt, aber doch in ihrer Symptomatologie gefestigt.

Diese Fälle sind offenbar nicht so sehr selten, und ich bin überzeugt, daß auch einige von den GERSTMANNschen Beobachtungen sich so erklären lassen. Jedenfalls hat ein Teil unseres der Beschreibung GERSTMANNs sonst entsprechenden Materials sicher schon vor der Malariakur schizophrene Züge aufgewiesen.

Zweifellos handelt es sich aber nicht bei allen Fällen um so relativ einfache Verhältnisse wie bei dem oben geschilderten Kranken Wi., bei dem der durch die paralytische Hirnveränderung ausgelöste schizophrene Prozeß verhältnismäßig rein nach der Fieberbehandlung übrigblieb. Das sind auch die Kranken, bei denen man eine gewisse Zeit nach Beendigung der Malariakur aus dem Symptomenbild nur eine Schizophrenie diagnostizieren würde, wenn man von der Vorgeschichte nichts weiß. Bei anderen Patienten aber hat die Paralyse schon weiter gewirkt und nunmehr auch pathoplastisch ihren Einfluß ausgeübt. Zuweilen mag sie auch sogar das schizophrene Bild überwuchert haben — hierher gehört wohl ein Teil der GERSTMANNschen Fälle —, so daß zur Zeit der Behandlung von schizophrenen Symptomen nichts zu sehen war. Durch die Malariabehandlung wurden dann aber in manchen Fällen doch wohl die spezifisch-paralytischen Züge beseitigt, und das schizophrene Bild hatte wieder Gelegenheit, sich durchzusetzen, nunmehr aber nicht in ganz reiner Form, sondern vermischt mit paralytischen Demenzerscheinungen. Zweifellos haben bei diesen Bildern auch exogene Komponenten, wie sie durch den Einfluß der Malaria auf ein krankes Gehirn erklärt werden müssen, einen Einfluß. Dieser ist nachhaltiger als bei anderen symptomatischen Psychosen, weil das paralytisch resp. schizophren defekte Gehirn nicht die Elastizität, nicht die Wiederherstellungsfähigkeit besitzt wie ein gesundes, und weil auch ein leicht Dementer nicht in der Lage ist, paranoidhalluzinatorische Vorgänge, die während des Fiebers aufgetaucht sein mögen, zu korrigieren.

Aber auch wenn man wegen der zweifellos kompliziert gelagerten Verhältnisse zunächst einmal alle Kranken, bei denen das schizophrene Bild ganz oder doch vorzugsweise erst nach der Malariabehandlung aufgetreten ist, ausschließt, so wird man doch nicht so selten Fälle finden, bei denen eine Auslösung schizophrener Prozesse durch eine beginnende Paralyse in Frage steht. FISCHER hat vor kurzem einen derartigen Fall mitgeteilt, bei dem dieser Mechanismus sehr wahrscheinlich anzunehmen ist; allerdings besteht hier die Möglichkeit, daß vielleicht bereits früher ein schizophrener Schub überstanden wurde. Klinisch symptomatologisch ließ das Bild jedenfalls nur auf eine Schizophrenie schließen. Die Malariakur scheint auch zu einem gewissen Erfolge, aber natürlich nicht zur Beseitigung der schizophrenen Erscheinungen geführt zu haben.

Neuerdings hat CARRIÈRE ähnliche Beobachtungen gebracht und auf entsprechende in der Literatur, die dazu passen könnten, aufmerksam gemacht. Einen weiteren Fall hat MAGUNNA publiziert. Wenn auch im allgemeinen die Prognose quoad sanationem, insbesondere was die Wiederherstellung der sozialen Brauchbarkeit anlangt, ungünstig ist, schon deshalb, weil sich hier zwei zum Defekt neigende Hirnvorgänge gewissermaßen vereinigen, so sieht man doch gelegentlich auch günstigere Fälle; das braucht nicht gegen meine Auffassung zu sprechen, denn auch bei der gewöhnlichen Schizophrenie kommt es doch oft wenigstens zu einer „sozialen Heilung“, und es steht nichts im Wege, daß auch bei einem durch einen beginnenden paralytischen Hirnprozeß provozierten Schub ein günstiges Resultat herauskommt, falls die paralytische Erkrankung durch das Fieber so rechtzeitig zum Stillstand gebracht werden kann, daß nicht etwa paralytische Defektsymptome das Abklingen des Schubs verhindern. Wie aus all dem hervorgeht, darf man nicht etwa *alle* bei der Paralyse nach Fiebertherapie auftretenden chronischen halluzinatorisch-paranoiden Psychosen auf die Infektion mit Malaria oder Recurrens zurückführen, sondern in jedem Fall muß man sich über die einzelnen Aufbaufaktoren dieser Zustände klar zu werden suchen.

IV. Die einzelnen Aufbaufaktoren der paralytischen Zustandsbilder.

Daß nicht alle bei der Paralyse vorkommenden psychischen Symptome für das klinische Zustandsbild gleichwertig sind, ist bekannt. Klar formuliert hat diese Anschauung HOCHE, der bei der Paralyse Achsen- und Randsymptome unterschied. Aber auch wenn man diese beiden Gruppen von Symptomen berücksichtigt, so ist die Verschiedenheit des psychischen Bildes bei der Paralyse immer wieder erstaunlich. KEHRER hat daher die HOCHEschen Ausführungen in folgendem Sinne erweitert: „Der paralytische Krankheitsprozeß erzeugt außer den Achsensymptomen des fortschreitenden Zerfalls des Charaktermaterials und sekundär der Charakterqualität im Sinne von KLAGES Randsyndrome, die in der Hauptsache auf Enthemmung oder Verstärkung bald mehr latenter, bald mehr manifester, im wesentlichen durch die Erblichkeitsgesetze bestimmter Züge der Persönlichkeitsanlage hinauslaufen.“

Bei der Darstellung von Symptomen und Zustandsbildern ist schon vielfach auf den strukturanalytischen Aufbau hingewiesen worden; hier soll nun versucht werden, die allgemeineren Gesetzmäßigkeiten dieser Art hervorzuheben. Selbstverständlich sind die das klinische Bild bestimmenden Faktoren nicht einfach nebeneinandergereiht, sondern hier handelt es sich um eine enge Verschmelzung und gegenseitige Beeinflussung.

BIRNBAUM, dem wir die Grundbegriffe der Strukturanalyse verdanken, hat vor allem zwischen pathogenetischen und pathoplastischen Faktoren unterschieden. Daneben kennt er noch die Hilfsbegriffe der Prädisposition, Präformation und Provokation. M. E. ist es gelegentlich notwendig, noch den einen oder anderen Hilfsbegriff hinzuzufügen; in einer früheren Arbeit habe ich schon darauf hingewiesen, daß namentlich auf dem Gebiet der organischen Psychosen auch mit protrahierenden Momenten gerechnet werden muß. Die Hauptbegriffe sind nicht immer scharf voneinander zu trennen. Es kommt z. B. nicht selten vor, daß eine Determinante, die zweifellos zu den pathogenetischen gehört, gleichzeitig auf andere Vorgänge noch pathoplastisch einwirkt.

Der Einfluß besonderer *Anlagen* auf das Symptomenbild ist schon mehrfach behandelt worden. Ich erinnere an die Arbeit von PERNET, der vor allem psycho-

pathische Eigenarten in der Vorgeschichte und Aszendenz in ihrer Wirkung auf
die jeweilige Verlaufsform der Paralyse untersuchte und dabei auch Alkohol
und Rasse berücksichtigte. Er kam zu dem Resultat, daß der organische Prozeß der Paralyse die Affektivität nicht in qualitativer Weise, zum mindesten
nicht nur qualitativ, sondern in quantitativer Hinsicht verändere, daß er also
affektsteigernd wirke, und so treten beim depressiv Veranlagten schwerere Depressionen, bei euphorisch Veranlagten stärkere expansive Stimmungen auf als
in der Vorgeschichte.

Schon früher hatte Fauser den Einfluß manisch-depressiver Veranlagung
für die Symptomengestaltung gezeigt. Auch Kalb betont die familiäre Disposition für das Krankheitsbild der Paralyse. Diejenigen mit manisch-depressiver
Belastung neigen zu expansiven oder depressiven Affekten, während die schizophren Belasteten meist die stumpf demente Form der Paralyse aufweisen. Seelert,
der ebenfalls endogene Momente als formgebende Faktoren hervorhebt, meint
im Gegensatz zu Kalb, daß weniger die familiäre Disposition als die psychische
Individualität das Symptomenbild der Paralyse gestalte. Im übrigen legt Seelert
noch Wert auf die reaktive Auslösung von depressiven Zuständen, etwa in dem
Sinne, daß „die paralytische Gehirnkrankheit sich dem Patienten durch eine
ihm unbehagliche Änderung des Allgemeingefühls und der Stimmung bemerkbar macht und daß er infolge der Eigenart seiner endogenen Veranlagung auf
die Empfindung dieser Änderung reagiert wie auf andere unangenehme und unbehagliche Erlebnisse“. Pönitz weist ähnlich wie Kehrer auf die Enthemmung
oder Verstärkung bestimmter Persönlichkeitszüge durch den Hirnprozeß hin.
Auch Bleuler sieht bei der Paralyse in manchen Symptomen bestimmte prämorbide Eigenschaften hervortreten. Kraepelin hat in seinem Lehrbuch die
Besonderheit der Veranlagung und erblichen Belastung vor allem unter dem
Gesichtspunkt der Paralyseentstehung geprüft, aber auch beim Vergleich von
Zustandsbild mit prämorbiden Persönlichkeitseigenschaften gewinnt er den Eindruck, daß die Persönlichkeit in der Gestaltung des späteren Krankheitsbildes
zum Ausdruck kommt.

Eine Anzahl anderer Arbeiten beschäftigen sich mit Konstitutions- und Erbfragen nur in ihrer Bedeutung für die Entstehung der Paralyse. Erwähnt sei noch
eine Arbeit von Schneider, der feststellte, daß die stationären Paralytiker
durch Dementia senilis und durch Apoplexie, die halluzinierenden durch Trunksucht, die depressiven durch Suicid in ziemlich erheblichem Maße belastet sind.
Er meint, daß dadurch atypische Bilder der Paralyse erklärt werden könnten.
Auf die Bedeutung exogener Noxen für die Entstehung besonderer Bilder (paranoider und deliranter Formen mit und ohne Krampfanfälle) haben außerdem
Hassmann und Zingerle hingewiesen.

Stellung und Bedeutung der pathogenetischen Faktoren im Sinne von Birnbaum erscheint bei der Paralyse einwandfrei. Der organische Hirnprozeß zerstört
das funktionstragende Hirngewebe und bewirkt so die Demenz, das allmähliche
Nachlassen aller Fähigkeiten; man könnte mit Klages sagen, daß hier ein Verlust an Stoff resp. Material eintritt, und zwar ist hier nicht nur das intellektuelle Material gemeint, sondern in gleicher Weise auch z. B. die ebenfalls zum
Material im Sinne von Klages gehörende Willensenergie. Willensrichtung und
Temperamentseigenschaften dagegen werden zunächst anscheinend von dem zerstörenden Prozeß noch nicht oder doch weniger berührt.

Selbstverständlich macht sich die Wirkung der pathogenetischen Faktoren
nicht schon im Augenblick des Beginns der paralytischen Hirnerkrankung bemerkbar. Wenn wir uns überhaupt entschließen wollen, die doch sehr ungewissen
Beziehungen zwischen Hirnveränderung und Symptomenbild zu verwerten, so

wird man sagen dürfen, daß von den paralytischen Hirnveränderungen die degenerativen Ausfälle für den Funktionsausfall verantwortlich zu machen sind; die entzündlichen Schädigungen dagegen brauchen zunächst wenigstens noch keine Symptome hervorzurufen (SPIELMEYER). Vielleicht dürfen wir die Erscheinungen des sogen. neurasthenischen Vorstadiums auf sie zurückführen (SPIEL-MEYER), und insofern wird man hier auch schon von einer Wirkung pathogenetischer Faktoren sprechen müssen. Vielfach kommt diesen pathogenetischen Faktoren aber zunächst nur eine provozierende Bedeutung zu, dann nämlich, wenn in der Persönlichkeit gewisse psychopathische Anlagen bereitliegen, die nicht zur Paralyse gehören, aber durch die zunächst noch allein bestehenden entzündlichen Veränderungen ausgelöst werden können. Darauf wird nachher noch zurückzukommen sein. In solchen Fällen haben aber die eigentlich pathogenetischen Symptome, die im Laufe ihrer Wirksamkeit zur Demenz führen müssen, zunächst noch keinen Einfluß, und eine so ausgelöste Manie z. B. kann auf diese Weise durchaus einer rein endogenen Manie gleichen. Erst wenn weiter im unbeeinflußten Verlauf die degenerative Zellveränderung stärker wird, setzen sich die pathogenetischen Faktoren durch, aber noch nicht ihrer eigentlichen Bedeutung gemäß, etwa so, daß die Demenz gleich in den Vordergrund tritt. Zunächst müssen sie sich mit einer pathoplastischen Rolle begnügen, und die produzierte Manie wird dadurch eine schwächliche Note erhalten, und die immer noch manischen Entäußerungen verlieren an Schwungkraft und Originalität. Vernichtet werden die endogenen Züge aber erst dann, wenn die Demenz einen erheblichen Grad erreicht. Ganz ähnlich ist auch die Rolle der paralytischen Hauptsymptome gegenüber einer normalen Persönlichkeit im sogen. symptomfreien Stadium. Auch hier dauert es eine Zeit lang, bis sich das pathogenetische Moment durchsetzt und selbständige Symptome zeitigt. Solange dies nicht geschehen ist, wird mit Rücksicht auf die fehlende Wirksamkeit pathogenetischer Faktoren die klinische Diagnose außerordentlich schwer, wenn nicht unmöglich sein.

Abgesehen von dem paralytischen Hirnprozeß können gelegentlich noch andere organische Hirnerscheinungen das Symptomenbild beeinflussen. Ihnen kommt selbstverständlich keine pathogenetische Bedeutung im Sinne BIRNBAUMS zu, sondern hier wird man bestenfalls von pathoplastischen Einflüssen sprechen dürfen. In erster Linie ist hier die Arteriosklerose des Gehirns zu nennen, die sich der Paralyse im höheren Alter gelegentlich zugesellt. Eine wesentliche Änderung des Symptomenbildes braucht dadurch nicht zu erfolgen, namentlich dann nicht, wenn es sich schon um eine vorgeschrittene Paralyse handelt. Dagegen kann in den Anfangsstadien unter Umständen das Bild ganz dem der arteriosklerotischen Seelenstörung gleichen mit starken Merkausfällen im Vordergrund und der arteriosklerotischen Neigung zur emotionellen Inkontinenz oder zu Zwangsaffekten. Es handelt sich hier um Zustände, die zwar auch bei der reinen Paralyse vorkommen, dort aber wesentlich seltener sind. HERSCHMANN widmet den klinischen Eigentümlichkeiten bei der Paralyse im Senium eine besondere Arbeit, er hebt dabei hervor, daß die Kranken bei der einfach dementen Form auffallend rasch verblöden und daß die Merkfähigkeit besonders stark beeinträchtigt sei. Eine Steigerung paranoider Zustände insbesondere zu Eifersuchtswahn konnte ich bei unseren Fällen nicht finden. Jedenfalls ergibt sich aber auch aus HERSCHMANNS Untersuchungen, daß sich die senilen Einflüsse am klinischen Bilde bemerkbar machen.

Auch der Alkoholismus kann das Symptomenbild gelegentlich beeinflussen. So scheinen Delirien bei Paralyse zuweilen sich besonders gern auf dem Boden eines chronischen Alkoholmißbrauchs zu entwickeln, obwohl es sicher auch Fälle ohne diese Voraussetzung gibt. Ferner wird ein Teil der bei Paralyse auftretenden Halluzinationen von manchen auf eine durch Alkoholismus geschaffene Bereitschaft zurückgeführt. Johannes fand unter seinen männlichen halluzinierenden Paralytikern 38,8% mit chronischem Alkoholmißbrauch, bei den Frauen 16,4%, ein Prozentsatz, der allerdings von den Zahlen der Alkoholisten unter den Paralytikern überhaupt nach Kraepelin nicht wesentlich abweicht. Kraepelin hat aber schon nach einem Biergenuß von zwei Litern täglich von chronischem Alkoholmißbrauch gesprochen; das ist allerdings ein Konsum, der zum mindesten vor dem Kriege in München durchaus gewöhnlich war. Mit Kraepelins Zahlen werden daher die eigentlichen Alkoholisten nicht erfaßt. Es läßt sich auf diese Weise auch aus der Johannesschen Arbeit ein Einfluß des Alkoholismus auf die Halluzinationen während der Paralyse nicht ausschließen[1]. M. E. lassen sich an Hand des Münchener Materials diese Fragen nicht beantworten, weil hier der Alkoholismus vor allem in Bierkonsum besteht, während die Wirkung in bezug auf Sinnestäuschungen usw. vor allem den konzentrierteren alkoholischen Getränken zugesprochen wird. Vielleicht kann man durch eine Untersuchung in einer Gegend mit reichlichem Schnapsmißbrauch ein anderes Resultat gewinnen. Jedenfalls gibt in dieser Beziehung die Arbeit von Schneider zu denken, der in 16,2% seiner halluzinierenden Paralysen eine Belastung mit Trunksucht gefunden hat, ein Prozentsatz, der die entsprechende Belastung der nicht halluzinierenden Paralytiker (Kalb: 6,3%) doch erheblich übersteigt.

In seltenen Fällen wird einem Hirntrauma eine pathoplastische Bedeutung für das Bild der Paralyse zukommen können, allerdings wohl meist nur vorübergehend. So sah ich einmal nach einer Hirnerschütterung sich bei einer Paralyse ein Korssakow-Syndrom entwickeln, das ja sonst bei dieser Erkrankung wenig vorkommt. Eine provozierende Bedeutung eines Hirntraumas auf den Ausbruch einer Paralyse wird man nicht ganz ausschließen dürfen. Häufiger handelt es sich aber hier nur um pathoplastische Einflüsse.

Endogene Krankheitsbereitschaften kommen als eigentliche pathogenetische Momente für die Paralyse nicht in Betracht. Jedenfalls kann man mit Kehrer sagen, daß weder die Anlage zur Schizophrenie noch die zum manisch-depressiven Irresein an sich mit der Disposition zur Paralyse etwas zu tun haben. Die Paralyse schiebt sich, wie Meggendorfer darlegt, als exogenes Moment ein. Wichtig ist aber, daß diese Veranlagung die Entstehung der Paralyse nicht etwa ausschließt, wie es z. B. von der Epilepsie vermutet wird; nach Scharncke soll nämlich die Paralyse bei genuiner Epilepsie überhaupt noch nicht beobachtet worden sein. Dabei sind syphilitische Ansteckungen bei Epileptikern keineswegs so sehr selten. Scharncke berichtet, daß in der Anstalt Wuhlgarten etwa 6 bis 10% der dort verpflegten Epileptiker syphilitisch gewesen seien. Ich selbst kann mich nicht erinnern, einen genuinen Epileptiker mit Paralyse gesehen zu haben. Auch aus der Literatur ist mir kein entsprechender Fall bekannt; zu denken wäre allenfalls bei Jakobs Fall 5 (stationäre Paralyse) an eine solche Kombination.

Scharncke vertritt auch die Anschauung, daß eine degenerativ psychopathische Anlage, wie sie bei sozial entgleisten Gesellschaftsfeinden, Verbrechern, Prostituierten usw. häufig ist, ebenfalls ein ungeeigneter Boden für die Paralyse sei. Für die hier anzustellenden Betrachtungen ist es wichtig zu wissen, in-

---

[1] Von Kehrer wird im Gegensatz zu Kraepelin auf die große Seltenheit der Disposition der Paralysekandidaten zu alkoholischer Degeneration hingewiesen. Auch Scharncke meint, daß die eigentlich schweren Gewohnheitstrinker, trotz der besonderen Gelegenheit zum Erwerb der Syphilis gegen Paralyse gefeit zu sein scheinen. Das braucht natürlich nicht auszuschließen, daß gegebenenfalls eine früher vorhandene Trunksucht das Symptomenbild der Paralyse pathoplastisch beeinflußt.

wieweit psychopathische Eigenarten das Bild der Paralyse zu färben vermögen, und ich muß sagen, daß nach meinen Beobachtungen das nicht allzu häufig der Fall zu sein scheint.

WILMANNS vertritt ja ähnliche Anschauungen wie SCHARNCKE bezüglich der Paralysehäufigkeit bei psychopathischen und sozial entgleisten Persönlichkeiten, wenngleich er über den Grund, warum dort die Paralyse seltener ist, anderer Meinung ist als SCHARNCKE. SCHARNCKE glaubt, daß diese Psychopathen sich mit Verantwortung und Sorgen nicht abzuquälen pflegen, daß im Gegensatz dazu die Leute, die mit sorgfältiger Pflichterfüllung und fleißiger Arbeit sich bemühen, aufwärts zu kommen, Leute, die in Angst, Sorge und aufreibender Verantwortung leben, bei vorhandener Lues besonders für die Paralyse disponiert seien. Dazu stimmt jedoch die ebenfalls von SCHARNCKE vorgebrachte Ansicht nicht, daß auch Manisch-Depressive sowie Schizophrene wenig Aussicht hätten, der Paralyse zu verfallen, denn gerade die depressiven Naturen aus dem zirkulären Formenkreis sind doch wohl diejenigen, die ganz besonders zu Sorgen neigen und unter Verantwortung schwer leiden. Sie müßten, wenn SCHARNCKES Ansicht richtig wäre, doch gerade als Paralysekandidaten in Betracht kommen, was SCHARNCKE aber, wie gesagt, bestreitet. Nach meinen Beobachtungen sind Paralytiker aus dem manisch-depressiven Formenkreis ebenso wie solche mit schizophrener Bereitschaft jedoch keineswegs so selten, wie SCHARNCKE das annimmt.

So kann gelegentlich auch einmal die endogene Veranlagung eine pathogenetische Bedeutung bekommen, und zwar unter gewissen Bedingungen im Beginn der Paralyse: es kann nämlich durch SPIELMEYERS Untersuchungen als sichergestellt gelten, daß die beginnenden paralytischen Hirnveränderungen, insbesondere soweit sie sich auf entzündliche Infiltrationen der Gefäße beschränken, noch keine psychischen Veränderungen zu machen brauchen, daß sie vor allem noch keine als paralytisch erkennbare Symptome hervorrufen. Nun kann der an sich psychisch symptomlos verlaufende paralytische Infiltrationsprozeß *indirekt* zu unter Umständen recht stürmischen Seelenstörungen führen, dadurch, daß er bei einer manisch-depressiv veranlagten Persönlichkeit eine endogene Phase aus der Latenz bringt; eine so ausgelöste Psychose geht in Symptomenbildung und Verlauf ihren eigenen Weg und muß trotz der positiven Reaktionen als selbständige endogene Phase angesehen werden. Daß das möglich ist, ließ sich durch die Beobachtung eines besonderen Falles sicherstellen; denn bei der Sektion des unbehandelten, interkurrent etwa ein Jahr nach Beginn der inzwischen wieder abgeklungenen Manie Verstorbenen fanden sich nur leichteste, vorzugsweise entzündliche paralytische Veränderungen.

Nun kann bei einem dazu Disponierten durch die beginnende paralytische Veränderung unter Umständen auch ein schizophrener Schub ausgelöst werden, der ebenfalls in Symptomatologie und Verlauf seine Selbständigkeit bewahrt, sofern der Weiterentwicklung der Paralyse durch die Behandlung ein Ziel gesetzt wird. Wegen der weniger günstigen Prognose der Schizophrenie wird man damit allerdings keine psychische Heilung erwarten können, und praktisch sind daher diese Fälle nicht so wichtig wie die Parallelfälle mit ausgelösten Phasen aus dem manisch-depressiven Irresein. Trotzdem sind auch diese Fälle theoretisch von großer Bedeutung, denn es geht aus ihnen hervor, daß hier eine allgemeine Gesetzmäßigkeit vorliegt, nämlich die, daß bereitliegende endogene Psychosen auch einmal durch somatische Vorgänge[1] in unspezifischer Weise ausgelöst werden können.

---

[1] Selbstverständlich muß dieser somatische Vorgang auf das engste mit dem Hirngeschehen zusammenhängen, und es erscheint mir zunächst jedenfalls völlig ausgeschlossen, daraus etwa Rückschlüsse auf die exogene Entstehung endogener Erkrankungen überhaupt ziehen zu wollen.

Immerhin sind diese Symptomenbilder, bei denen die für gewöhnlich pathogenetisch wirkenden Ursachen lediglich provozierende Bedeutung haben, während die sonst nur pathoplastisch in Betracht kommenden Determinanten die Rolle der pathogenetischen Faktoren übernehmen, recht selten. Auf ihre Bedeutung für die Therapie der Paralyse habe ich an anderer Stelle hingewiesen.

In weitaus den meisten Fälllen sieht man aber alles Endogene nur als symptomfärbende Momente auftreten, und selbstverständlich beschränkt sich hier ihre Bedeutung nicht auf manisch-depressive oder schizophrene Züge, sondern die prämorbide Persönlichkeit, welcher Art sie auch sei, kommt zum mindesten im Anfang bei den paralytischen Zustandsbildern zum Ausdruck. Natürlich spielt auch die Erblichkeit eine große Rolle. Ich verweise hier auf KALB, der gefunden hat, daß Verwandten-Paralysen innerhalb der Familie einen gemeinsamen Charakter tragen. (Ähnlich auch eine Beobachtung von RIEBELING.) In den meisten Fällen sind aber die Beziehungen zwischen präpsychotischer Eigenart und dem Bild der Paralyse leichter aufzudecken, als der Einfluß der Aszendenz, und schließlich handelt es sich bei den ursprünglichen individuellen Eigenschaften derKranken ja auch um erbbedingte Faktoren, so daß in diesem Zusammenhang der Einfluß von Erblichkeit und präpsychotischer Persönlichkeit auf das Zustandsbild der Paralyse nicht immer auseinandergehalten werden kann.

Wenn es auch vielfach nicht schwer erscheint, zu zeigen, wie die präpsychotische Persönlichkeit auch bei der Paralyse zutage tritt, so ist es doch kaum möglich, das allgemeingültig zu beweisen, und insofern wird man schwer RAECKES Meinung entkräften können, nach der jeder psychotische Symptomenkomplex im Verlauf der Paralyse ziemlich wahllos auftreten könne. Ich habe diese Frage an einem geeigneten Material durch OESCHEY untersuchen lassen. Dabei ergaben sich in den Fällen, in denen eine ausführliche Vorgeschichte zu erlangen war, doch meist recht klare Beziehungen zwischen dem klinischen Bilde und den präpsychotischen Eigenarten. OESCHEY konnte insbesondere zeigen, daß die individuellen Verlaufsformen in den meisten Fällen durch die Temperamentsveranlagung der Kranken beeinflußt waren, daß Menschen mit syntonem Einschlag hypomanische, expansive oder depressive Bilder, unter Umständen im Wechsel zeigten, daß dagegen Leute mit ausgesprochen dystoner (resp. schizoider, KRETSCHMER) Reaktionsart in der Paralyse ein schizophrenieähnliches Bild boten oder doch schizophrene Einzelsymptome, wie Halluzinationen, Autismen, gegebenenfalls auch katatone Züge aufwiesen. Darüber hinaus ließ sich aber bei allen Fällen noch eine ganze Reihe von persönlichen Eigenschaften, die nicht für irgendeinen Charakter- oder Temperamentskreis spezifisch sind, bei der Paralyse wiederfinden, und zwar in derselben Weise oder aber verdeutlicht, eventuell vergröbert resp. krankhaft verzerrt. Die Verdeutlichung ist auf die enthemmende Wirkung der Paralyse zurückzuführen, insonderheit fördert das schon recht frühe Versagen der Selbstbeherrschung eine große Reihe von Eigenschaften zutage, die vorher nicht aufgefallen waren, die aber die nächsten Angehörigen sehr wohl kannten. Sehr schön zeigte sich das bei folgendem Fall:

Ein syntoner, gutmütig weicher, dabei gelegentlich zu cholerischen Ausbrüchen neigender unterer Beamter (ehemaliger Militäranwärter) hatte eine Paralyse von hypomanischem Gepräge mit leicht expansiven Zügen. In seinem Tätigkeitsdrang setzte er gewissermaßen seine berufliche Arbeit fort, machte ununterbrochen Eingaben an die Regierung, bewilligte Kranken, die er gern hatte, Zulagen, versetzte Ärzte und Pfleger in höhere Gehaltsklassen, schrieb letztwillige Verfügungen für einen Sterbenden. Alles tat er mit großer Wichtigkeit, renommierte mit seinen militärischen Leistungen, obwohl er nicht im Felde war; er wollte immer kurzen militärischen Haarschnitt haben; wenn ihm jemand nicht gefiel, sagte er: „Das ist kein Soldat." Pfleger, die ihm nicht paßten, bezeichnete er als Kommunisten, drohte, wenn er schlechter Laune war, mit der Einsetzung einer Regierungskommission zu seiner Befreiung, wollte den Direktor seines Amtes entheben. Ein von früher berichtetes

Geltungsbedürfnis ließ sich in seiner Wichtigtuerei wiederfinden, auch bekundete er eine offensichtliche Freude, wenn man sich mit ihm beschäftigte. Das Bild eines subalternen Beamten zeigte er während seiner Erkrankung geradezu in Karikatur: Nach oben machte er eine devote Miene, nach unten war er nörgelnd, grob. In der Zeit, in der er dem Arzt gegenüber von kriechender Höflichkeit und ungeheurer Dienstfertigkeit sich zeigte, schnauzte er seine Frau an, verlangte von ihr die Erfüllung aller möglichen anspruchsvollen Wünsche. Für seine Persönlichkeit war kennzeichnend, daß er andere Kranke, die schwächer waren als er, schlug und mißhandelte, während er sich vor stärkeren fürchtete und sich in den Schutz eines Pflegers, den er vorher beschimpft hatte, begab. Er zeigte sich außerordentlich ängstlich, geradezu feige. Auch dieser Zug, der zunächst seinem soldatischen Wesen zu widersprechen schien, gehörte zu seiner gesunden Persönlichkeit, denn es stellte sich heraus, daß er als Kind und noch mit 17 Jahren nachts immer ängstlich gewesen sei und daß er, trotzdem er aktiver Unteroffizier war, es verstanden hatte, sich während des ganzen Krieges in der Garnison unabkömmlich zu machen, was ihn aber, wie gesagt, nicht hinderte, mit Kriegserlebnissen zu renommieren. Bemerkt sei, daß es sich in diesem Falle um eine beginnende Paralyse mit verhältnismäßig gut erhaltener Intelligenz handelte.

In ähnlicher Weise lassen sich bei anderen schizophrene Züge finden. Ganz besonders charakteristisch war ein auch von OESCHEY in extenso dargestellter Fall. Es handelte sich um einen von jeher als Sonderling mit verschlossenem, undurchsichtigem Charakter bekannten Menschen, bei dem immer Ungeselligkeit, Mangel an Gemüt und Anpassungsfähigkeit zu beobachten waren. Eine Infektion wurde mit peinlicher Genauigkeit behandelt, die seiner hypochondrischen Einstellung entsprach. Die psychische Erkrankung begann mit einem raschen psychischen Verfall und es entwickelte sich ein Zustandsbild, dessen Eigenart in einer ablehnenden mürrischen Grundstimmung, einer mit häufigen Erregungen verbundenen autistischen Einstellung bestand. Eine Fieberbehandlung brachte zunächst Besserung. Ein erneuter Rückfall machte eine weitere Infektionsbehandlung notwendig. Nunmehr traten Verfolgungsideen auf, lebhafte Halluzinationen, und es entwickelte sich jetzt ein ganz typisch schizophrenes Zustandsbild, das bis heute konstant geblieben ist. Der aus der Gesundheit berichtete Zug zum Mürrischen blieb im ganzen Verlauf ausgeprägt. Autistisch ablehnend, maniriert, verbigerierend zuweilen, lebt er jetzt seit 5 Jahren, äußerlich das Bild eines Schizophrenen bietend. Es fragt sich, ob hier die Paralyse nur schizophren gefärbt ist oder ob etwa gar eine Schizophrenie neben einer Paralyse besteht, die nach erfolgreicher Behandlung abgeklungen ist und nur die schizophrenen Symptome übrig gelassen hat.

Dem Lebenslauf einer debilen, inaktiven Persönlichkeit entspricht bei einem weiteren Falle eine einfach euphorische Form der Paralyse mit frühzeitiger schwerer Demenz. Das Krankheitsbild ist ohne Besonderheiten, flach und eintönig, die Stimmung von schwächlicher Zufriedenheit. Keine Spur einer psychischen Regsamkeit und Spontaneität. Bei derartig primitiven Persönlichkeiten vermißt man bezeichnenderweise jede Bildung von eigentlichen Randsymptomen, und ich möchte im Gegensatz zu KALB annehmen, daß es sich bei den einfach stumpf-dementen Paralytikern häufiger um debile primitive Persönlichkeiten handelt als um solche aus dem schizophrenen Formenkreis.

Auch die Neigung zu hysterischen Reaktionen findet man im Krankheitsbild der Paralyse gar nicht selten beibehalten. In einem besonderen Falle, der aus den Versorgungsakten als Rentenneurotiker bekannt war, verschwimmen die ersten Symptome der Paralyse ganz mit dem neurotischen Zustandsbild.

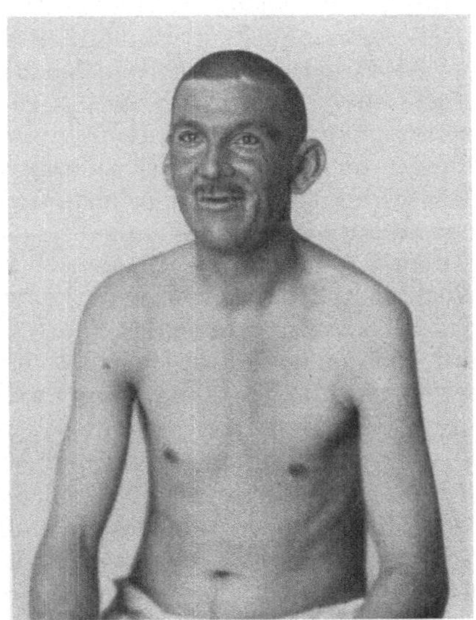

Abb. 41. Debilität und Paralyse.

In seiner weinerlichen, unselbständigen Veranlagung wurde der Kranke immer hilfloser und schwächlicher, und es kam unter allgemeiner Verlangsamung und Hemmung zu einem depressiven Zustande mit hypochondrischen Reaktionen. Hysterische Symptome hielten zunächst an, und der Kranke machte anfangs einen durchaus pseudodementen Eindruck. Auch seine Beschwerden waren psychogener Natur.

Gewiß handelt es sich bei den hier erwähnten Beispielen meist um sehr charakteristische Persönlichkeitszüge, die eben wegen ihrer starken Ausprägung geeignet waren, auch in einer destruierenden Psychose zutage zu treten. Besonders kennzeichnend sind Eigenschaften, die durch die krankhafte Alteration vergröbert werden können. Wichtig ist, daß man zwar alle diese Eigenarten besonders im Beginn der Krankheit sehr deutlich sieht, daß aber zuweilen gerade in der Zeit des Übergangs zur Krankheit solche Züge verwischt werden oder verdeckt sind durch reaktive Symptome, starke Depression unter dem Einfluß des anfangs noch gefühlten Leidens, durch neurotische Erscheinungen usw. Erst wenn diese überlagernden Symptome des Übergangs weggefalllen sind, treten die ursprünglichen Persönlichkeitseigenschaften wieder deutlicher hervor (OESCHEY).

Verhältnismäßig einfach lassen sich die *temperamentbedingten* Eigenarten in der Psychose wiederfinden; auch wenn es sich nicht um so charakteristische Erscheinungen handelt, wie die schizophrenen Symptomenbilder, ist die Symptomfärbung verhältnismäßig einfach zu übersehen. Nicht so leicht ist das, wenn man versucht, die Willenseigenschaften der Kranken vor und während der Paralyse zu vergleichen. In der Regel findet man aus den gesunden Tagen nur die Willensrichtung übernommen. In den meisten darauf hin untersuchten Fällen bleiben gewisse Strebungen aus der Gesundheit sichtbar. Scheinbare Unstimmigkeiten lassen sich vielfach so erklären, daß im gesunden Leben die eigentlichen Triebfedern oder Interessen durch äußere Verhältnisse verdeckt waren. Beim Nachlassen der Selbstbeherrschung im Beginn der Paralyse tritt dann oft erst die eigentliche Willensrichtung zutage. Dafür würde, wie OESCHEY hervorhebt, der Umstand sprechen, daß bei syntonen Persönlichkeiten, die sich erfahrungsgemäß auch in gesunden Tagen nicht so gut zu beherrschen pflegen wie die mehr verhaltenen dystonen, die Übereinstimmung zwischen paralytischer und präpsychotischer Persönlichkeit einheitlicher ist.

Die Willensenergie geht in den meisten Fällen zusammen mit den intellektuellen Eigenschaften verloren. Das gilt ganz besonders von der Selbstbeherrschung, die früh ausfällt und deren Fehlen in der Hauptsache für die paralytischen Erscheinungen im Beginn der Erkrankung verantwortlich gemacht werden muß. Daß ein Mensch mit zähem Willensleben auch hier länger widersteht als einer, der sich nie hat zusammennehmen können, ist klar. Das gleiche gilt ja auch von der Urteilsfähigkeit: ein intelligenter Mensch wird auch in der Paralyse zunächst noch keine Ausfälle in dieser Beziehung erkennen lassen, und es ist eine Erfahrungstatsache, daß man beim beginnenden Paralytiker nur dann in der Vorlesung mit Sicherheit auf die Demonstration eines intellektuellen Ausfalls mit Hilfe der üblichen Intelligenzprüfung rechnen kann, wenn es sich um einen debilen oder wenigstens primitiven Menschen handelt.

Bemerkenswert erscheint mir weiter der Umstand, daß eine hypomanische Persönlichkeitsartung Intelligenzdefekte noch lange zu verdecken vermag. Das gilt besonders für die Haltung der Kranken draußen. Lebhafte, schlagfertige Menschen werden von der Umgebung leicht für besonders intelligent gehalten, und auch der Paralytiker, der anfangs durch flotte manische Symptome sich bemerkbar macht, wird kaum je als urteilsschwach gelten, und oft fällt es auch bei diesen Kranken in der Klinik schwer, eigentliche Defekte nachzuweisen, nicht zum wenigsten deshalb, weil sie geschickt auszuweichen verstehen. Jedenfalls wird man bei ihnen nicht mehr als eine Urteilslosigkeit, die ja auch bei rein Manischen vorkommt, nachweisen können.

Die Temperamentseinflüsse machen sich, wie bisher ausgeführt wurde, vor allem als präformierende Faktoren bemerkbar. Anomalien der Affektlage kommen jedoch auch in der Form reaktiver Verstimmungen vor, aber auch nur bei Persönlichkeiten, die von jeher diese Neigung besessen haben. Auch eine etwa vorhandene Euphorie ist meist auf prämorbide Persönlichkeitseigenschaften zurückzuführen[1]; das gilt zum mindesten für die Fälle, bei denen noch keine ausgesprochene Demenz vorliegt; jedenfalls kann ich mich nicht entschließen, die Euphorie und die Größenideen etwa mit WEICHBRODT oder POSCHOGA auf die Toxinwirkung der Spirochäten oder mit KORNFELD und BICKELES auf eine Störung in der Beurteilung der Correlationen zurückführen.

Die Fähigkeit zu hysterischen Reaktionen wird durch den paralytischen Hirnprozeß anscheinend erst spät abgebaut. Das ist an sich nicht verwunderlich, da wir es bei dieser Reaktionsform offenbar mit sehr primitiven Mechanismen zu tun haben. Sie setzt auch kein besonders hohes intellektuelles Niveau voraus, vor allem aber könnte diese Fähigkeit durch eine kritische Aufrichtigkeit gegen sich selbst nur gemindert werden. Ich halte es sogar nicht für ausgeschlossen, daß in der beginnenden Paralyse hysterische Reaktionen auftreten, die bei der gleichen Persönlichkeit in gesunden Tagen nicht möglich gewesen wären. Meist handelt es sich aber um eine prämorbide Reaktionsbereitschaft.

Wie diese Betrachtungen ergeben, können also wohl sämtliche Persönlichkeitskreise und Symptomenreihen bei der Paralyse eine pathoplastische Wirkung entfalten, mit Ausnahme der echten paranoischen Zustände. Fälle mit einem geordneten Wahnsystem, das psychologisch verständlich ist und im Bereich des Möglichen bleibt, habe ich bei der Paralyse nie gesehen, auch nicht bei Kranken, die vorher eine mißtrauisch-paranoische Charakteranlage gehabt hatten. Abgesehen von den Größenideen findet man bei der Paralyse entweder ganz uncharakteristische wahnhafte Auffassungen, die meist einen ausgemacht schwächlichen Charakter tragen, oder Wahnideen, die denen der Schizophrenen ähneln. Zur Produktion echt paranoischer Ideen gehört eben doch eine intellektuell und willensmäßig intakte Persönlichkeit, die mit einem gewissen Interesse und mit Initiative ihre Sache verficht, und gerade diese wichtige „sthenische" Komponente geht dem Paralytiker früh verloren.

Aus mancherlei Beobachtungen geht hervor, daß bei der Paralyse trotz ihres organischen Charakters jedenfalls im Anfang eine ganze Reihe von Symptomen nicht nur erklärbar, sondern auch verständlich sind. Der Destruktionsprozeß vollzieht sich in der Regel so langsam, daß man an der Fähigkeit zu psychischen Reaktionen auf den Krankheitsvorgang selbst, aber auch auf von außen kommende Erlebnisse nicht zweifeln darf. Gleichwohl möchte ich nicht so weit gehen wie SCHILDER, der annimmt, daß eine paralytische Psychose eine Reaktion auf einen aktuellen Anlaß sein kann. Gewiß kommen reaktive Erregungen usw. vor, dabei handelt es sich aber nicht um eine paralytische Psychose, sondern um reaktive Dinge, die von der Paralyse in besonderer Weise gefärbt sind oder auch im Beginn vielleicht noch relativ selbständig ablaufen.

Die einleitende Depression bei der Paralyse erklärt SCHILDER so, daß die geringere intellektuelle Leistung vom Individuum bemerkt wird. Es ist nach seiner Auffassung eine Verarmung des „narzistisch gesetzten Ich-Ideals, welches eine genaue Berücksichtigung der Struktur und der Wirklichkeit fordert. Genügt das Wahrnehmungs-Ich dieser Forderung nicht, so kann von ihm die Libido zurückgezogen werden". Auch die Heiterkeit und die Größenideen der paralytischen Manie entstehen nach SCHILDERS Meinung reaktiv oder können es doch.

---

[1] In diesem Sinne sprechen auch die Körperbauuntersuchungen von GOZZANO, der bei expansiven und depressiven Formen der Paralyse den pyknischen Körperbau überwiegen sah.

Sie drücken sich in der Überwindung jener Sorgen aus, welche den Patienten am meisten bewegen. Insbesondere erscheinen die paralytischen Größenideen, ja die paralytische Manie überhaupt, als Überwindung des quälenden Bewußtseins der syphilitischen Erkrankung und der Minderwertigkeit. Auch von anderer Seite, insbesondere von Hollós und Ferenczi, hat man versucht, unter Anwendung psychoanalytischer Denkweise an das Symptomenbild der Paralyse heranzugehen. Nach diesen beiden Autoren setzt sich die paralytische Aktualpsychose aus Symptomen zusammen, die sich zum Teil auf Libidoentleerung resp. krampfhafte Wiederbesetzung der Objekte, zum Teil auf eine von der organischen Läsion provozierte pathoneurotisch-narzistische Libidosteigerung zurückführen lassen. Es ist zuzugeben, daß manche depressive Zustände bei der Paralyse dem anfangs noch bemerkten Verluste an Leistungsfähigkeit gelten können, und man kann das schließlich auch psychoanalytisch so ausdrücken, daß der paralytische Melancholiker den Verlust des bereits erfüllten Ich-Ideals betrauere. Mancher solcher mikromanische Paralytiker wird nach Hollós und Ferenczi mit dieser Trauerarbeit bis zu seinem Tode nicht fertig, der andere größere Teil verstehe es aber, sich dieser Trauer durch einen manisch-größenwahnsinnigen Reaktionsmechanismus oder seltener mittels der halluzinatorischen Wunschpsychose zu entledigen. Ferenczi und Hollós folgen hier der Freudschen Theorie der psychogenen Manie, nach der diese eigentlich einen Triumph über die melancholische Trauer bedeutet, erzielt durch die Auflösung des durch Identifizierung veränderten (und wegen der Entwertung betrauerten und verhaßten) Ich-Ideals im narzistischen Ich. Wenn infolge der paralytischen Gehirnkrankheit wesentliche Produkte der normalen Entwicklung zerstört werden, so antwortet der Ich-Kern auf diesen Verlust an Eigenwert mit der paralytischen Melancholie, wenn aber der Schmerz darüber unerträglich wird, so steht dem Narzismus der Weg offen, auf Entwicklungsperioden zu regredieren, die für ihn einstmals trotz ihrer Primitivität ichgerecht waren. Wenn dann der paralytische Prozeß immer tiefer greift, den Kranken auf immer tiefere Funktionen beschränkend, so schleicht die narzistische Libido diesen Zuständen regressiv immer nach, und das kann sie, da es doch eine juvenile und infantile Vergangenheit gab, in der der Mensch trotz seiner Unbeholfenheit sich selbst zufrieden, ja noch mehr: allmächtig fühlen durfte. So ist nach Ferenczi und Hollós die manische größenwahnsinnige Phase der Paralyse eine stufenweise Regression der narzistischen Libido zu den überwundenen Ich-Entwicklungsstufen, und vom Standpunkt der psychoanalytischen Denkweise wäre die Paralysis progressiva eigentlich eine Paralysis regressiva! Das so charakteristische Symptom der Körpergewichtszunahme beim Paralytiker wollen die genannten Autoren als körperlichen Ausdruck der angestrebten „Ich-Vergrößerung", also des Narzismus ansehen. Ich kann mir es wohl ersparen, auf die Einzelheiten dieser Theorien einzugehen. Erwähnt sei nur noch, daß sich Ferenczi und Hollós auf der einen Seite und Schilder auf der anderen Seite in der psychoanalytischen Auffassung der Paralyse keineswegs einig sind.

V. Erkennung und Differentialdiagnose.

Wenn bei einem diagnostisch schwierig gelagerten Falle eine Paralyse in Frage kommt, so pflegt in der Regel die Untersuchung von Blut und Liquor ausschlaggebend zu sein; es ist daher oft nur nötig, an die Möglichkeit einer Paralyse zu denken, und angesichts der äußerst vielgestaltigen Symptomatologie wird man gut tun, auch bei zunächst unverdächtigen Symptomen neurologisch und serologisch nach einer Paralyse zu fahnden. Schwieriger ist dagegen die Differentialdiagnose innerhalb der syphilogenen Geisteskrankheiten, z. B. wenn es gilt, eine *Paralyse* von einer *Luespsychose* zu unterscheiden, weil auch hier Blut und Liquor positive Reaktionen zeigen oder zeigen können und weil die gewöhnlich dabei vorhandenen graduellen Unterschiede in den biologischen Reaktionen allein nicht ausreichen, um mit Sicherheit eine Paralyse von einer Lues cerebri abzutrennen. Ähnliche Schwierigkeiten macht es oft, eine zufällig *mit Tabes kombinierte Seelenstörung* von einer Paralyse zu unterscheiden. Zwar haben wenigstens die älteren Tabesfälle gewöhnlich schwächere Liquorreaktionen, und der Wassermann im Blut ist sogar meist negativ. Da aber bei einer frischeren Tabes alle Reaktionen vorhanden sein, ja sogar die Goldsol- und Mastixkurven u. U. einen Paralysetyp annehmen können, so vermag uns der Liquorbefund bei solchen klinisch besonders schwer zu deutenden Fällen keine endgültige Entscheidung zu bringen. Da die Pupillenstörungen ebenfalls gleichartig sein können, ist man hier schließlich nur auf den psychischen Befund angewiesen. Etwas leichter ist es dagegen, unspezifische *Psychosen bei Syphilitikern* von einer Paralyse zu unterscheiden, weil hier die Untersuchung des Liquors weiter helfen kann.

Bei charakteristischen Fällen wird zwar die Differentialdiagnose zwischen Paralyse und Luespsychose nicht besonders schwer sein. Da es aber auf jeder Seite zahlreiche atypische Bilder gibt, so kommen in praxi doch sehr oft Zweifel. Schwierigkeiten machen einmal die verschiedenen Formen der Hirnsyphilis mit ausgemacht psychotischen Zuständen, namentlich wenn eine Demenz vorliegt, auf der anderen Seite Paralysen, die etwa atypisch mit Lähmungserscheinungen beginnen, ohne schon psychische Auffälligkeiten zu bieten. Ich würde es aber für falsch halten, wenn man sich hier mit einem Hinweis auf die von anatomischer Seite beschriebenen Zwischen- und Übergangsfälle beruhigen wollte und daraus das Recht ableitete, auf eine eingehendere Differentialdiagnose zu verzichten. Gewiß, solche Formen kommen zuweilen vor, aber oft sieht man gerade bei Fällen, die einen klinisch in große Verlegenheit gebracht hatten, anatomisch so eindeutige Befunde, daß jedenfalls die *Art* des pathologischen Prozesses nicht die Ursache für die diagnostischen Schwierigkeiten sein kann.

Bestimmte Symptome, die nur bei der Paralyse oder nur bei Lues cerebri vorkommen, lassen sich nicht namhaft machen. Man ist vielmehr darauf angewiesen, aus der Zusammenstellung der einzelnen Erscheinungen seine Schlüsse zu ziehen, und bei der allgemeinen Beschreibung muß ich mich daher darauf beschränken, die Symptome aufzuzählen, die häufiger bei Paralyse vorkommen, und die, die in der Regel mehr für eine Luespsychose sprechen.

Um mit den *neurologischen* Erscheinungen zu beginnen, so kann die Art der *Pupillenstarre* wohl nur insofern ein differential-diagnostisches Kriterium abgeben, als die echte reflektorische Starre bei Lues cerebri selten ist; allerdings ist sie auch für Paralyse nicht gerade charakteristisch, aber hier kommt eine Kombination mit Tabes und damit die reflektorische Starre doch mehr vor, als bei der Lues cerebri. Aus dem gleichen Grunde wird man auch bei der Paralyse häufiger ein Fehlen der Eigenreflexe feststellen als bei den Luespsychosen. Dagegen kann man eine echte Ophthalmoplegia interna als ein wohl fast sicheres Kennzeichen einer Lues cerebri auffassen, und Ähnliches gilt auch von den Lähmungen der *äußeren Augenmuskeln*, die bei der Paralyse sehr selten sind, während Paresen, Asymmetrien im Facialisgebiet bei der Paralyse mehr gesehen werden, besonders oft in der Gestalt der einseitigen mimischen Schwäche. *Stauungspapille* spricht bei Paralyse für eine Kombination mit einem Hirntumor oder einem anderen drucksteigernden Prozeß. Bei Lues cerebri kann sie vorkommen (Hirnschwellung, Hydrocephalus); häufiger sind hier aber neuritische Erkrankungen des Opticus, die leicht mit Stauungspapille verwechselt werden.

Cerebrale Herderscheinungen werden bei beiden Krankheitszuständen beobachtet. Im allgemeinen kann man sagen, daß ihr Auftreten mehr für eine Lues cerebri spricht, namentlich wenn es sich um länger dauernde Ausfälle handelt, die sich nach einer spezifischen Kur zurückbilden. Demgegenüber sind die paralytischen Lähmungen meist nur von sehr kurzer Dauer; auch werden sie von den Kranken in der Regel weniger beachtet. In Betracht kommen hier vor allem hemi- resp. monoplegische Lähmungen, ferner aphasische Störungen. Pseudobulbäre Bilder sieht man bei der Paralyse selten; sie sind allerdings auch bei Lues cerebri nicht häufig[1] und kommen da wohl nur bei der *Heubner*schen Endarteriitis vor. Dasselbe kann man von den meist beim pseudobulbär-paralytischen Symptomenkomplex vorkommenden Erscheinungen des Zwangslachens und Zwangsweinens sagen.

Sehr wichtig ist die Beurteilung der *Sprache*. Unbehandelte Paralysen zeigen nach unserem Material in ca. 94% eine als paralytisch erkennbare artikulatorische Sprachstörung. Dies Symptom gehört damit zu den regelmäßigsten Kennzeichen der Paralyse. Bei der Lues cerebri sieht man häufiger aphasische Erscheinungen, die aber meist nicht mit der paralytischen Sprachstörung zu verwechseln sind. Gleichwohl kommt auch dort ein Silbenstolpern, wie es für die Paralyse charakteristisch ist, gelegentlich einmal vor.

Bei einem unserer Fälle von Luespsychose stand zunächst eine schwere euphorische Demenz mit typisch paralytischer Sprachstörung im Vordergrund; die Sprache war nicht nur artikulatorisch beeinträchtigt, sondern auch die Abmessung der Tongebung, die Sprachmelodie sowie die Verlangsamung waren deutlich von paralytischem Charakter. Daneben fand sich eine Hemiplegie rechts. Serologisch: Der Liquor war mit Ausnahme einer geringen Zellvermehrung negativ, nur der Blut-Wassermann zeigte einen positiven Ausfall. Nach Hg-Schmierkur stellte sich eine deutliche Besserung ein, namentlich auch auf psychischem Gebiet. Der Kranke war zwar noch sehr ermüdbar, gelegentlich auch gereizt, die scheinbare Demenz war jedoch ganz wesentlich zurückgebildet, so daß er seinen Beruf als selbständiger Kaufmann, wie uns berichtet wurde, ohne Schwierigkeiten auszufüllen vermochte. Kurze Zeit darnach hatte er noch ein Rezidiv, nämlich eine Augenmuskellähmung, die nach Jodgebrauch verschwand.

Gewiß sind bei der paralytischen Sprachstörung gelegentlich auch aphasische Komponenten mit enthalten, sie spielen aber nicht die ausschlaggebende Rolle im Gesamteindruck des Sprechens. Überhaupt sind die beim Paralytiker vorhandenen *hirnpathologischen* Erscheinungen verschwommen, diffus und meist nur schwer als solche faßbar, zunächst deshalb, weil sie nicht vollständig sind, dann aber auch kommen sie fast immer mit anderen Erscheinungen vermischt vor, und schließlich können sie wegen der paralytischen Demenz in der Regel nicht klar herausgeschält werden. Das sieht man besonders deutlich bei den für Paralyse sehr bezeichnenden, oft schon früh auftretenden Störungen des Handelns, die nur sehr selten als ausgemachte Apraxie zu deuten sind. Charakteristische Herderscheinungen findet man eigentlich nur bei der *Lissauer*schen Paralyse.

Das Auftreten von *apoplektischen Insulten* spricht im großen und ganzen mehr für eine Hirnlues, besonders für eine luische Gefäßerkrankung, und zwar vor allem dann, wenn es sich um einmalige Anfälle handelt, die eine durch spezifische Therapie zu beseitigende Lähmung oder Aphasie hinterlassen. Gleichwohl muß man bedenken, daß apoplektische Anfälle auch bei der Paralyse beobachtet werden; sie sind hier aber in der Regel nur von flüchtigen Herderscheinungen gefolgt. Ferner ist die Neigung zur Wiederholung der Anfälle bei der Paralyse wohl etwas größer als bei der Hirnlues. Dieses Unterscheidungsmerkmal gilt noch mehr für die epileptiformen Anfälle, die bei der Paralyse zwar

---

[1] In der französischen Literatur ist mehrfach von diesen Zuständen die Rede (vgl. Abschnitt „Luespsychosen").

nicht immer gehäuft, aber doch oft multipel und nicht selten auch in der Gestalt von nur angedeuteten Anfällen auftreten, während es bei der Hirnlues gewöhnlich unter Hirndruck zu mehr vereinzelten großen epileptischen Paroxysmen kommt.

Meist ist bei der Paralyse die *Inkubationszeit* sehr viel länger als bei der Lues cerebri. Dieses Kriterium wird man aber nur im Rahmen anderer Symptome differentialdiagnostisch heranziehen dürfen, da gerade in den letzten Jahren doch auch auffallend kurze Latenzzeiten bei Paralyse beobachtet worden sind. Dagegen gehören sehr lange Zwischenzeiten bei der Hirnlues zu den Ausnahmen, die wohl nur bei bestimmten Gefäßerkrankungen beobachtet werden.

Ein gewisses Gewicht möchte ich auf *subjektive Momente*, insbesondere auf die Beschwerden der Kranken legen. Kopfschmerzen kommen zwar bei der Paralyse im „symptomlosen" Stadium vereinzelt vor, sie sind aber doch meist recht unbedeutend und jedenfalls nicht so charakteristisch wie der bohrende, oft schwer erträgliche, zu lautem Stöhnen führende Kopfschmerz bei der Lues cerebri, wo er gelegentlich auch von einer ausgemachten Benommenheit begleitet ist. Nicht unwichtig ist, daß dieser Kopfschmerz sehr oft durch Lumbalpunktion wenigstens vorübergehend gebessert werden kann. Auch beim Paralytiker wird zwar die Lumbalpunktion erfahrungsgemäß sehr gut vertragen, ein Umstand, den KRAEPELIN sogar differentialdiagnostisch zu verwenden empfiehlt, aber man sieht doch nicht diese Besserungen des Allgemeinbefindens und die doch oft sehr deutliche subjektive Erleichterung wie bei der Lues cerebri. Im Gegenteil, ich hatte oft den Eindruck, als ob bei der Paralyse nach der ersten Lumbalpunktion ein gewisser Ruck nach abwärts vorkomme.

Im allgemeinen ist auch das *Krankheitsgefühl* beim Hirnsyphilitiker stärker ausgeprägt als beim Paralytiker. Ausnahmen kommen jedoch vor; insbesondere sollte eine Euphorie allein jedenfalls nicht schon zur Diagnose Paralyse Veranlassung geben.

Über die Bedeutung der *Liquorreaktionen* ist schon früher berichtet worden. Zusammenfassend läßt sich sagen, daß bei unbehandelten Fällen ein negativer Blut-Wassermann im allgemeinen gegen Paralyse, aber keineswegs gegen eine Lues cerebri spricht. Andererseits sagt selbstverständlich ein positiver Blut-Wassermann noch nicht, daß eine vorhandene Seelenstörung eine Paralyse sein muß. Es kann sich auch um eine Hirnsyphilis, aber auch um eine von der Lues unabhängige Erkrankung handeln. Jedenfalls *muß* man in allen diesen Fällen den Liquor untersuchen. Bedenken bestehen dagegen gar keine, denn die Lumbalpunktion macht beim Paralytiker, wie schon erwähnt, keine Beschwerden, und auch der Occipitalstich läßt sich ohne Risiko sogar ambulant ausführen. In der Regel sieht man im Liquor bei der Paralyse die Wassermannsche Reaktion bereits bei 0,2 positiv ausfallen, bei der Lues cerebri meist erst bei höherer Konzentration. Globulin und Zellen sind bei beiden Erkrankungen in der Regel vermehrt, bei der Paralyse meist nicht hochgradig, bei der Lues cerebri dagegen, besonders bei den meningitischen Formen, sind die Zellzahlen sehr stark erhöht. Die Art der Zellen spielt differentialdiagnostisch keine wesentliche Rolle. Sehr großen Wert pflegt man aber auf den Ausfall der Goldsol- und Mastixkurven zu legen. Meist ist der Unterschied bei beiden Erkrankungen ja auch frappant, aber Ausnahmen kommen gar nicht so selten vor, so daß die Kolloidkurven allein differentialdiagnostische Zweifel auch nicht immer klären können; und wenn man bedenkt, daß eine Paralysekurve gar nicht so selten bei der multiplen Sklerose vorkommt, wird man in der Beurteilung dieser Reaktionen doch zurückhaltend sein. Gleichwohl soll nicht verkannt werden, daß uns diese Untersuchungsmethoden sehr wertvoll geworden sind.

Ein akuter *Krankheitsbeginn* mit schweren körperlichen Erscheinungen, womöglich mit Fieber, spricht auch bei starken Blut- und Liquorreaktionen für eine Lues cerebri, ganz besonders dann, wenn die psychischen Erscheinungen dem exogenen Prädilektionstyp angehören. Auch die weniger akuten Formen der Hirnlues entwickeln sich meist in übersehbaren und abgrenzbaren Zeitabschnitten, während für die Paralyse ein ganz diffuser, nach rückwärts oft nicht festzulegender Anfang charakteristischer ist.

Die *psychischen Zustandsbilder* können sich im Beginn der Erkrankung und dann wieder in den Demenzzuständen in vielem sehr erheblich ähneln. Im großen und ganzen kann man sagen: wenn es bei der Hirnlues überhaupt zu psychotischen Erscheinungen kommt, so pflegen sie sich ziemlich rasch einzustellen, während bei der Paralyse die Entwicklung in der Regel eine ganz allmähliche ist. Der Beginn mit vereinzelten Zerstreutheiten, gelegentlichen Entgleisungen bei sonst anscheinend wenig gestörter Berufsfähigkeit spricht eher für eine Paralyse, während bei der Lues cerebri Kopfschmerz, ein gesteigertes Schlafbedürfnis, Müdigkeit und allgemeines Krankheitsgefühl schon eine Erschwerung der Arbeitsleistung mit sich bringen, bevor es zu einzelnen Versagern gekommen ist. Die akuteren oder etwas vorgeschritteneren Stadien der Luespsychosen werden in der Regel weniger häufig zu Verwechslungen mit Paralyse als vielmehr zu Fehldiagnosen im Sinne einer symptomatischen Psychose oder Schizophrenie Veranlassung geben.

Sehr schwer sind die *Demenzzustände* bei oder nach Lues cerebri von einer blanden Paralyse zu unterscheiden. Wenn man auch bei den Luespsychosen mehr eine lacunäre, bei der Paralyse mehr eine globäre Demenz zu sehen bekommt, so ist einmal schon die Herausarbeitung dieser beiden Demenzarten bei den häufig benommenen Kranken nicht leicht, und dann findet man schließlich auch bei der Paralyse wie bei der Lues cerebri verhältnismäßig zu oft die nicht adäquaten Demenzformen, als daß man darauf allzu großen differentialdiagnostischen Wert legen könnte. Ein charakteristisches Korssakow-Syndrom spricht im allgemeinen mehr für eine Lues cerebri; allerdings ist es auch hier selten.

In Fällen, bei denen es möglich ist, sich *ausführlich* mit Untersuchungen der *Intelligenz* zu befassen, kann man meist finden, daß der Paralytiker nicht so dement ist, wie er zunächst erschien, wenn man ihn sich selbst überlassen beobachtete. Kranke mit hirnsyphilitischer Demenz dagegen können unter Umständen weit mehr abgebaut sein als es dem ersten Eindruck entsprach. Das ist wohl so zu erklären, daß der Paralytiker in seiner Indolenz, Willensschwäche und Initiativelosigkeit von den ihm noch möglichen Leistungen aus eigener Regsamkeit keinen Gebrauch macht. Es gelingt hier aber durch Anregung, besondere Einstellung seiner Aufmerksamkeit und Ähnliches, ihn unter Umständen zu unerwarteten Leistungen zu bringen. So z. B. überrascht der Paralytiker bei der Vorlesung sehr häufig durch Urteilsleistungen, die man bei ihm nicht mehr vorausgesetzt hätte. Der Hirnsyphilitiker bleibt dagegen relativ lange äußerlich komponiert, er läßt sich nicht so gehen, ist in seinen Antworten nicht so nachlässig wie der Paralytiker, gibt sich viel mehr Mühe, den Anforderungen gerecht zu werden. Selbst wenn er sich unbeobachtet glaubt, bemerkt man oft gewisse Anstrengungen, seine Haltung zu bewahren und seine Defekte auszugleichen. Auch sonst ist die Reaktion auf die vorhandenen Störungen meist eine andere als beim Paralytiker. Während dieser sich auch schon im Frühstadium gleichmütig abfindet, wird der Hirnsyphilitiker namentlich im Beginn seines Leidens besorgt, deprimiert, seine Bemühungen, den altgewohnten Leistungen zu entsprechen, strengen ihn ungewöhnlich an, er wird dann leicht gereizt und weinerlich. In späteren Stadien freilich bekommt auch hier die stumpfe Demenz die Übermacht, und dann ist aus dem psychischen Bilde allein wohl kaum je mit Sicherheit eine Diagnose zu stellen. Jedoch bietet eine retrospektive Beobachtung des Verlaufs auch hier wenigstens eine gewisse Hilfe.

Besonders unangenehm kann die Differentialdiagnose werden, wenn die in Rede stehende Erkrankung in ihren Symptomen durch Eigenarten der *prämorbiden Persönlichkeit* beeinflußt wird. So kann z. B. ein manischer Einschlag die Unterbringung solcher Fälle geradezu unmöglich machen, besonders deshalb, weil durch die manische Komponente die oberflächliche Kritiklosigkeit des Paralytikers oder seine expansive Stimmungslage auch bei der Hirnsyphilis vorgetäuscht werden kann.

Als Beispiel sei folgender Fall mitgeteilt: Ein 40jähriger Mann S., der sich mit 24 Jahren luisch infiziert und reichlich Kuren durchgemacht hatte, fühlte sich seit einem Jahr zeitweilig nervös und bemerkte eine Unsicherheit beim Gehen, die er zunächst auf eine Beschädigung seines Knies im Felde zurückführte. Es war aber anderen Leuten schon aufgefallen, daß er sich auch in seinem psychischen Verhalten geändert habe. Zunächst machte der sehr redselig und kritiklos erscheinende Mann durchaus den Eindruck einer Paralyse (Taboparalyse), zumal, da die anamnestischen Angaben auf eine ausgemachte Urteilslosigkeit schließen ließen. Es wurden verschiedentlich mit ihm spezifische Kuren vorgenommen die auch eine Besserung erzielten; jedenfalls war es möglich, daß er seinen verantwortungsvollen Beruf, der ihn dabei noch zu nicht unerheblichen körperlichen Anstrengungen nötigte, wieder recht gut ausfüllen konnte. Mit experimentellen Prüfungen waren grobe Ausfälle nicht nachweisbar gewesen, jedoch machte seine Distanzlosigkeit und die vollkommen fehlende Krankheitseinsicht einen defekten Eindruck. Bei späteren Aufnahmen war immer wieder der Optimismus, die geistige Beweglichkeit und Regsamkeit des Mannes erstaunlich. Gleichwohl hatte man stets den Eindruck einer gewissen Kritiklosigkeit, die man nach wie vor als Defekt deuten zu müssen glaubte. Im Jahre 1924 wurde eine Malariakur mit ihm vorgenommen, die er ausgezeichnet überstand. Eine wesentliche Veränderung war danach nicht zu bemerken. Er konnte nach wie vor seinen Beruf ohne allzu große Schwierigkeiten versehen. Zunächst war allerdings eine Verschlechterung des Gehvermögens eingetreten. Er hat aber mit bewundernswerter Energie durch fleißige Übungen seiner Ataxie Herr zu werden gelernt, ein Umstand, der allein schon gegen das Vorhandensein einer Paralyse sprach. Ein Jahr später kam der Kranke wieder, diesmal mit einer ganz eigentümlichen Lähmung des linken Beins, die außerordentlich schwer zu deuten war. Es handelte sich dabei um eine ohne Hypertonie einhergehende Lähmung vom Prädilektionstyp, die danach wohl als eine Lähmung im primären motorischen Neuron anzusprechen war. Das Fehlen der Spasmen und das Ausbleiben der Reflexsteigerung mußte mit den schon vorher vorhandenen tabischen Erscheinungen (Hypotonie und Areflexie) erklärt werden. Auffallend für eine Lähmung im Gebiet des primären motorischen Neurons war allerdings die Beteiligung des Glutaeus medius und minimus. Der elektrische Befund zeigte zwar eine Herabsetzung der elektrischen Reaktionen, eine Entartungsreaktion aber nur im Peronealgebiet, wo nach Angabe des S. schon früher eine Parese gewesen sein soll. Wir hatten also hier den eigentümlichen Fall vor uns, nicht mit Sicherheit entscheiden zu können, ob eine periphere oder eine zentrale Lähmung vorliegt, ob also die Tabes zur Erklärung ihres Zustandekommens ausreicht, oder ob sie auf eine syphilitische Cerebralerkrankung bezogen werden muß. Jedenfalls aber sprach die Art und auch die Dauer der Lähmung durchaus gegen ihre paralytische Natur. Die serologischen Reaktionen, die vielfach ausgeführt wurden, ergaben anfangs eine mäßig erhöhte Zellzahl und eine Opalescenz nach Nonne. Diese Reaktionen, ebenso die Eiweißreaktionen, waren fast immer nachweisbar, Wassermann im Blut war negativ oder schwach positiv. Die Wassermannsche Reaktion im Liquor bei geringer Konzentration negativ oder schwach, von 0,6 ab in der Regel $+++ +$. Die Kolloidkurve zeigte eine Zacke, die von der paralytischen wesentlich verschieden war, die sehr viel spitzer als diese verlief und nicht so weit nach unten reichte. Nach allem wird man an der Diagnose Paralyse doch wohl zweifeln, und zwar war dieser Zweifel schon geboten, bevor die Malariakur unternommen worden war. Die Kritiklosigkeit, die als Defekt gedeutet wurde, erwies sich, je näher man den Kranken kennen lernte, doch wohl als ein durch seine hypomanische Art wenigstens mitbedingtes Symptom. Manisch erschien auch die oberflächliche Einstellung gegenüber den vielen Mißhelligkeiten, die ihm seine körperlichen Beschwerden machten. Manisch und durchaus unparalytisch war vor allem die bewundernswerte Energie, mit der er trotz der erheblichen äußeren Schwierigkeiten, die ihm seine Lähmung und seine Ataxie in seinem Beruf bereiteten, immer wieder unermüdlich fleißig tätig war, und dann auch die Energie, mit der er seine Ataxie durch Übungen bekämpfte. Daß diese Fähigkeit lediglich durch eine Einsichtslosigkeit gegenüber seiner Erkrankung bedingt sein sollte, ist nicht anzunehmen, denn eine gewisse Krankheitseinsicht war sicher vorhanden. Andernfalls hätte er nicht in dieser Weise versucht, seine Ataxie zu behandeln. Daß diese Einsicht nicht tiefer ging, scheint mir bei der ganzen Sachlage sowohl mit seiner hypomanischen Einstellung wie auch mit einem Defekt zusammenzuhängen. Jedenfalls möchte ich annehmen, daß wir es hier mit einer hypomanischen Persönlichkeit zu tun haben, bei der zu einer Tabes noch eine Lues cerebri getreten ist.

Was hier von vornherein gegen eine Paralyse sprach, war das Erhaltensein der Persönlichkeit, die bei der Paralyse in einem solch langen Verlauf doch mehr gelitten haben müßte. Die Tatsache, daß die spezifische Therapie nicht besonders wirksam war, kann nicht gegen die Lues cerebri verwendet werden, wenigstens dann nicht, wenn es sich um chronische, insbesondere gefäßbedingte Erkrankungen handelt.

Der *therapeutische Erfolg* mit Quecksilber oder Salvarsan wurde früher vielfach als ein differentialdiagnostisches Kriterium gegenüber der Lues cerebri angesehen. Ich glaube, daß damit nur für die frischen Fälle etwas gewonnen werden kann; und gerade bei den wegen der uncharakteristischen Demenz diagnostisch schwer zu entscheidenden älteren Fällen kommt man damit nicht weiter; denn namentlich bei den endarteriitischen Hirnprozessen pflegt eine antisyphilitische Behandlung so gut wie nie Erfolg zu haben.

Wenn auch in den späteren Stadien die Differentialdiagnose wohl nur noch theoretisches Interesse hat, so sei gerade auf die Art des *Ausgangs* noch kurz hingewiesen. Der Hirnsyphilitiker stirbt entweder an Hirndruckerscheinungen oder an apoplektischen Insulten, bzw. die Kranken mit Defekten ohne Progression gehen schließlich an interkurrenten Erkrankungen zugrunde. Die Paralyse dagegen führt bei ihrem natürlichen Ablauf, von wenigen Ausnahmen abgesehen, verhältnismäßig rasch zu einem Marasmus, der, wie oben schon dargelegt wurde, als ein durch die Schädigung der Zwischenhirnzentren hervorgerufener vegetativer Verfall angesehen werden muß.

Nachdem man neuerdings nicht nur die Paralyse, sondern auch die Hirnlues einer Infektionsbehandlung zu unterziehen pflegt, ist die Unterscheidung zwischen Luespsychose und Paralyse praktisch nicht mehr von solcher Bedeutung, zumal da die akuten Formen der Hirnlues, die einer spezifischen Behandlung bedürfen, ohnehin im allgemeinen leichter erkennbar sind. Dagegen kann eine *nicht auf Lues beruhende endogene Psychose bei einem Tabiker* leicht zu Fehldiagnosen führen. Das gleiche gilt von psychischen Anomalien bei einem Menschen, der einmal syphilitisch angesteckt war und noch einen positiven Blutbefund aufweist. Diese beiden Fälle können gemeinsam besprochen werden, da die diagnostischen Gesichtspunkte im wesentlichen die gleichen sind. Bei der Tabes kommt allerdings noch die Schwierigkeit hinzu, daß Liquorbefund und Pupillenstörungen auf eine Affektion des Zentralnervensystems hinweisen, die freilich nicht ohne weiteres auch die Ursache für die Psychose zu sein braucht. Hier wird also die Liquoruntersuchung nicht immer eine Klärung bringen.

Wenn z. B. eine *Manie* oder *Depression* mit einer tabisch bedingten reflektorischen Pupillenstarre zur Untersuchung kommt, so wird man in erster Linie an eine Paralyse denken. Handelt es sich um eine alte Tabes mit negativen oder schwachen Reaktionen, so ist die Diagnose Manie + Tabes leicht. Die Zweifel beginnen erst, wenn die Art der biologischen Reaktionen eine Paralyse möglich machen würde; hier ist man ganz auf den psychischen Befund angewiesen, und bei solcher Gelegenheit sieht man erst, wie sehr man sich daran gewöhnt hat, die serologischen Reaktionen diagnostisch ausschlaggebend sein zu lassen. Bei einer unproduktiven gehemmten Depression ist eine Entscheidung in den meisten Fällen auch klinisch nicht möglich. Dagegen gibt eine entäußerungslustige Manie doch oft Gelegenheit, sich davon zu überzeugen, daß trotz expansiver Ideen eine Paralyse nicht in Betracht kommt. Ich verweise hier besonders auf die oben dargelegten Unterschiede zwischen Urteilsschwäche und Urteilslosigkeit, ferner auf den Gegensatz zwischen schwungvollen, von Vitalität strotzenden, oft einfallreichen und originellen expansiven Gedanken der Manischen und den schwächlich euphorischen, durch äußere Anregung oder einfach mechanisch ins Ungemessene gesteigerten Größenideen der Paralytiker. Der Manische ist dabei immer auf dem Laufenden, weiß im Krankensaal Bescheid, verwendet in seinen Entäußerungen die neuesten Anregungen aus Gesprächen oder Zeitungen usw. Er ist schlagfertig, witzig, oft von unverkennbarer Initiative, alles Dinge, die dem Paralytiker in diesem Stadium fehlen. Für sehr wichtig halte ich auch die Fähigkeit zur paranoischen Reaktion (ich meine hier nicht etwa schizophrene paranoide Vorgänge, sondern Mechanismen im Sinne der echten Paranoia, die auf Grund eines mißtrauischen Affekts produziert werden). Hierzu bedarf es einer intakten Persönlichkeit, einer gewissen Kraft, die dem Paralytiker auch im Anfangsstadium nicht mehr eignet. Man kann im allgemeinen sagen, daß eine „sthenische" paranoische Einstellung durchaus gegen Paralyse spricht.

Eine solche Kombination von Tabes mit Manie wurde in folgendem Fall, der zunächst auch paralyseverdächtig war, vermutet. Der Kranke, ein 52jähriger Schlosser, war im Juni 1925 wegen einer Tabes auf der Nervenabteilung in Behandlung gewesen. Er war damals ausgesprochen verdrossen, etwas nörgelig, vielfach gehemmt und verstimmt, aber nicht in einem Grade, daß er damals als Depression aufgefallen wäre. Er wurde gebessert entlassen und kam dann im Dezember 1925 wieder, nunmehr hell manisch, außerordentlich erregt und unruhig. Soweit bei seiner motorischen und sprachlichen Unruhe eine Untersuchung möglich war, schien er nicht defekt zu sein. Er war auch schlagfertig, schwungvoll und in der Auffassung scharf und präzise. Die Liquorreaktionen waren folgende: Nonne Opalescenz, 23/3 Zellen, Wassermann 0,2 ∅, 0,6 + +, 1,0 + + + +. Blut-Wassermann war auch schon vor der ersten spezifischen Behandlung negativ. Hier war also auch nach dem Verhalten des Liquors eine Tabes wahrscheinlicher als eine Paralyse. Eine endgültige Entscheidung aus der Katamnese ist hier nicht möglich, weil durch eine Fieberbehandlung der natürliche Ablauf unterbrochen worden ist.

Bei einem *Tabiker* mit *schizophrenen* Zeichen wird man im allgemeinen zunächst weniger an eine Paralyse als an eine Lues cerebri, insonderheit an eine Lues-Halluzinose denken (vgl. das einschlägige Kapitel bei den Luespsychosen). Gleichwohl kann auch eine Paralyse sich gelegentlich in diesem Gewande zeigen. Da Paralysen unter Umständen sehr lange ein schizophrenes Zustandsbild beibehalten, so ist, falls die Liquoruntersuchung versagt, eine Differentialdiagnose aus dem psychischen Bilde nur dann möglich, wenn durch den schizophrenen Symptomenkomplex die paralytische Demenz oder doch die paralytische Kraftlosigkeit sichtbar wird. So fehlt dem Paralytiker trotz sonst schizophrener Symptome meist die Fähigkeit zum echten Autismus. Etwaige Sinnestäuschungen oder Wahnideen sind primitiver, wirklichkeitsnäher als bei Schizophrenen und sie wirken zuweilen auch in der Darstellung plastischer. Vor allem kommt die schizophrene Gedankenentwicklung hier nicht zum Ausdruck. MINKOWSKI macht weiter auf einige prinzipielle Verschiedenheiten aufmerksam, die gelegentlich bei der Unterscheidung zwischen einem Paralytiker mit schizophrenem Bilde und einem echten Schizophrenen mit positivem Wassermann herangezogen werden könnten. MINKOWSKI geht dabei aus von BERGSONschen Begriffen und nimmt an, daß bei der Paralyse die *Intelligenz*, bei der Schizophrenie der *Instinkt* geschädigt ist, und daß dabei der erhaltene Teil den geschädigten überwuchere. So zeigt der Schizophrene einen übertriebenen Hang zur Logik, während bei dem Paralytiker nur noch das Instinktmäßige in seinen Antworten zum Ausdruck kommt. Beim Schizophrenen entwickelt sich infolge dieser Einbuße an Instinkt ein Verlust des lebendigen Kontaktgefühls mit der Wirklichkeit.

Da, wie wir wissen, die Paralyse in einem nicht einmal so kleinen Prozentsatz (10%) ohne Pupillenstörungen einhergeht, so wird man auch bei *manischdepressiven* oder *schizophrenen* Symptomenbildern *ohne tabische Symptome* gelegentlich einmal eine Paralyse versteckt finden, ein Umstand, der uns die Notwendigkeit, regelmäßige Blut- und Liquoruntersuchungen vorzunehmen, vor Augen führt. Wenn auch durch die wenigstens bei längerer Beobachtung meist bemerkbare Demenz die Diagnose in der Regel gestellt werden kann, so muß man doch bedenken, daß die im Anfang der Paralyse auftretende Manie solche Demenzbeimengungen noch nicht zu zeigen braucht. Das gilt ganz besonders von den durch den beginnenden paralytischen Hirnprozeß provozierten manisch-depressiven oder schizophrenen Krankheitsbildern. In solchen Fällen vermag nur eine Liquoruntersuchung eine Entscheidung zu bringen.

Nun kann eine Paralyse aber auch durch eine Kombination von Tabes mit *organischen*, nicht syphilitischen Seelenstörungen vorgetäuscht werden. Erwähnt sei in diesem Zusammenhang ein wohl einzig dastehender Fall, in dem das Zusammentreffen von Huntingtonscher Chorea mit Tabes längere Zeit ein paralyse-ähnliches Zustandsbild vorgetäuscht hatte. Man hatte dabei an eine besondere Beteiligung des Striatums am paralytischen Prozeß gedacht und den für Paralyse nicht ganz typischen Liquorbefund mit dieser ungewöhnlichen Lokalisation in Verbindung gebracht. Ganz besonders interessant war die Sprachstörung. Der Klang ähnelte sehr dem der Paralyse, jedoch ließ die Artikulation einen gewissen Unterschied erkennen. Die Mitbewegungen im Gesicht waren aber so typisch choreatisch, daß gerade deshalb die anfängliche Diagnose Paralyse umgestürzt und eine Huntingtonsche Chorea angenommen wurde. Die Sektion bestätigte diese Diagnose. Hervorzuheben war noch die ausgemacht demente Kritiklosigkeit des Choreatikers, die sich von der Paralyse vielleicht durch das Fehlen der euphorischen Stimmungslage unterschied. Bemerkenswert war auch, daß der Kranke sich oft eigensinnig zeigte und in seinen zwar meist dementen Entschlüssen eine gewisse unparalytische Selbständigkeit verriet.

Daß schließlich eine *Imbezillität* mit Tabes gelegentlich anfangs für eine Paralyse gehalten werden kann, sei nur kurz erwähnt. Große diagnostische Schwierigkeiten machte uns ein an der Grenze der Imbezillität stehender debiler Kaufmann, der, nachdem er früher acht manische bzw. depressive Phasen durchgemacht hatte, in einem weiteren manischen Zustand die neurologischen Symptome einer Hirnlues zeigte. Daß ein solcher Fall zunächst als Paralyse angesprochen wird, erscheint begreiflich. In diesem Falle vermochte die Anamnese die Entstehung des Symptomenbildes zu erklären.

Die praktisch wichtigste und dabei keineswegs leichte differentialdiagnostische Entscheidung ist bei den sogenannten *neurasthenischen* Zuständen zu treffen. Es gilt ja als Regel, bei jedem, der im Alter von 30 bis 40 Jahren wegen nervöser Störungen in Behandlung kommt, Blut und Liquor zu untersuchen, ganz besonders dann, wenn früher keinerlei „Nervosität" bestanden hat. Ein negativer Befund läßt eine Paralyse ausgeschlossen erscheinen, ein positiver könnte unter Umständen durch eine einfache „Liquorlues" bedingt sein, nämlich dann, wenn der Kranke sich etwa erst im Sekundärstadium der syphilitischen Infektion befindet. In diesem Falle wären ja die neurasthenischen Beschwerden auch ohne weiteres durch diese allgemeine Erkrankung zu erklären. Unter allen Umständen sollte man aber diese Kranken noch länger in Beobachtung behalten.

Schwierig, ja oft unmöglich zu deuten sind die Fälle von *Tabes mit nervösen Beschwerden*. Wenn die biologischen Reaktionen positiv sind, kann man nicht immer entscheiden, ob es sich um eine reine Tabes handelt oder ob die Reaktionen schon durch eine beginnende Paralyse bedingt sind. Man muß versuchen, durch eingehende Beobachtung und durch genaue Erforschung der Vorgeschichte Anhaltspunkte für eine beginnende Paralyse zu gewinnen. Besonders ist darauf zu achten, ob etwa Anfälle oder anfallsartige Zustände, wie Schwindel, Ohnmachtsanwandlungen vorgekommen sind. Immer ist es in solchen zweifelhaften Fällen notwendig, die Angehörigen sehr genau nach irgendwelchen Veränderungen, Auffälligkeiten im Verhalten des Kranken auszufragen. Eine ungewohnte Reizbarkeit, ein Nachlässigerwerden in den äußeren Formen, besonders in der Kleidung, ein früher nicht beobachtetes Sichgehenlassen im Familienkreise und andere meist als harmlos gedeutete oder aber auch als brüskierend empfundene Auffälligkeiten, die bis dahin niemand als krankhaft aufgefaßt hat, können dabei gelegentlich den Ausschlag geben. Man muß dabei bedenken, daß in den differentialdiagnostisch schwierigen Stadien des Beginns auch bei der Paralyse Intelligenzausfälle kaum experimentell nachzuweisen sind, und weiter, daß sich bei solchen Kranken auch im Anstaltsleben keine besonderen Auffälligkeiten herausstellen werden.

Bei strafrechtlichen Gutachten spielt diese Differentialdiagnose zuweilen eine ganz besonders wichtige Rolle. Hier kann dann noch durch *überlagernde hysterische Züge*, so z. B. durch *Pseudodemenz*, ein unter Umständen unentwirrbarer Knäuel von Symptomzusammenstellungen sich entwickeln. Gerade unter dem Bilde einer Pseudodemenz verbirgt sich, wie ich mehrfach gesehen habe, zuweilen eine beginnende Paralyse. Hier ist eine Entscheidung schon deshalb sehr schwierig, ja oft unmöglich, weil man mit Rücksicht auf die Pseudodemenz kein klares Bild von der de facto noch vorhandenen Leistungsfähigkeit gewinnt. Nur wenn bei unbehandelten Fällen dieser Art der Liquor ganz negativ ist, wird man eine Inkulpierung aussprechen dürfen; sonst sind wohl Zweifel an der Zurechnungsfähigkeit nicht zu umgehen.

Die differentialdiagnostischen Fragen müssen noch weiter die Tatsache berücksichtigen, daß es auch *atypische* Paralysen gibt, bei denen insbesondere auch die Blut- und Liquorreaktionen gelegentlich nur schwach ausgeprägt sind. Ich denke hier vor allem an die *Taboparalyse* und auch an die *Lissauer*sche Form. (Über die Differentialdiagnose der *juvenilen Paralyse*, besonders gegenüber dem angeborenen Schwachsinn, ist in dem Abschnitt über die Juvenile Paralyse gesprochen worden.) Ähnliches gilt auch von der *stationären Paralyse* und dann von den mit *Malaria behandelten* Fällen.

Bei der LISSAUERschen Paralyse kommt vor allem die Differentialdiagnose gegenüber der Lues cerebri in Betracht. Da bei der LISSAUERschen Paralyse die Herdsymptome auch konstant bleiben, fehlt uns hier ein sonst wertvolles differentialdiagnostisches Merkmal gegenüber einer Luespsychose. Erhöht wird die Schwierigkeit auch dadurch, daß die LISSAUERschen Paralysen außerdem zuweilen mit atypischen, ja unter Umständen negativen Liquorreaktionen einhergehen, und so kann gelegentlich auch einmal die Differenzierung gegenüber einer *Arteriosclerosis cerebri* schwer sein. Für diese Fragen ist noch wichtig zu wissen, daß es auch Paralysen gibt, die mit Hirnarteriosklerose kombiniert sind. Wenn es dabei zu Insulten mit dauernden cerebralen Ausfallserscheinungen kommt, ist eine Unterscheidung zwischen Paralyse mit arteriosklerotischen Beimengungen auf der einen Seite und der LISSAUERschen Form auf der anderen Seite nicht möglich, es sei denn, daß man am Herzen und am Gefäßsystem so eindeutige Befunde für Arteriosklerose feststellen kann, daß nur diese Möglichkeit in Frage kommt.

Bei den *Taboparalysen* ist der Beginn der eigentlichen Paralyse meist ganz besonders schwer zu erkennen. STERTZ hat meines Erachtens mit Recht darauf hingewiesen, daß diese Kranken häufig längere Zeit noch eine gewisse Regsamkeit und ein leidliches Gedächtnis behalten, daß die Sprachstörung geringer und weniger charakteristisch ist. Man gewinnt zwar gelegentlich dadurch, daß die Liquorreaktionen stärker und für Paralyse kennzeichnender werden, eine gewisse diagnostische Sicherheit, jedoch kann man sich darauf nicht verlassen. Jedenfalls gibt in dieser Beziehung eine Beobachtung von Steiner zu denken: hier wurden bei einer seit Jahren bestehenden schweren Tabes die pathologischen Liquorreaktionen immer schwächer und schwächer, schließlich waren sie normal, was aber nicht hinderte, daß eine typische progressive Paralyse zum Ausbruch kam, ohne daß dabei die Liquorreaktionen positiv geworden wären.

Nun wissen wir weiter, daß bei den *stationären Formen* der Paralyse die biologischen Reaktionen sich oft spontan bessern oder gar ganz zurückgehen; ähnliches gilt auch für die spontanen und therapeutisch bedingten Remissionen. Da bei diesen letzteren auch das psychische Bild oft eine Paralyse nicht mehr erkennen läßt, sieht man sich ohne genaue Vorgeschichte oft großen diagnostischen Schwierigkeiten gegenüber. Wenn nun in solchen Fällen etwa nervöse Beschwerden oder eine hinzukommende endogene Psychose Anlaß zu ärztlichem Eingreifen geben, so läßt sich eine Diagnose oft nicht stellen. Die Verantwortung ist besonders groß, wenn man Zweifel hat, ob es sich im einzelnen etwa um einen Rückfall der bis dahin remittierten Paralyse oder um eine von Lues unabhängige Psychose handelt. Hier kann nur die genaue Beobachtung und Heranziehung aller diagnostischen Hilfsmittel vielleicht eine Klärung bringen.

Senile Demenz und Arteriosklerose des Gehirns werden im allgemeinen nur selten zu differentialdiagnostischen Erwägungen Veranlassung geben, schon deshalb, weil Paralysen jenseits des 60. Lebensjahres selten sind. Immerhin kommen sie auch in noch höherem Alter vor; Nikolajevskij beschreibt einen durch arteriosklerotische Veränderungen komplizierten Fall von 72 Jahren, und ich selbst konnte erst kürzlich eine mit Größenideen einhergehende anatomisch bestätigte Paralyse bei einer 84jährigen Frau beobachten; erinnert sei auch an den schon früher erwähnten Fall von Moreira und Vianna mit 99 Jahren. Grund zu Verwechslungen von senilen Hirnerkrankungen mit Paralyse können hier positive Blut- und Liquorreaktionen im Alter oder auch eine gelegentlich mit senilen Hirnveränderungen zusammenhängende Pupillenträgheit geben. Reflektorische Pupillenstarre ist jedoch meines Wissens bei einfachen senilen Veränderungen noch nicht gesehen worden. Bemerkenswert erscheint mir folgender Fall:

Schn., Ludwig, geb. 1855.

Aufnahme 1924. Vor 38 Jahren, also mit 31, sei er geschlechtskrank gewesen. Früher reichlicher Potus; war sonst immer gesund. Etwa 1921 (im 66. Lebensjahr) wurden Anfälle beobachtet. Seit Herbst 1923 soll er geistig nachgelassen haben. Er wurde gelegentlich erregt, schimpfte viel, vergaß alles, ließ gelegentlich unter sich gehen. Der Gang wurde unsicher.

Die Untersuchung ergab bei dem körperlich kräftigen, nur sehr schwerhörigen Mann eine träge und wenig ausgiebige Pupillenreaktion auf Licht und Konvergenz, die Sprache war etwas verwaschen, aber nicht eigentlich silbenstolpernd. Die Auffassung erschien zwar erschwert, jedoch der Gesamteindruck war nicht der einer Paralyse. Er lag meist still zufrieden da, döste stumpf vor sich hin, war desorientiert. Seine Äußerungen waren eintönig, sein Verhalten freundlich, dabei aber schwer ansprechbar. Intellektuelle Leistungen waren kaum zu prüfen, weil er auf nichts einging.

Wassermann im Blut $+++++$, im Liquor: 0,2 ø, 0,6 $++$, 1,0 $++++$; 66/3 Zellen, Nonne positiv, $^3/_4\,^0/_{00}$ Gesamteiweiß (s. Abb. 42 S. 295).

Im weiteren Verlauf kam es gelegentlich zu epileptiformen Anfällen. Für ein Vierteljahr konnte der Kranke noch nach Hause entlassen werden, er kam dann wieder, körperlich wenig verändert; auch jetzt war er meist stumpf, von erschwerter Auffassung, die es unmöglich machte, mit ihm in Verbindung zu treten. Gelegentlich erregt, schimpfte darüber, daß er hier im Zuchthaus gehalten werde, beschwerte sich, schlief sonst viel oder döste vor sich hin, er war auch jetzt vollkommen unorientiert und wegen seiner erschwerten Ansprechbarkeit nur sehr notdürftig zu explorieren. Namentlich wenn er gereizt war, wurde seine Sprache verwaschen. Meist ließ er unter sich gehen. Am 16. 5. 1925 drei epileptische Anfälle, danach linksseitige Hemiplegie, die sich aber bald wieder zurückbildete. Am 22. 6. 1925 Exitus ohne vorhergehenden Verfall.

Die Sektion ergibt keine Paralyse, sondern arteriosklerotische Erweichungen in der Rinde und den Stammganglien, atheromatöse Veränderungen an vielen pialen Gefäßen.

Dieser Fall ist als Paralyse im Senium gedeutet worden. Das atypische psychische Bild wurde dabei auf die Einwirkung arteriosklerotischer Veränderungen resp. auf eine Kombination mit arteriosklerotischen Störungen zurückgeführt. Maß-

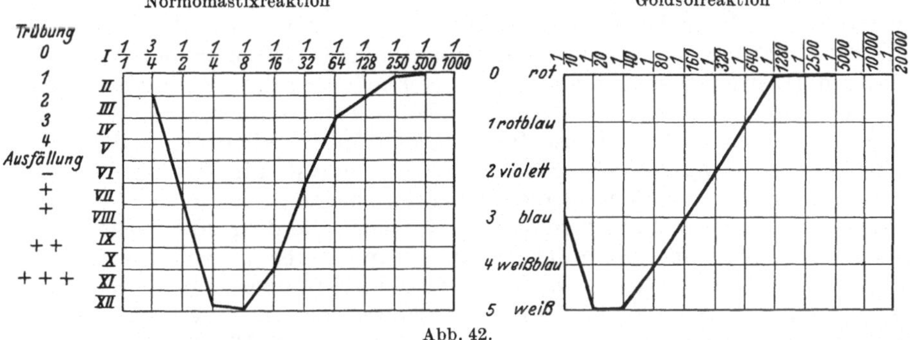

Abb. 42.

gebend für die Diagnose Paralyse war der Liquorbefund, obwohl man sich über die Atypie des psychischen Bildes klar war. Den Liquorbefund kann man sich schwer erklären. Eine Durchlässigkeit der Meningen für Wassermann-Reagine, an die man hier denken könnte, wird von maßgebender Seite bestritten, auch fragt es sich, ob damit die Paralysekurve zu erklären ist. Interessant ist, und deshalb erscheint mir dieser Fall besonders wertvoll, daß die Art der psychischen Veränderung doch eine ganz andere war, zum mindesten einen ganz anderen Eindruck machte als bei der gewöhnlichen Paralyse. Auch die Sprachstörung glich nicht der bei der Paralyse üblichen; allerdings kann man durch solche Beobachtungen auch in anderem Sinne irregeführt werden. Das beweist folgender Fall, bei dem eine PICKsche Atrophie diagnostiziert wurde, während in Wirklichkeit eine Paralyse bestanden hatte:

Es handelte sich um eine 55jährige Frau mit intakten Pupillen und ausgesprochenen akinetischen Erscheinungen. Die anfangs vermutungsweise geäußerte Diagnose Paralyse hatten wir wieder fallen lassen, weil weder die psychischen Symptome noch die Vorgeschichte charakteristisch waren. Die Frau sollte seit acht Jahren krank sein und hatte sich in den letzten Jahren sehr verwahrlosen lassen. Eine paralytische Sprachstörung wurde ebenfalls vermißt.

Wassermann im Blut $++++$. Im Liquor fanden sich 11/3 Zellen, leichte Globulinvermehrung. $^5/_{12}\,^0/_{00}$ Gesamteiweiß. Wassermann negativ.

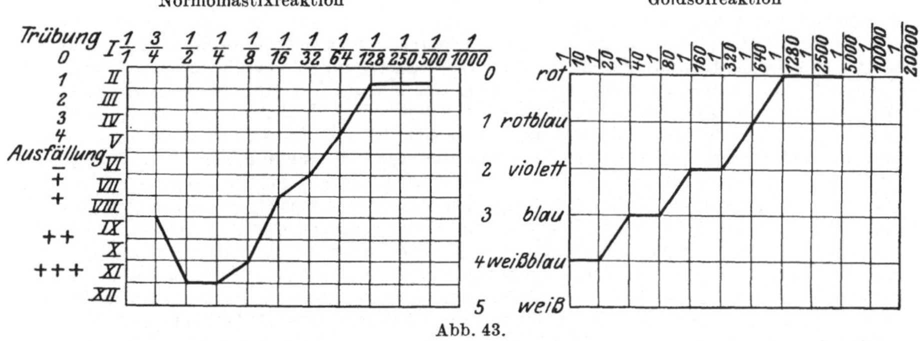

Abb. 43.

Die Sektion ergab makroskopisch eine starke, wenn auch nicht isolierte Atrophie des Stirnhirns. Mikroskopisch stellte sich jedoch heraus, daß wir eine Paralyse vor uns hatten.

Die Differentialdiagnose gegenüber *Hirntumor* ist in erster Linie dann schwer, wenn es sich um Tumorkranke handelt, die früher einmal Lues überstanden haben.

Ganz besonders irreführend kann diese Infektion dann werden, wenn der Hirntumor im sekundären Stadium der Lues auftritt, zu einer Zeit also, in der die Liquorreaktionen oft positiv sind. Schließlich kann auch einmal eine Kombination von Hirntumor und Tabes zu einer Verwechslung mit Paralyse führen. Das psychische Bild kann bei Hirntumor dem einer beginnenden Paralyse ähneln. Differentialdiagnostisch erschwerend kommt hinzu, daß man bei einem Verdacht auf Hirntumor sich nur schwer entschließen wird, eine Lumbalpunktion vorzunehmen, weil eine solche, namentlich bei Tumoren der hinteren Schädelgrube, unter Umständen lebensgefährlich sein kann. Allerdings haben wir es bei der Differentialdiagnose gegenüber Paralyse meist mit Tumoren im Stirnhirn, dann aber auch mit multiplen Tumoren zu tun.

Das Vorhandensein einer *Stauungspapille* macht allerdings das Vorliegen einer einfachen Paralyse außerordentlich unwahrscheinlich. Ihr Auftreten spricht allenfalls für eine Kombination von Paralyse und Hirntumor. Ein derartiges Zusammentreffen ist nur sehr selten beschrieben worden, und in einzelnen der vorliegenden Fälle erscheint es nicht einmal sicher, ob eine Paralyse wirklich vorhanden gewesen ist. Dazu gehört auch der neuerdings von Bingel veröffentlichte Kranke, bei dem, soviel ich der Arbeit entnehme, eine histologische Untersuchung des Gehirns auf Paralyse fehlt, so daß sich die Diagnose lediglich auf die nicht einmal ganz typischen Reaktionen in Blut und Liquor stützt. Bei dem neurologischen Befund könnte auch an eine Kombination von Tabes und Tumor gedacht werden. Eine sichere Kombination von histologisch nachgewiesener Paralyse und Hirntumor veröffentlicht Alzheimer (Fall 8 der Histologischen Studien zur Differentialdiagnose der Paralyse); auch die Fälle von Rühle, M. Goldstein, Henneberg sowie von Cornu gehören sehr wahrscheinlich hierher. Erwähnt sei in diesem Zusammenhang schließlich noch eine Publikation von Hoppe, der eine Paralytica mit einem Cysticercus beschrieben hat. Bemerkenswert ist die Beobachtung Alzheimers, daß die Geschwulst (bei Alzheimer handelte es sich um ein Gliom) einen bestimmenden Einfluß auf die Anordnung der paralytischen Degeneration ausübt, vielleicht dadurch, daß sie in der Umgebung andere Zirkulationsbedingungen schafft oder das Gewebe widerstandsunfähig macht.

Wegen gewisser Ähnlichkeiten im psychischen Befund kann am häufigsten ein *Stirnhirntumor* zu Verwechslungen mit Paralyse führen. Zunächst sei ein Fall wiedergegeben, der in vieler Hinsicht lehrreich erscheint und den ich bereits früher in anderem Zusammenhang veröffentlicht habe:

45jähriger Großkaufmann H. H.

Der Patient hat bereits während des Krieges (ca. 10 Jahre vor seinem Tod 1927) Sehstörungen mit Gesichtsfeldausfällen gehabt. Die Sehstörungen verschlimmerten sich 1920; ein Augenarzt stellte eine Pigmentverschiebung der Macula fest (angeblich ist damals schon der Wassermann im Blut positiv gewesen). 1922 fand eine Untersuchung des Augenhintergrundes an der Münchener Universitätsklinik statt, wobei eine Chorioiditis angenommen worden sein soll. Leider fehlen nähere Angaben über das Untersuchungsergebnis. Zur gleichen Zeit wurde in der dermatologischen Klinik festgestellt, daß ein Primäraffekt der Uvula und eine allgemeine Roseola syphilitica vorlag. Die Wassermannsche Reaktion war im Blut positiv. 1923 hatte sich die Sehkraft weiter verschlechtert, und der Patient klagte über allgemein nervöse Beschwerden, sowie über neuralgische Schmerzen in den Armen. Im Laufe des nächsten Jahres wurde von den Angehörigen eine Veränderung in dem psychischen Verhalten des Patienten beobachtet. H. war zwar noch imstande, sein großes Unternehmen zu leiten, den Näherstehenden aber fiel nicht nur eine Abnahme des Gedächtnisses auf, sondern auch das Hervortreten von Charakterzügen, die früher nicht bestanden hatten. Er neigte zu unmotivierten Witzen und zu Verschwendung. Später trat eine ausgesprochene Hemmungslosigkeit besonders auf sexuellem Gebiet hervor. Er belästigte Damen in schamloser Weise trotz Gegenwart der eigenen Frau usw. Ferner entwickelte er geschäftliche Pläne, die von vornherein aussichtslos waren.

1925 Aufnahme auf einer med. Station: Innere Organe o. B., Puls 76 in der Minute. Es wurde eine primäre Atrophie des Opticus beiderseits festgestellt; Pupillenreaktion der Atrophie entsprechend herabgesetzt. Die WaR. war im Blut und Liquor positiv, andere Liquorreaktionen waren nicht angestellt worden. Wegen Paralyse wurde der Pat. zur Malariakur in die Psychiatrische und Nervenklinik verlegt. Hier wurde neurologisch derselbe Befund erhoben, die Punktion ist nicht wiederholt worden. Keine Sprachstörung. An den Reflexen wurde nichts Pathologisches gefunden. Psychisch stand im Vordergrund eine Euphorie, die auch durch die zunehmende Sehstörung nicht im geringsten beeinträchtigt wurde. Auch in geschäftlicher Beziehung verriet H. eine durch einen unberechtigten Optimismus bedingte Uneinsichtigkeit und Kritikschwäche. Er neigte zu einer früher nach den Aussagen der Frau nie beobachteten Laszivität und ließ sich auch durch die Gegenwart der Ehefrau nicht von undezenten Bemerkungen abhalten. Brachte man ihn zu einer Unterhaltung, so konnte er zum mindesten eine Zeitlang gut folgen, machte auch treffende, gelegentlich ganz schlagfertige Bemerkungen, ermüdete aber rasch und verriet im allgemeinen, wenn er sich selbst überlassen blieb, keine Neigung zu einer seinem früheren Niveau angemessenen Beschäftigung, zeigte auch kaum ein Bedürfnis, über sich, seinen Zustand oder andere Dinge nachzudenken; kamen ihm einmal besorgte Gedanken, so ließ er sich schnell und durch belanglose Bemerkungen trösten. Die Merkleistungen waren nicht auffällig beeinträchtigt, aus der Anamnese ergaben sich jedoch Anhaltspunkte für eine praktisch etwas reduzierte Merkfähigkeit.

Wegen der Kombination einer positiven WaR. in Blut und Liquor mit einer von den Ophthalmologen als tabisch bezeichneten Sehnervenatrophie und einer an Paralyse erinnernden Persönlichkeitsveränderung wurde die Diagnose auf Taboparalyse gestellt, wobei die vorübergehenden neuralgischen Beschwerden im Arm als tabische lanzinierende Schmerzen gedeutet worden waren. Nach Durchführung einer Malariakur kam es im weiteren Verlauf des Leidens zur völligen Erblindung; das psychische Zustandsbild war auch später noch durch ausgesprochene Euphorie und Einsichtslosigkeit gekennzeichnet. Am 8. 2. 1927 trat nach einem Status epilepticus der Tod ein. Die Diagnose hatte in den letzten Jahren stets Paralyse und Tabes gelautet. Der Primäraffekt, der 1922 festgestellt worden war, war als Ausdruck einer Reinfektion gedeutet worden; indes hat sich nachträglich herausgestellt, daß die Angabe, bereits 1920 sei die WaR. positiv gewesen, offenbar nicht zuverlässig war. Die Infektion war offenbar erst in der ersten Zeit der psychischen Veränderung erfolgt.

Die Sektion ergab einen gut gänseeigroßen harten Tumor (Meningiom) in der vorderen Schädelgrube, der sich ein tiefes Bett in die Unterfläche des Stirnhirns gegraben hatte.

Besonders bemerkenswert war in diesem Falle das psychische Zustandsbild, die Euphorie und die völlige Einsichtslosigkeit bezüglich der eigenen Lage bei wenig geschädigten mnestischen Funktionen. Diese zusammen mit den Zeichen einer Charakteränderung und mit den positiven Reaktionen in Blut und Liquor sowie der vom Ophthalmologen für tabisch gehaltenen Opticusatrophie hatten zu der irrtümlichen Diagnose Tabes mit Paralyse geführt. Eine Sprachstörung hatte gefehlt, und leider war eine Prüfung des Geruchsvermögens versäumt worden. Trotz des sehr großen Tumors hatte aber der Kranke nicht über Kopfschmerzen geklagt, und auch andere Erscheinungen von Hirndruck waren nicht wahrgenommen worden.

Einen entsprechenden Fall hat kürzlich v. BOGAERT beschrieben, und wahrscheinlich haben wir es bei einer Beobachtung von LECHELLE, BARUK und LEDOUX-LEBHARD mit etwas Ähnlichem zu tun. Diese Fälle machen es notwendig, zur Frage der Stirnhirndemenz Stellung zu nehmen. Meines Erachtens handelt es sich bei allen diesen Fällen nicht um eine eigentliche Verblödung, sondern eine Demenz wird vorgetäuscht, einmal durch die euphorischen Syndrome, dann aber auch durch die Akinese, die es verhindert, daß der Kranke sein de facto noch vorhandenes Urteilsvermögen verwendet. Die Akinese äußert sich zwar meist und am ausgesprochensten auf motorischem Gebiet. In diesem Zusammenhang erscheint mir aber ihr Einfluß auf die Denkvorgänge und vor allem auf das Denkbedürfnis wichtiger. Vielleicht ist es gerade die Vermischung mit akinetischem Beiwerk, die sowohl der Witzelsucht wie auch der Urteilslosigkeit mancher Stirnhirntumoren das charakteristische Gepräge gibt. Das so entstehende organisch-euphorische Syndrom und die akinetische Demenz sind einzeln und kombiniert bei Hirntumoren wohl kaum ohne Beteiligung des Stirnhirns anzutreffen. Von einem Lokalsymptom möchte ich gleichwohl nicht sprechen, schon deshalb nicht, weil diese Bezeichnung unwillkürlich an die Schädigung einer circumscripten Stelle

denken läßt. Eine solche genügt aber auch im Stirnhirn nicht für die Entstehung
dieses Zustandes. Erfahrungsgemäß handelt es sich fast immer um sehr große
Geschwülste, und meist findet man derartige Erscheinungen bei Tumoren, die
beide Stirnhirnhemisphären betroffen haben. Auch der Balken ist nicht selten
beteiligt, ohne daß sich über dessen Bedeutung etwas sagen läßt. Interessant
ist bei dem vorhin erwähnten Fall, daß sich der Kranke offenbar erst unter
dem Einfluß seiner durch den Stirnhirntumor bedingten Persönlichkeitsveränderung mit Lues infiziert hat.

Bei der Differentialdiagnose muß bedacht werden, daß der Paralytiker im
Anfang seines Leidens ja auch nicht eigentlich dement ist, sondern daß er ganz
ähnlich wie der Stirnhirnkranke in seiner euphorischen Indolenz oder in seiner
akinetischen Bequemlichkeit von seiner Urteilsfähigkeit keinen Gebrauch zu
machen geneigt ist. Einem Teil der zuerst von Oppenheim und dann von Kahlmeter veröffentlichten Fälle von Pseudoparalysis pituitaria liegen wohl ähnliche
Bilder zugrunde; bei den so beschriebenen Hypophysentumoren dürfte es sich
wohl auch z. T. um suprasellare Meningiome gehandelt haben, deren Unterscheidung von Hypophysentumoren klinisch nicht immer leicht ist.

Auch *multiple Tumoren* im Gehirn und seinen Häuten, insonderheit Metastasen, vermögen das Bild einer Paralyse nachzuahmen. So beschreibt Hirschel
einen derartigen Fall, bei dem auch eine träge Lichtreaktion der einen Pupille
beobachtet wurde. Marcus berichtet über eine diffuse Sarkomatose der Pia mater,
die trotz negativer Wassermannscher Reaktion in Blut und Liquor wegen des
psychischen Bildes als Paralyse gegangen war. Korbsch faßt eine Reihe von
Fällen dieser Art zusammen und betont, daß uns, um von einer beginnenden
Tumorpsychose oder einer initialen Paralyse eine Skizze zu entwerfen, vielfach
nur gleiche Ausdrücke zu Gebote stehen. Er selbst beschreibt einen Fall, bei
dem ziemlich große Metastasen im linken Stirnhirn und den rechten Stammganglien sowie eine kleine an der Brücke saßen. Außerdem fand sich hier eine
Infiltration der Meningen. In dem genannten Fall von Korbsch war die Ähnlichkeit mit einer Paralyse durch eine Bewußtseinstrübung mit gehobener Stimmungslage hervorgerufen worden. Allerdings war die Diagnose hier nicht so sehr schwer,
weil die Pupillen in Ordnung und die Reaktionen in Blut und Liquor negativ
waren. Korbsch weist aber sehr richtig auf die Schwierigkeiten hin, die ein
Auseinanderhalten der jeweiligen Krankheitsbilder mit sich bringt. Ich kann
ihm aber nicht beistimmen, wenn er die Begriffe von Bewußtlosigkeit und Demenz
etwas zu sehr ineinander fließen läßt, weil er dem Demenzbegriff nicht die Eigenschaft des Dauernden zuerkennt, die m. E. unbedingt dazu gehört. In seiner
Krankengeschichte kommt auch gerade sehr schön heraus, daß es sich in seinem
Falle nicht um eine eigentliche Demenz handelt. Besonders charakteristisch ist
hier eine Mischung von Akinese und Gleichgültigkeit, die zu einem ausgesprochenen
Fehlen jedes Denkbedürfnisses geführt hatte.

Traumatische Hirnschädigungen braucht man im allgemeinen nur selten zu
differentialdiagnostischen Erwägungen heranzuziehen. Die echte traumatische
Demenz ist nicht häufig. Außerdem führen Hirntraumen ja auch kaum je zu
so ubiquitären Hirnschädigungen, wie sie nötig wären, um das Bild der Paralyse nachzuahmen. Meist wird in solchen Fällen auch das Korssakowsche Syndrom
dominieren. Bei Verwertung der anamnestischen Angaben muß man daran
denken, daß von den Angehörigen ein Sturz bei einem paralytischen Anfall
zuweilen als ,,Unfall'' gedeutet wird.

Für die Differentialdiagnose ist es wichtig zu wissen, daß es, wenn auch nur
sehr selten, eine traumatische reflektorische Pupillenstarre gibt.

Im Zusammenhang mit den traumatischen Hirnschädigungen möchte ich noch die *Fettembolie* nach Knochenbrüchen erwähnen. Wie Sarbó gezeigt hat, kann die cerebrale Fettembolie unter dem Bilde der progressiven Paralyse verlaufen. Der von ihm beschriebene Fall zeigte in der Tat zeitweise eine große Ähnlichkeit mit einer Paralyse, nur war die Sprachfunktion gut erhalten. Hier konnte auf Grund eines negativen Wassermanns in Blut und Liquor schließlich die Differentialdiagnose zugunsten der Fettembolie entschieden werden. Das wichtigste Krankheitszeichen ist nach Sarbó das freie Intervall zwischen Knochenbruch und Beginn der psychischen Erscheinungen. Vielleicht darf man auch die vorher schon auftretenden Lungenerscheinungen differentialdiagnostisch verwerten, da das vom Blute weiterbeförderte Fett ja erst die Lunge passieren muß. Die Prognose braucht bei der Fettembolie nicht schlecht zu sein.

Die Differentialdiagnose gegenüber der *Encephalitis epidemica* umfaßt zwei Fragestellungen. Einmal die Auseinanderhaltung eines deliriösen Bildes der akuten Encephalitis von dem einer deliranten Paralyse; da bei der Paralyse auch Fieber auftreten kann, und da das exogene Symptomenbild in beiden Fällen prinzipiell ähnlich ist, da weiter bei der Encephalitis auch Pupillenstörungen vorkommen, so kann in der Tat die Entscheidung zuweilen nicht ganz einfach sein. Schilder[1] beschreibt einen solchen Fall, bei dem auch die Art der motorischen Hyperkinese lebhaft an Encephalitis acuta erinnerte.

Die schweren Späterscheinungen der Encephalitis gehen fast stets mit Parkinsonismus einher; man wird daher kaum je in Verlegenheit kommen, diagnostische Zweifel zu äußern. Auch psychisch sind die beiden Krankheitsbilder ja recht verschieden, insbesondere hat Stertz hervorgehoben, daß bei der Paralyse in erster Linie die mnestischen Funktionen geschädigt sind, während er bei der Encephalitis die Senkung des Persönlichkeitsniveaus für wesentlich hält. Dabei bestreitet Stertz nicht, ,,daß auch z. B. bei der Paralyse eine leichte Abschwächung des Persönlichkeitsniveaus, gekennzeichnet etwa durch einen Mangel an geistiger Beweglichkeit, Initiative und Schwungkraft oder durch das Hervortreten von Unbeherrschtheit und Taktlosigkeit beobachtet werden kann, ohne daß Gedächtnis und Intelligenz sich mit den verfügbaren Mitteln als geschwächt erweisen". Erwähnenswert erscheint jedoch noch, daß es auch Fälle von schwerer Amyostase gibt, bei denen nicht nur die Quellen der Innervierungen versiegen, sondern die Leistungsfähigkeit der höheren Persönlichkeitsschicht einem zerstörenden Prozeß ausgesetzt wird. Stertz beschreibt einen solchen Fall von postencephalitischer Demenz, der als ein solcher kombinierter besonders schwerer Fall aufzufassen ist.

Vergiftungen können gelegentlich einmal das Bild der Paralyse vortäuschen. Insbesondere gilt das von den Dauervergiftungen durch Schlafmittel. Herschmann hat Fälle beschrieben, in denen die Ähnlichkeit chronischer Veronal- resp. Trionalvergiftung mit Paralyse offenbar sehr eklatant gewesen ist. Dafür waren nicht nur die psychischen Störungen verantwortlich zu machen, die sich durch Merkausfälle, Herabsetzung der Aufmerksamkeit und der Auffassung, sowie durch eine gewisse Euphorie auszeichneten, sondern es kam auch zu Beeinträchtigungen der Sprache, sowie zu einer Schädigung der Pupillenreaktion. Auch die Dauervergiftungen mit bromhaltigen Schlafmitteln haben gelegentlich zur Fehldiagnose Paralyse geführt (Möllenhoff, Pohlisch). Gerade die Sprachstörung ist dabei u. U. so eklatant, daß die Diagnose Paralyse in der Tat naheliegt. Ich selbst habe einmal einen Fall gesehen, bei dem zu Vortäuschungszwecken größere Mengen Opiumpulver längere Zeit genommen worden waren. Dadurch, sowie durch eine überlagernde Pseudodemenz war das Bild einer Paralyse sehr gut

---

[1] Einige Bemerkungen zu der Problemsphäre: Cortex, Stammganglien — Psyche, Neurose.

nachgeahmt worden. Auch hatte hier die Engigkeit und schlechte Reaktion der
Pupillen eine besondere Bedeutung bei dieser Fehldiagnose, die durch die Lumbalpunktion aber rasch berichtigt werden konnte. Im großen und ganzen scheint
aber die Differentialdiagnose hier nicht sehr schwer zu sein, denn abgesehen von
den negativen Liquorbefunden pflegt nach Absetzen der Schlafmittel selbst bei
schweren Arzneimittelpsychosen eine defektlose Heilung zu erfolgen (Pohlisch).

VI. Begutachtung und soziale Fragen.

Die Tatsache, daß die Paralyse eine syphilogene Erkrankung ist, würde allein
nicht genügen, von vornherein jede andere Mitursache für die Entstehung dieses
Leidens abzulehnen, denn wir wissen, daß nur ein gewisser, nicht einmal sehr großer
Prozentsatz der Syphilitiker paralytisch wird. Wir kennen aber die Faktoren
nicht, die im einzelnen dazu beitragen, daß sich bei einer bestimmten luisch
infizierten Persönlichkeit eine Paralyse entwickelt. Wenn wir aber noch andere
Umstände mit für die Entstehung einer Paralyse verantwortlich machen müssen,
so fragt sich, ob etwa äußeren Einwirkungen eine solche Bedeutung zukommt.
Die allgemeine Auffassung geht nun dahin, daß exogene Schädigungen, z. B. Stra-
pazen, akute Infektionen, Hirnschädigungen und andere Unfälle für die Auslösung
einer Paralyse in der Regel nicht herangezogen werden dürfen. Das ergibt sich vor
allem auch aus den Kriegserfahrungen, denn es hat sich gezeigt, daß in den in Betracht kommenden Jahren die Paralysezahlen nicht zu-, sondern eher abgenommen
haben (Bonhoeffer, Bumke). Wenn somit die allgemeinen Einwirkungen des
Krieges für die Auslösung einer Paralyse ohne Bedeutung sind, so wird man gelegentlich einem schweren Schädeltrauma, das einen Syphilitiker betroffen hat,
nicht immer und nicht ohne weiteres jeden Einfluß auf das Manifestwerden
einer Paralyse absprechen dürfen. Selbstverständlich ist dabei aber vorher auszuschließen, daß eine bereits vorhandene Paralyse zu einer Kopfverletzung Veranlassung gegeben hat (Unfälle infolge Unsicherheit des Paralytikers, Sturz im
paralytischen Anfall). Ferner muß es sich um ein Trauma handeln, das entweder
den Schädel selbst heftig getroffen oder doch auf eine andere Weise das Gehirn
erheblich in Mitleidenschaft gezogen hat (Schußverletzungen des Schädels, Kon-
tusionen, schwere Erschütterungen usw.), und schließlich muß auch ein zeitlicher
Zusammenhang zwischen Schädeltrauma und Ausbruch der Paralyse ersichtlich
sein. Dabei kommt ein unmittelbares zeitliches Aufeinanderfolgen jedoch nur in den
sehr seltenen Fällen in Betracht, bei denen z. B. nach einem Kopfschuß ein
paralytischer Anfall einsetzt. Im allgemeinen ist damit zu rechnen, daß die Paralyse einer gewissen Zeit zu ihrer Entwicklung bedarf. Berger meint, daß
die Paralyse sich spätestens nach einem halben Jahr für den ärztlichen Unter-
sucher oder spätestens nach einem Jahr für den Laien bemerkbar gemacht haben
müßte. Natürlich wird man diese zeitlichen Angaben nicht als scharfe Grenzen
ansehen dürfen; sie sollen vielmehr nur einen ungefähren Anhaltspunkt abgeben.
Weiter ist zu berücksichtigen, daß unmittelbar nach dem Trauma meist Symptome
der gesetzten Hirnschädigung bestehen werden, die mit der Paralyse nichts zu
tun haben. Diese können abklingen, und paralytische Erscheinungen treten dann
unter Umständen erst nach einem Intervall auf, oder die Symptome der Paralyse gehen allmählich aus dem traumatischen Cerebralsyndrom hervor. Aber auch
wenn diese Bedingungen gegeben sind, wird man sich nur mit äußerster Vorsicht zur Annahme eines Zusammenhanges zwischen Trauma und Paralyse entschließen, denn den immerhin nur mit Möglichkeiten rechnenden Meinungen
der Autoren, die für diesen Zusammenhang eintreten, steht die Tatsache gegenüber, daß Poppelreuter (zitiert nach Bonhoeffer) in einem 3000 Hirnverletzte

umfassenden Material nur 4 Paralysen fand, bei denen er übrigens auch keine ätiologischen Beziehungen zum Trauma nachweisen konnte. Ähnliche Erfahrungen haben Bonhoeffer und Hahn gemacht. Weygandt dagegen meint, ohne allerdings eigenes Material zu bringen, daß man die Auslösung einer Paralyse durch eine Schädelverletzung schwerlich als ausgeschlossen oder hochgradig unwahrscheinlich erachten könne (Kriegsschädigungen des Nervensystems, Wiesbaden 1917). Einen ähnlichen Standpunkt wie Bonhoeffer vertritt Bratz in einem in die Entscheidungen des Reichsversorgungsgerichts aufgenommenen Obergutachten; auch Klieneberger und Pilcz lehnen einen Zusammenhang zwischen derartigen Kriegsschädigungen und Paralyse ab.

Erschöpfung als auslösende Ursache einer Paralyse kommt nur dann in Betracht, wenn es sich um Zustände allerschwerster Überanstrengung mit Nahrungs- und Schlafentziehung handelt, Zustände, wie sie äußerst selten vorkommen und auch im Kriege in typischer Form fast nie beobachtet worden sind. Berichtet wird von solchen höchstgradigen Erschöpfungen bei den Serben, ohne daß übrigens auch da ein Auftreten von Psychosen in auffällig großer Zahl beobachtet worden wäre. Ferner erwähnt Stiefler solche Zustände bei der Belagerung von Przemysl. Praktisch haben diese Faktoren wohl kaum eine Bedeutung.

Aufregungen und andere psychische Kriegseinwirkungen sind nach den allgemeinen Erfahrungen in keiner Weise an der Auslösung der Paralyse beteiligt. Auch von schwereren Emotionen kann man das nicht sagen. Soviel ich sehe, rechnet nur Scharncke mit dieser Möglichkeit.

Welche besonderen Kriterien könnten nun dafür sprechen, daß eine von den eben erwähnten Einwirkungen die Paralyse bei einem Syphilitiker *ausgelöst* oder ihren Verlauf *verschlimmert* hat? Es wäre zunächst möglich, daß die Paralyse, wenn äußere Umstände eine Rolle spielen sollen, besonders *früh* aufgetreten wäre. Das könnte sich einmal im *Lebensalter* des Paralytikers bemerkbar machen. Bei statistischen Untersuchungen, wie sie Bonhoeffer, Weygandt und andere mitgeteilt haben, ergibt sich für die Kriegsparalytiker ein durchschnittliches Alter von 38 Jahren, das kaum von den gewöhnlichen Verhältnissen abweichen dürfte. Außerdem aber könnte eine *verkürzte Inkubation* unter Umständen für eine Auslösung durch äußere Umstände sprechen, aber auch hier haben statistische Erhebungen gezeigt (Kollmeier), daß eine Änderung der Inkubationszeit im Krieg für den Durchschnitt offenbar nicht vorliegt.

Von Rittershaus und Weber ist als eine Besonderheit der Kriegsparalyse ein auffälliges Vorherrschen somatischer Symptome angenommen worden. Bonhoeffer hat diese Feststellung mit guten Gründen zurückgewiesen und darauf aufmerksam gemacht, daß man im Kriege die Paralyse eben sehr viel früher bemerkt hat und auf diese Weise schon in einem Stadium zur Untersuchung bekam, in dem eben die somatischen Erscheinungen noch im Vordergrund stehen resp. über die psychischen dominieren.

Weiter hat Weygandt die Meinung geäußert, daß die unter Kriegseinflüssen entstandenen Paralysen einen besonders schnellen Verlauf nehmen. Hauptmann hat dagegen geltend gemacht, daß damals infolge der schlechten Ernährungsverhältnisse die Paralytiker sehr viel früher starben als in Friedenszeiten, was andererseits Kafka wieder zurückweist; im übrigen haben auch Nachuntersuchungen von Bonhoeffer und Herz keine Bestätigung der Weygandtschen Beobachtungen ergeben.

Das Kriterium des schnelleren Verlaufs kommt auch zur Geltung, wenn es sich um die Frage der *Verschlimmerung* einer Paralyse handelt. Nun ist es aber sehr mißlich, bei einem Leiden, das so außerordentlich variabel in Verlauf und Dauer ist wie die Paralyse, eine Verschlimmerung durch äußere Momente wahrscheinlich zu machen oder auch nur in den Bereich der Möglichkeit zu ziehen. Gewiß, wenn es nach einem Kopftrauma — einen solchen Fall erwähnt Bonhoeffer einmal — bei einem bis dahin anfallsfreien Paralytiker zu einem paralytischen Anfall kommt und wenn auch der Verlauf danach rasch deletär wird, könnte man vielleicht von einer Verschlimmerung reden. Man wird sich aber darüber klar sein müssen, daß in den meisten Fällen auch ohne ein solches Trauma der Tod, wenn auch vielleicht ein Viertel- oder ein halbes Jahr später, eingetreten wäre.

Auch Verschlimmerungen durch Infektionskrankheiten wird man nicht ohne weiteres zugeben dürfen angesichts der Tatsache, daß Infektionskrankheiten, nicht nur wenn sie aus therapeutischen Gesichtspunkten hervorgerufen werden, sondern auch wenn sie zufällig entstanden sind, zuweilen den Verlauf der Paralyse günstig beeinflussen.

Die gleichen Gesichtspunkte, wie sie Bonhoeffer für die Frage des Kriegseinflusses auseinandergesetzt hat, gelten auch für die *Unfallsbegutachtung*; nur in Ausnahmefällen wird man an die Wahrscheinlichkeit eines Zusammenhangs zwischen traumatischer Schädigung oder einer seelischen Einwirkung und Paralyse denken können, und auch dann wird man vielleicht nur eine besondere Lokalisation der Paralyse auf ein vorangegangenes Trauma beziehen dürfen (Marchand u. Courtois). Bemerkenswert ist ein Fall von Belloni: Mit 3 Jahren Schußverletzung, Lues mit 30 Jahren. Mit 34 Jacksonanfälle, nach weiteren 4 Jahren Paralyse. Obduktion: Alte Narbe und Liquorcyste entsprechend der alten Schädelverletzung als Ursache für die Jacksonanfälle. Zu ihrer Entstehung wird aber wohl auch die Paralyse beigetragen haben.

Reichardt formuliert seine Anschauungen über die Beziehungen zur Unfallparalyse folgendermaßen: „Ein seelischer Insult vermag selbst bei außergewöhnlicher Heftigkeit keine wesentliche Teilursache für die Paralyse zu bilden, ebensowenig kann eine Gehirnerschütterung, Kopfverletzung oder sonstige Körperverletzung im allgemeinen als wesentliche Teilursache für eine progressive Paralyse angesehen werden. Nur schwere dauernde organische Hirnschädigungen dürften ... gegebenenfalls als wesentliche Teilursache betrachtet werden, wenn der Kranke zur Zeit des Unfalls und unmittelbar nach demselben noch keine — auch keine neurologischen — Symptome der Paralyse dargeboten hatte, und wenn die Paralyse nach einem freien Intervall von einigen Wochen bis längstens einem Vierteljahr nach dem Unfall sich entwickelt."

Auch Kinnier Wilson lehnt die traumatische Entstehung der Paralyse ab. In bezug auf die Dauer des Intervalls ist er allerdings anderer Meinung als Reichardt. Wenn ein Zusammenhang vorliegen soll, so müßte nach seiner Ansicht der Nachweis verlangt werden, daß die Symptome der Paralyse 48 Stunden nach dem Trauma vorlagen, oder sich innerhalb dieses Zeitraumes erheblich verschlimmert hätten.

Selbstverständlich macht diese im allgemeinen negative Stellungnahme nicht die genaue Untersuchung und anamnestische Erhebung bei jedem einzelnen Patienten überflüssig. Scharncke teilt einen Fall mit, bei dem 3 Monate nach einem schweren Kopf- bzw. Gehirntrauma eine Paralyse ausbrach. Da dieses Leiden nur 3 Jahre nach der syphilitischen Infektion begonnen hatte, war dem Unfall zum mindesten für den verfrühten Ausbruch der Krankheit eine wesentliche Bedeutung eingeräumt worden (Gutachten der Charité-Nervenklinik).

Die *strafrechtliche Zurechnungsfähigkeit* kann in dem Augenblick, in dem eine Paralyse diagnostizierbar ist, als aufgehoben angesehen werden, und zwar gilt das nach meiner Meinung auch für solche Fälle, bei denen man die Diagnose vor allem auf Grund des körperlichen und Liquorbefundes stellt, ohne daß eine charak-

teristische psychische Veränderung schon nachweisbar wäre. Wir haben ja gesehen, daß der Paralytiker im Anfangsstadium noch nicht dement ist, daß man
sich aber auf seine Leistungen und Handlungen nicht mehr so verlassen kann
wie in den gesunden Tagen. Zuweilen wird ja schon die Art der Straftat oder ein
Vergleich mit dem früheren Leben einen Anhaltspunkt dafür ergeben, daß es
sich hier, allgemein gesagt, um eine Persönlichkeitsveränderung handelt.

Nun wird man zuweilen auch vor die Aufgabe gestellt, sich nachträglich über
die Zurechnungsfähigkeit bei einem länger zurückliegenden Vergehen zu äußern.
Man muß dabei die Erfahrung berücksichtigen, daß die Eigenarten der Paralytiker vom Publikum oft ganz außerordentlich spät als krankhaft erkannt werden.
So stellte sich bei einem unserer Paralytiker heraus, daß er über drei Jahre
vor Aufnahme in die Klinik wegen Amtsunterschlagung mit sechs Monaten Gefängnis und Dienstentlassung bestraft worden war. Die Vorgeschichte ergab,
daß das dem bis dahin immer tadellosen Beamten zur Last gelegte Vergehen
eine unüberlegte, törichte Handlung gewesen war. Er hatte einen kleinen Teil
eines ihm zur Einzahlung übermittelten Geldbetrages verloren, und anstatt davon Meldung zu machen, hatte er die ganze Summe nicht abgeliefert, sondern
war, übrigens ohne das Geld mitzunehmen, kurzschlüssig weggelaufen. Sein
Verhalten nach der Verurteilung, seine Gleichgültigkeit bei der Verhandlung,
die auch im Urteil hervorgehoben war, legte uns den Gedanken nahe, daß die
Paralyse damals schon in Anfangsstadien bestanden hatte. Die Strafe war zwar
längst verbüßt, aber abgesehen davon, daß durch die Unzurechnungsfähig-
keitserklärung ein Makel von dem unbescholtenen Manne genommen wurde,
lohnte eine Wiederaufnahme des Verfahrens auch deshalb, weil die Behörde die
Dienstentlassung rückgängig machen und in eine Pensionierung wegen Krankheit umwandeln konnte.

Die Hauptschwierigkeiten in strafrechtlicher Beziehung liegen auf diagnosti-
schem Gebiet. Besonders schwer zu beurteilen sind die schon bei der Differentialdiagnose ausführlicher behandelten Fälle, bei denen es fraglich erscheint, ob es
sich um eine beginnende Paralyse oder um allgemein nervöse Symptome bei
einem Tabiker handelt. Ganz besonders schwer kann diese Diagnose werden,
wenn das Bild einer Pseudodemenz produziert wird. Mit Sicherheit wird man
die dabei vorkommenden diagnostischen Fragen nur dann im Sinne der Zurechnungsfähigkeit entscheiden können, wenn Blut- und Liquorreaktionen,
namentlich Wassermann und Kolloidkurven, negativ sind. In solchen Fällen
kann man eine etwaige Pupillenstarre ohne weiteres als nur tabisches Symptom
auffassen. Sind die biologischen Reaktionen in Blut und Liquor aber vorhanden
und nur nicht ganz charakteristisch für Paralyse, so würde ich, wenn der psychische Befund nicht völlig einwandfrei ist, doch Zweifel an der Zurechnungsfähigkeit äußern. Auch die Tatsache, daß eine offensichtliche Pseudodemenz
produziert wird, kann nicht zur Diagnose einer Haftpsychose genügen, denn
man macht immer wieder die Erfahrung, daß sich unter dieser Pseudodemenz
eine beginnende paralytische Demenz verbirgt. Gewiß ist in solchen Fällen die
Persönlichkeit nicht so abgebaut, daß ihr nicht mehr die hysterischen Mechanismen zur Verfügung stehen, aber nach mancherlei Beobachtungen habe ich
den Eindruck gewonnen, als ob die Fähigkeit zu hysterischen Reaktionen eine
so primitive ist, daß sie auch durch einen schwereren Hirnprozeß nicht ohne
weiteres verloren zu gehen braucht. Jedenfalls darf auch ein ausgemacht hyste-
risches Bild nicht dazu verleiten, die Voraussetzungen des § 51 zu verneinen.
TIETZE beschreibt sogar eine Paralytica, die offensichtlich Geisteskrankheit zu
simulieren versuchte, sie äußerte im Gefängnis, man müsse nur markieren, dann
komme man frei, mimte Anfälle usw.

C. Schneider behandelt die Frage der Zurechnungsfähigkeit von fieber-behandelten, gut remittierten Paralytikern ausführlich. Unter Hinweis auf die bei den meisten dieser Kranken noch erkennbaren leichten Mängel neigt er dazu, die Voraussetzungen des § 51 RStGB. noch als gegeben anzusehen. Er weist dabei mit Recht darauf hin, daß unsere Untersuchungsmethoden für die Feststellung feiner Ausfälle nicht ausreichen. Ich möchte die gleiche Auffassung vertreten, vor allem auch deshalb, weil man selbst bei sehr gut remittierten Fällen doch nach unseren heutigen Erfahrungen noch nicht wissen kann, unter welchen Bedingungen sich die psychischen Vorgänge bei diesen Leuten abspielen. Grosz und Sträuszler meinen allerdings, man könne erfolgreich behandelte Paralytiker unter Umständen wie andere geheilte Geisteskranke auch als zurechnungsfähig erachten. Ähnlich äußern sich Leppmann, Wimmer[1], Salinger, sowie Alexander und Nyssen, letztere verweisen auf das Beispiel der geheilten Hirntraumatiker. Michel und Weeber sprechen sich selbst bei jahrelanger Vollremission nur für verminderte Zurechnungsfähigkeit aus. Auch ich würde in strafrechtlichen Gut-achten zur Vorsicht raten, besonders weil man ja nicht vorauszusehen vermag, ob und eventuell wann wieder ein Rezidiv eintreten wird. Wagner von Jauregg ist zwar der Auffassung, daß nach einer mehr als zwei Jahre langen Dauer einer Remission Rezidive nur noch in Ausnahmefällen zu befürchten sind, jedoch wird man bei Fragen der Zurechnungsfähigkeit nach meiner Meinung gerade auch diese Ausnahmen berücksichtigen müssen. Leppmann, der bei gut remittierten Para-lytikern den § 51 nicht annehmen will, empfiehlt mit dem Strafvollzug 2 bis 3 Jahre zu warten, um sich von der Dauerhaftigkeit der Remission zu überzeugen.

Ich verkenne nicht, daß meine sehr vorsichtige Auffassung nur eine vor-läufige sein wird; es ist zu hoffen, daß wir auch in dieser Beziehung einen siche-reren Standpunkt haben werden, wenn wir einen größeren Zeitabschnitt nach Einführung der Fieberbehandlung überblicken.

Abgesehen von den eben erörterten Fragen sind die Fieberbehandelten auch deshalb schwer zu beurteilen, weil wegen des Negativwerdens von Blut- und Liquorreaktionen die Krankheitsbilder unter Umständen diagnostisch unklar werden können, das zeigt z. B. folgender Fall:

Ein Bankier S. kam 1925 in pekuniäre Schwierigkeiten. Anfang 1926 griff er Depots seiner Kunden an. Als er sich nicht mehr helfen konnte, verschwand er unter Hinterlassung von 3 Millionen Passiven. Schon früher war er nach den Angaben der Angehörigen auffällig gewesen, der untersuchende Nervenarzt hatte aber nicht sicher zwischen einer Tabes und einer Tabesparalyse entscheiden können, weil keine Lumbalpunktion gemacht werden konnte. Während seiner Abwesenheit ließ S. auswärts eine Malariabehandlung vornehmen. Die Reak-tionen sollen vor dieser Kur im Sinne einer Paralyse gesprochen haben. Nach seiner Verhaftung wurde bei ihm eine klassische Pseudodemenz festgestellt, und die Liquorreaktionen waren nunmehr uncharakteristisch, so daß die Gerichtsärzte nicht an eine Paralyse glaubten und die Zurechnungsfähigkeit bejahten. Während der Beobachtung in der Klinik ergab sich, daß das äußere Bild in der Tat das einer hysterischen Pseudodemenz oder besser eines hysterischen Stupors war. Angesichts der Tatsache jedoch, daß auf die jetzigen Reaktionen mit Rücksicht auf die zuvor durchgemachte Malariabehandlung kein entscheidendes Gewicht gelegt werden konnte, ließ sich nicht nachweisen, daß zur Zeit der Straftat eine Paralyse nicht vorgelegen hatte. Es ergab sich übrigens später noch aus Angaben der Angehörigen, daß schon früher eine Reihe von Auffälligkeiten vorgekommen waren. Da aber in Strafsachen Mitteilungen von Verwandten zugunsten der Angeklagten kein allzu großes Gewicht zu haben pflegen, war man anfangs in der Tat wenig geneigt, die Zurechnungsfähigkeit anzuzweifeln. Der weitere Verlauf hat aber dem Gutachten recht gegeben insofern, als die Remission von kurzer Dauer war und es inzwischen wieder zu einem Fortschreiten der Erkrankung gekommen ist.

---

[1] Die ausländischen Arbeiten können hier allerdings nicht ohne weiteres herangezogen werden, so scheint aus der Arbeit von Wimmer hervorzugehen, daß nach dem dänischen Recht die Strafausschließung nur dann in Frage kommt, wenn nachgewiesen wird, daß der Angeklagte zur Zeit der Tat geisteskrank war, während in Deutschland bekanntlich Zweifel an der Zurechnungsfähigkeit schon genügen.

Im allgemeinen sind die *kriminellen Neigungen der Paralytiker*, auch der im Remissionsstadium, nicht sehr groß. In der Regel fehlt es ihnen an der nötigen Aktivität. Und so sind es vielfach Nachlässigkeiten, die den Paralytiker mit dem Strafgesetz in Konflikt bringen. LEPPMANN erwähnt Begünstigungen infolge phlegmatischen Geschehenlassens, Delikte aus passivem sich Schiebenlassen (Meineid) oder auch Handlungen infolge gesteigerter Gereiztheit. Umgekehrt kommt es auch gelegentlich vor, daß Leute, die vor ihrer Erkrankung zu Straftaten neigten, nach der Erkrankung oder etwa in der Remission sich gut gehalten haben.

Art und Ausführung der Vergehen ist unter Umständen recht bezeichnend. Die Straftaten werden ohne jede Vorsichtsmaßregel unternommen. Oft bringt eine scheinbar gute Gelegenheit und ein kurzschlüssiger Gedanke die Kranken zu einem Vergehen. Auch ausgemacht infantile Mechanismen beobachtet man hier zuweilen. Verhältnismäßig häufig kommen ebenfalls primitive Sexualvergehen, Exhibitionismus usw. vor. Eine gewisse Ausnahme von der allgemeinen Regel bildet folgender Fall:

Ein 31 jähriger Paralytiker, der früher schon mehrfach wegen Diebstahls, Betrugs, Wechselfälschung usw. vorbestraft war und sich bis in die letzte Zeit als gewandter „Fassadenkletterer" betätigt hatte, bot in der Klinik zunächst ein Bild, das an hysterische Mechanismen, insbesondere Pseudodemenz erinnerte. Da aber alle Reaktionen für Paralyse sprachen, wurde eine solche angenommen, und im Laufe der Zeit entwickelte sich auch eine Reihe von typischen Größenideen und anderen sicheren Kennzeichen einer Paralyse. Der Kranke wurde transferiert und scheint dann aus der Anstalt entsprungen zu sein, jedenfalls finden wir ihn später in seiner norddeutschen Heimat wieder, wo er wegen Einbruchdiebstahls verhaftet worden war. Wie ich dem Bericht der dortigen Irrenanstalt entnehme, scheint er auch hier wieder im wesentlichen hysterische Symptome geboten zu haben. Daß aber eine Paralyse vorliegt, wurde auch dort nicht bezweifelt. Beachtenswert ist bei dieser Persönlichkeit die trotz der Paralyse vorhandene Aktivität, die Energie und Schläue, mit der er seine Verbrechen ausführte.

Die Beurteilung der *Geschäftsfähigkeit* im Sinne des § 104 Abs. 2 BGB. hat nach den gleichen klinischen Gesichtspunkten zu erfolgen wie die der Zurechnungsfähigkeit nach § 51 StGB. So wird man auch hier jeden Menschen mit einer erkennbaren Paralyse als geschäftsunfähig ansehen müssen. Hierbei ist jedoch die retrospektive Beurteilung von größerer praktischer Bedeutung als bei den Gutachten nach § 51. Da man ja außer bei Paralysen, die sich durch Anfälle oder durch organisch provozierte Manien usw. einleiten, damit rechnen muß, daß das Leiden schon eine geraume Zeit besteht, ohne daß es den Angehörigen auffällt, wird man meist auch bei geschäftlichen Aktionen, die u. U. auch ein bis zwei Jahre vor der klinischen Erkrankung liegen, den § 104 als gegeben ansehen dürfen. Freilich sind diese Begutachtungen deshalb nicht so einfach wie bei der Zurechnungsfähigkeit, weil Zweifel an der Geschäftsfähigkeit nicht genügen, um die Voraussetzungen des § 104 als erfüllt anzusehen, sondern die Geschäfts*unfähigkeit* muß *bewiesen* werden. Dieser Umstand ist auch bei der Behandlung von defektgeheilten Paralytikern von Bedeutung. Während man auch bei diesen im Falle ihrer Straffälligkeit meist berechtigt ist, Zweifel an der Verantwortlichkeit zu äußern, würden bloße Zweifel an der Geschäftsunfähigkeit hier nicht ausreichen, um dem Richter die Anwendung des § 104 zu gestatten. Man wird daher den Defektgeheilten nur dann als geschäftsunfähig ansehen dürfen, wenn wirklich noch manifeste Ausfälle vorliegen.

Daß ein Paralytiker auf der Höhe seiner Erkrankung die psychiatrischen Voraussetzungen einer *Entmündigung* wegen Geisteskrankheit erfüllt, bedarf wohl keiner Erwähnung. Schwierig zu beurteilen sind auch hier nur die Remissionen und die sog. geheilten Paralytiker. Wenn ich auch der Meinung bin, daß man bei weitaus den meisten dieser Leute Zweifel an der Zurechnungsfähigkeit äußern sollte, so glaube ich doch, daß man zum mindesten bei den Berufstätigen eine bestehende Entmündigung aufheben muß. Allenfalls kann man eine gewisse Probezeit abwarten, oder aber man kann eine wegen Geisteskrankheit verhängte Entmündigung in eine solche wegen Geistesschwäche umwandeln, um dem Vormund Gelegenheit zu geben, den Kreis der geschäftlichen Betätigung seines Mündels langsam zu erweitern. Schneider weist mit Recht darauf hin, daß für den gebesserten und eventuell wieder berufsfähigen Kranken die Entmündigung als eine lästige Fessel erscheint, daß auch die Kennzeichnung als geisteskrank die Wiederaufnahme der Berufstätigkeit unnötig erschwert. Hier sind aber oft die Angehörigen zurückhaltend, und es ist ja auch begreiflich, daß sie auf Grund früherer Erfahrungen mit dem Kranken im Beginn des Leidens Bedenken haben und sich zunächst noch gegen eine Wiederaufhebung der Entmündigung sträuben. Vielleicht kommt aber gerade für solche Fälle die oben schon erwähnte Umwandlung in den leichteren Grad der Entmündigung in Betracht. In Belgien hat man dafür den Begriff der Halbentmündigten (demi-interdits) geschaffen (Alexander und Nyssen).

Für die *Ehescheidung wegen Geisteskrankheit* wird eine unbehandelte Paralyse die nötigen Voraussetzungen abgeben, vorausgesetzt daß eine Krankheitsdauer von drei Jahren während der Ehe erreicht ist. Allerdings besteht unter diesen Umständen wegen des dann in unmittelbare Nähe gerückten Todes praktisch oft kein Bedürfnis, die Ehescheidung noch durchzuführen. Seit Einführung der Fieberbehandlung hat sich auch die Anwendungsfähigkeit des § 1569 BGB. in bezug auf die Paralyse erheblich geändert. Zunächst muß man den Erfolg einer Fieberbehandlung abwarten. Ist auch nach 1½ bis 2 Jahren, eventuell nach einer zweiten Infektionsbehandlung, kein Fortschritt zu verzeichnen, so besteht nach allgemeiner Erfahrung in der Tat wohl keine wesentliche Hoffnung auf weitere Besserung, und auf den *Defekt*geheilten (der Ton liegt hier auf Defekt) würde nach meiner Auffassung der § 1569 durchaus noch anzuwenden sein. Gerade bei diesen Fällen halte ich die Ehescheidung auch praktisch unter Umständen für erforderlich, weil, wie wir gesehen haben, diese defektgeheilten Paralytiker in ihrer sozialen Unbrauchbarkeit unter Umständen noch sehr lange am Leben bleiben und in ihrer stumpfen Gleichgültigkeit in der Tat keine geistige Gemeinschaft mit dem Ehegatten mehr zu haben vermögen.

Eine *Anfechtung* der Ehe nach § 1333 kommt wegen Paralyse praktisch kaum je in Frage, denn eine um die Zeit der Eheschließung vorhandene Paralyse würde die Ehe ja nach § 1325 nichtig machen. Dagegen kann ein Ehegatte dann die Ehe anfechten, wenn der andere Ehegatte paralytisch wird, unter der Voraussetzung, daß dies die erste Gelegenheit darstellt, bei der der gesunde Ehegatte von der früheren Lues des Partners hört. Zweifellos würde ein Verschweigen der Lues vor der Eheschließung als Anfechtungsgrund genügen. Auf diese Weise müßten bei dem Wunsch nach Ehetrennung von dem paralytischen Ehegatten die drei Jahre, die der § 1569 verlangt, nicht abgewartet werden.

Zum Schluß sind noch einige Fragen öffentlich-rechtlicher Natur zu behandeln. Daß ein Paralytiker bei voller Ausprägung seiner Krankheitssymptome berufsunfähig ist, versteht sich von selbst, desgleichen daß er durch seine Erkrankung Anspruch auf Invalidenrente hat. Leider halten sich eine ganze Reihe von Krankenkassen, insbesondere die Mittelstandskrankenkassen, für berechtigt, im Falle einer Paralyse die Krankenhauskosten usw. zu verweigern, weil es sich hier um eine „selbstverschuldete" Krankheit handle. Meines Erachtens ist dieser moralisierende Standpunkt unberechtigt und erheischt dringend eine Reform. Es ist das Verdienst von J. Lange, auf diesen Mißstand mit allem Nachdruck hingewiesen zu haben.

In allen verantwortungsvollen Berufen bildet auch der „noch symptomlose“ oder nicht besonders auffällige Paralytiker eine große Gefahr. HARSOW berichtet über den Fall eines paralytischen Lokomotivführers, der mit seiner Maschine in einen Personenzug hineinfuhr. Dieses Vorkommnis war um so bemerkenswerter, als es sich um einen Kranken handelte, bei dem schon Monate zuvor Gedächtnisausfälle bemerkt worden waren, die den Arzt allerdings nicht veranlaßt hatten, genauer zu untersuchen. Mit Rücksicht auf ähnliche Fälle fordert ALLESSANDRINI regelmäßige Untersuchungen des in verantwortlichen Stellen arbeitenden Eisenbahnpersonals.

Nach der Fieberbehandlung tritt in einem großen Prozentsatz die Berufsfähigkeit wieder ein. Ich glaube, daß man da vielleicht noch in einem weiteren Maße entgegenkommend sein könnte, als das bis jetzt geschehen ist. Nur bei Beschäftigungen, die eine große eigene Verantwortung mit sich bringen, würde ich eine Berufsfähigkeit ablehnen. So würde ich es nach dem heutigen Stande unseres Wissens nicht für richtig halten, selbst gut geheilten Paralytikern den Autoführerschein anzuvertrauen oder sie etwa als Lokomotivführer tätig sein zu lassen. Auch bei anderen verantwortungsvollen Betätigungen als Richter, Arzt, Lehrer sollte man vorsichtig sein. Insbesondere vermag ich die entgegenkommendere Auffassung von WEYGANDT in bezug auf den Beruf als Lehrer nicht zu teilen.

Auch gegen den *Heiratskonsens* habe ich bei erfolgreich behandelten Kranken große Bedenken. Zwar braucht man eine Ansteckung mit Lues durch den ehelichen Verkehr beim Paralytiker kaum mehr zu befürchten (vgl. hierzu JAHNEL), aber die Unsicherheit der Zukunft ist nach dem, was wir heute wissen, wohl Hinweis genug, um die Verantwortung hier abzulehnen.

Eine Indikation zur Einleitung der *künstlichen Frühgeburt* kann die Feststellung einer Paralyse bei einer Gravida nicht bilden. Wie die Erfahrung gelehrt hat, bedeutet weder die Gravidität noch die Entbindung eine besondere Gefahr für Mutter und Kind. Ob das gelegentlich zu beobachtende rasche Fortschreiten der Paralyse nach der Entbindung mit den Vorgängen bei Gravidität und Geburt zusammenhängt, ist fraglich. Daß ein solches Fortschreiten nicht gesetzmäßig ist, zeigt ein Fall von HARTUNG, in dem einige Wochen nach der Geburt eine auffallende Remission eintrat. Zweckmäßig wäre es jedenfalls, wenn während der Schwangerschaft eine spezifische Kur durchgeführt werden könnte. Allerdings wird dadurch nicht immer verhindert, daß das Kind mit einer angeborenen Lues zur Welt kommt. Immerhin ist, wie namentlich PLAUT und GÖRING feststellen konnten, diese Gefahr nicht sehr groß, denn die Lues verliert im Laufe der Jahre ihre gefährliche Bedeutung für die Frucht, und etwa 12 Jahre nach der Ansteckung ist die Gefahr einer congenitalen Lues wohl nur noch gering. Da aber die Paralyse wohl meist erst nach Ablauf dieser Zeit auftritt, so werden speziell die Paralytikerkinder nicht so sehr gefährdet sein wie die Kinder von Eltern, deren Lues frisch ist[1]. (Vgl. hierzu auch die Arbeit MEGGENDORFERS über die Erblichkeit bei der Paralyse.) Eine Kontraindikation gegen eine Malariabehandlung scheint die Gravidität nach einer Beobachtung von UNGER nicht zu sein; in dem von ihm beobachteten Falle ist die Behandlung allerdings bereits im 2. bis 3. Schwangerschaftsmonat vorgenommen worden.

Literatur.

ALEXANDER et NYSSEN: La médicine légale de la paralysie générale sous son aspect actuel. J. de Neur. 29, 16 (1929). ALLERS: Untersuchungen über den Stoffwechsel bei der progressiven Paralyse. Berlin 1913. — Untersuchungen über den Stoffwechsel der Paralyse.

---

[1] Näheres über die Paralytikerkinder vgl. übrigens in dem Abschnitt von HAUPTMANN.

Z. Neur. **17**, 222 (1913). Allessandrini: Un caso di paralisi progressiva in macchinista ferroviario con esplosione subitanea della fenomenologie psichica. Il Manicomio **39**, 105 (1926). Alzheimer: Die Frühform der allgemeinen progressiven Paralyse. Allg. Z. Psychiatr. **52**, 533 (1896). (Hier Literatur.) — Histologische Studien zur Differentialdiagnose der progressiven Paralyse. Histol. u. Histopath. Arb. herausg. v. Nissl, **1**, 18 (1904). — Die stationäre Paralyse, anatomischer Teil. Zbl. Nervenheilk. **30**, 708 (1907). Amsel und Halber: Z. Immun.-forschg **42**, 89. (Zitiert nach Jacobsohn.)

Banse und Roderburg: Bemerkungen über die progressive Paralyse mit besonderer Berücksichtigung der Halluzinationen. Z. Neur. **25**, 99 (1914). Belloni: Epilessia traumatica e paralisi progressiva. Riv. Pat. nerv. **28**, 1 (1923). Bendixsohn: Paralysediagnose bei psychopathisch veranlagten Verbrechern. Mon.schrift für Psychiatrie **39**, 104 (1916). Benedeck: Der heutige Stand der Behandlung der progressiven Paralyse. Berlin 1926. Berger: Herderkrankungen der Präfrontalregion. Arch. f. Psychiatr. **69**, 1 (1923). Bingel: Fehldeutungen von Encephalogrammen. Klin. Wschr. **7**, 2336 (1928). v. Bogaert: Erreurs de diagnostic: pseudoparalysie générale avec atrophie primaire, à l'autopsie: méningiome suprasellaire. J. de Neur. **29**, Nr. 4 (1929). Bonhoeffer: Über die Bedeutung der Kriegserfahrungen für die allgemeine Psychopathologie und Ätiologie der Geisteskrankheiten. Aus Handb. d. ärztl. Erf. i. Weltkrieg. Leipzig 1922. Bostroem: Metaluesprobleme. Klin. Wschr. **5**, 682 (1926). — Zur Frage der verworrenen Manie. Arch. f. Psychiatr. **76**, 671 (1926). — Zur Frage des Schizoids. Arch. f. Psychiatr. **77**, 32 (1926). — Über die Malariabehandlung der progressiven Paralyse. Ref. a. d. Versamml. bayer. Psychiater. München 1927. Allg. Z. Psychiatr. **85**, 75 (1927). — Abschnitt „Paralyse" im Jahresber. d. Psychiatr. u. Nervenklinik München. Arch. f. Psychiatr. **80**, 172 (1927). — Striäre Störungen. Dieses Handb. **2** (1928). — Störungen des Wollens. Dieses Handb. **2** (1928). — Katatone Störungen. Dieses Handb. **2** (1928). — Über die sogenannten Tabespsychosen. Klin. Wschr. **7**, Nr 40, 1915/1918 (1928). — Über die Auslösung endogener Psychosen durch beginnende paralytische Hirnprozesse und die Bedeutung dieses Vorgangs für die Prognose der Paralyse. Arch. f. Psychiatr. **86**, 151 (1928). — Rhythmus. In Birnbaums Handwörterbuch d. medizin. Psychol. Leipzig. Bratz: Obergutachten über die Frage der Dienstbeschädigung bei Paralyse. Entsch. Reichsversorggsger. **3**, 293 (1924). Brunet: Des cas de longue durée de la paralysie générale. Ann. méd.-psychol. **19**, 8e série. Buchholz: Über die akut verlaufenden Erkrankungen an Dementia paralytica. Arch. f. Psychiatr. **36**, 427 (1903). Bürger und Strauss: Motorische Untersuchung bei progressiver Paralyse. Arch. f. Psychiatr. **85**, 404 (1928). Bumke: Die Pupillenstörungen bei Geistes- und Nervenkrankheiten. 2. Aufl. Jena 1911. — Über die Schwankungen in der Häufigkeit der Paralyse in Deutschland. Arch. f. Psychiatr. **74**, 350 (1925). — Lehrbuch der Geisteskrankheiten. 3. Aufl. München 1929. Bunker: Loss of weight: Its importance as early symptom in general paresis. Arch. of Neur. **16**, 63 (1926). — Juvenile Paresis, its salient characteristics with special reference to infantilism. Amer. J. Syph. **10**, 553 (1926). — A note on type of onset in relation to clinical type in general paresis. Amer. J. Psychiatry **6**, 119 (1926).

Carrière: Schizophrenie im Verlauf malariabehandelter Paralyse und anderer chronischer Hirnaffektionen. Allg. Z. Psychiatr. **91** (1929). Claude: Paralysie générale et schizophrenie. J. de Neur. **27**, 740 (1927). Coenen: Progressive Paralyse und Mesaortitis syphilitica. Klin. Wschr. **5**, 22 (1926). Cornu: Un cas de tumeur cérébrale à forme psychoparalytique. Nouvelle Oconographie de la Salpêtrière **2**, 107 (1904). (Zitiert nach Goldstein.)

Darling: General paresis of the insane during senescence. Amer. J. Psychiatry **4**, 751 (1925). Dobrschansky: Über ein bei gewissen Verblödungsprozessen, namentlich der progressiven Paralyse auftretendes wenig bekanntes motorisches Phänomen. Jb. Psychiatr. **27** (1906). — Über einen Fall von Paralyse mit 14jähriger Remission. Jb. Psychiatr. **28**, 164 (1907). Doutrebente und Marchand: Un cas de paralysie générale de longue durée. Ann. méd.-psychol. **18**, 8. série. Dreyfus, G. L.: Isolierte Pupillenstörung und Liquor cerebrospinalis. Jena 1921.

Eicke: Über das Zusammentreffen negativer WaR. im Blut mit positiver im aktivierten, negativer im inaktivierten Liquor bei progressiver Paralyse. Z. Neur. **75** (1922).

Fauser: Endogene Symptomenkomplexe bei exogenen Krankheitsformen. Allg. Z. Psychiatr. **62**, 165 (1905). Fischer, M.: Exogene Faktoren bei schizophrenen Psychosen. Arch. f. Psychiatr. **83**, 779 (1928). Fleck: Über die Malaria- und Recurrensbehandlung der Paralyse. Arch. f. Psychiatr. **75**, 562 (1925). — Über Malariatherapie bei Paralyse. Z. Neur. **96**, 312 (1925). — Zur Frage des klinischen Begriffs der Demenz. Klin. Wschr. **5**, Nr 31 (1926). Foerster, O.: Zur Analyse und Pathophysiologie der striären Bewegungsstörungen. Z. Neur. **73**, 1 (1921). Forster, E.: Spirochätenfunde bei mit Malaria behandelten Paralytikern. Münch. med. Wschr. 1925, 2197. — Eine einfache Methode, dem Blutbilde gleichwertige Liquorzellbilder zu erhalten. Münch. med. Wschr. 1928, 1453. — Zur Technik der Liquorzellbilder. Münch. med. Wschr. 1928, 1877. Fritzsche, Irene: Atypische serologische Befunde bei Paralyse, Tabes dorsalis und Lues cerebrospinalis. Arch. f. Psychiatr. **86**, 74

(1929). Fuchs, W.: Zur Klinik der progressiven Paralyse. Repertorium d. prakt. Med. 5, H. 8. Gaupp: Die stationäre Paralyse. Zbl. Nervenheilk. u. Psychiatr. 30, 696 (1907). Geratovitsch: Über Malariatherapie bei Paralyse. Arch. f. Psychiatr. 78, 64 (1926). Gerstmann: Zur Frage der Umwandlung des klinischen Bildes der Paralyse in eine halluzinatorisch-paranoide Erscheinungsform im Gefolge der Malariabehandlung. Z. Neur. 93, 200 (1924). — Die Malariabehandlung der progressiven Paralyse. 2. Aufl. Wien 1928. Gerweck: Drei Fälle von Halluzinose bei progressiver Paralyse. Münch. med. Wschr. 76, 631 (1929). Goldstein, Kurt: Die Funktionen des Stirnhirns und ihre Bedeutung für die Diagnose der Stirnhirnerkrankungen. Med. Klin. 1923, Nr 28 u. 29. Goldstein, M.: Adenocarcinom der Hypophyse und progressive Paralyse. Arch. f. Psychiatr. 54, 211 (1914). — Die Gelenkreflexe der Hand und ihre klinische Bedeutung. Z. Neur. 61, 1 (1920). Gozzano: Sui rapporti fra costituzione morfologica e forma clinica nella paralisi progressiva. Riv. sper. Freniatr. Arch. ital. Malatt. nerv. e ment. 51, 93 (1927). Gregor: Beiträge zur Psychopathologie des Gedächtnisses. Mschr. Psychiatr. 25, 218 (1909). Gregor u. Förster: Über die Zusammenhänge von psychischen Funktionen bei der progressiven Paralyse. Mschr. Psychiatr. 26 (Erg.-Heft), 42 (1909). — — Beiträge zur Psychologie der Aussage von Geisteskranken. 1. Mitt.: Progressive Paralyse. Mschr. Psychiatr. 28, 290 u. 428 (1910). Grosz u. Sträussler: Zur Frage der forensischen Bedeutung der Wagner-Jaureggschen Paralysebehandlung. Z. Neur. 111, 485 (1927). — Gründler: Konstitutionsuntersuchungen an Paralytischen. Mschr. Psychiatr. 61, 283 (1926). Grünthal: Über das Symptom der Einstellungsstörung bei exogenen Psychosen. Z. Neur. 92, 255 (1924). Gruhle u. Ranke: Nissls Beiträge zur Frage nach der Beziehung zwischen klinischem Verlauf und anatomischem Befund bei den Geisteskrankheiten 1, 47 (1913). Guttmann u. Kirschbaum: Das encephalographische Bild der progressiven Paralyse und seine klinische Bedeutung. Z. Neur. 121, 590 (1929).

Häfner: Katatone Symptome bei progressiver Paralyse. Z. Neur. 68, 160 (1921). Halban: Zur Prognose der progressiven Paralyse. Jb. Psychiatr. 22, 358 (1902). Hanow: Fortschreitende Paralyse und höhere Gewalt. Z. Bahnärzte 22, 216 (1927). Harris: A simple test of diagnostic value in general paresis. Brit. med. J. 1926, 136. Hartung: Fall von Dementia paralytica und Geburt. Dtsch. med. Wschr. 39, 72 (1913). Hassmann u. Zingerle: Beitrag zur Kenntnis der Verlaufsformen der progressiven Paralyse. Neur. Zbl. 32, 10 (1913). Hauptmann: Die Vorteile der Verwendung größerer Liquormengen („Auswertungsmethode") bei der Wassermannschen Reaktion in der neurologischen Diagnostik. Dtsch. Z. Nervenheilk. 42, 240 (1911). Hautrive, Dardenne et Focquet: Symptomes schizophréniques et paralysie générale de seconde génération. J. de Neur. 28, 631 (1928). Haymann: Einige Bemerkungen über Prodromal- und Initialerscheinungen der progressiven Paralyse. Z. Neur. 29, 84 (1915). Hegar, Aug.: Charakterveränderungen in der Remission der progressiven Paralyse. Psychiatr.-neur. Wschr. 9, Nr 26. Henneberg: Hirntumor und Taboparalyse. Neur. Zbl. 21, 518 (1902). Hermann, I. S.: Über organische Contracturen bei progressiver Paralyse. Zbl. Nervenheilk. 30 (N. F. 18), 31 (1907). Herrmann u. Herrnheiser: Encephalographiestudie I. Z. Neur. 96, 730 (1925). Herschmann: Über den klinischen Verlauf der progressiven Paralyse im Senium. Med. Klin. 17, 1225 (1921). — Über paralyseähnliche Zustände nach Intoxikationen durch Veronal und chemisch verwandten Schlafmitteln. Arch. f. Psychiatr. 70, 623 (1924). Herzig: Zur Frage einer eventuellen Kriegsparalyse. Wien. klin. Wschr. 32, 1207 (1919). — Paralyse und Krieg. Z. Neur. 55, 148 (1920). Hirschl u. Marburg: Syphilis des Nervensystems. Wien 1914. Hoche: Die Frühdiagnose der progressiven Paralyse. 2. Aufl. Halle 1900. — Dementia paralytica. Handb. d. Psychiatr., herausgeg. v. Aschaffenburg. Leipzig 1912. — Die Heilbarkeit der progressiven Paralyse. Z. Neur. 43, 430 (1918). — Die Entstehung der Symptome bei der progressiven Paralyse. Dtsch. Z. Nervenheilk. 68/69, 99 (1921). — Die Behandlung der progressiven Paralyse. Schweiz. med. Wschr. 55, 133 (1925). Hoff u. Schilder: Die Lagereflexe des Menschen. Wien 1927. Hollos u. Ferenczi: Zur Psychoanalyse der paralytischen Geistesstörung. Leipzig, Wien, Zürich 1922. Homburger: Psychopathologie des Kindesalters. Berlin 1926. Hoppe: Befunde von Tumoren oder Cysticerken im Gehirne Geisteskranker. Mschr. Psychiatr. 25 (Erg.-Heft), 32 (1909). Horn: Die Bewegungsstörungen bei der progressiven Paralyse. Z. Neur. 105, 120 (1926). Hussels: Beiträge zur Kenntnis der juvenilen Paralyse mit besonderer Berücksichtigung der Augensymptome. Allg. Z. Psychiatr. 73, 555 (1917).

Isserlin, M.: Die pathologische Physiologie der Sprache. Erg. Physiol. 29 (1929).

Jacobsohn: Über die Blutgruppenzugehörigkeit der Paralytiker. Z. Neur. 105, 810 (1926). Jahnel: Paralytikerorganismus und Spirochaete. Zbl. Neur. 42 (1925). — Über die Möglichkeit von Syphilisübertragung durch Paralytiker und Tabiker. Wien. klin. Wschr. 1928, Nr 28. — Über den heutigen Stand der ätiologischen Paralyse- und Tabesforschung. Fortschr. Neur. 1, 66 (1929). Jahnel u. J. Lange: Ein Beitrag zu den Beziehungen zwischen Framboesie und Syphilis: die Framboesieimmunität von Paralytikern. Münch. med. Wschr. 1925, 1452. — Ein weiterer Beitrag zur Frage der Immunitätsbeziehungen zwischen Framboesie und Syphilis: Eine gelungene Übertragung von Framboesie aus Sumatra auf einen Fall von progressiver Paralyse. Münch. med. Wschr. 1927, 1487. Jahrreiss: Die Paralysebewegung an der Psychiatrischen und Nervenklinik der Universität Leipzig in den Jahren 1905—1922. Zugleich ein Beitrag zur Frage nach der prophylaktischen Wirkung des Salvarsans. Z. Neur. 89, 534 (1924). Jakob, A.: Über Entzündungsherde und miliare Gummen im Großhirn bei Paralyse (mit besonderer Berücksichtigung der Entzündungserscheinungen bei Anfallsparalysen). Z. Neur. 52, 7 (1919). — Zur Klinik und pathologischen Anatomie der stationären Paralyse. Z. Neur. 54, 117 (1920). — Die Histopathologie im Dienste der psychiatrischen Krankheitsforschung. Arch. f. Psychiatr. 81, 68 (1927). Jaspers: Allgemeine Psychopathologie. 2. Aufl. Berlin 1920. Johannes: Über Sinnestäuschungen bei Paralyse. Arch. f. Psychiatr. 82, 619 (1928). Jossmann u. Steenaerts: Über Malariabehandlung der progressiven Paralyse. Mschr. Psychiatr. 56 (1924). Jungmichel: Zur Frage von „progressiver Paralyse und Mesaortis luetica (Aortenaneurysma)". Allg. Z. Psychiatr. 89, 333 (1929). Junius u. Arndt: Über die Deszendenz der Paralytiker. Z. Neur. 17, 303 (1913).

Kafka: Atypische serologische Befunde bei Paralyse und ihre Bedeutung. Z. Neur. 56, 260 (1920). Kahlmeter: Drei Fälle von Tabes bzw. progressive Paralyse vortäuschendem Hypophysentumor. Dtsch. Z. Nervenheilk. 54, 173 (1916). Kalb: Beiträge zur Belastungsfrage bei der Paralyse. Z. Neur. 34, 391 (1916). Kalnin: Der paralytische Prozeß und die Zentren des extrapyramidal-motorischen Systems. Z. Neur. 89, 310 (1924). Kanner: Die Rassenprognose der progressiven Paralyse. Z. Neur. 108, 680 (1927). Kauffmann, M.: Zur Pathologie der Größenideen. Allg. Z. Psychiatr. 65, 272 (1908). Kaufman, Irene W.: Psychologische Kontrolle der Heilwirkung der Malariafieberbehandlung bei progressiver Paralyse. Wien. klin. Wschr. 1929, Nr. 24. Kehrer-Kretschmer: Die Veranlagung zu seelischen Störungen. Berlin 1924. Keller: Die Gewichtsverhältnisse bei der progressiven Paralyse. Inaug.-Diss. Freiburg 1904. Kern: Über das Vorkommen des paranoischen Symptomenkomplexes bei progressiver Paralyse. Z. Neur. 4, 12 (1911). Kiely: Simulation of decerebrate rigidity in two paretics. Amer. J. Syph. 11, 532 (1927) (Ref.: Zbl. Neur. 43, 479 (1928)). Kihn: Die Behandlung der quartären Syphilis. München 1927. Kirschbaum: Zur Histopathologie der mit Malaria behandelten progressiven Paralyse. Arch. f. Psychiatr. 73, 526 (1925). — Tertiär luische Erscheinungen bei progressiver Paralyse besonders nach Malariabehandlung. Dtsch. Z. Nervenheilk. 96, 61 (1927). Kirschbaum u. Kaltenbach: Weitere Ergebnisse bei der Malariabehandlung der progressiven Paralyse. Z. Neur. 84, 297 (1923). Klages: Wesen des Rhythmus. In Pallat und Hilker: Künstlerische Körperschulung. Breslau 1925. — Die Grundlagen der Charakterkunde. 4. Aufl. d. Prinzipien der Charakteriologie. Leipzig 1926. Kleist: Die gegenwärtigen Strömungen in der Psychiatrie. Allg. Z. Psychiatr. 82 (1925). Klieneberger: Über die juvenile Paralyse. Allg. Z. Psychiatr. 65, 936 (1908). — Klinische Betrachtungen über die progressive Paralyse, Tabes und Lues cerebrospinalis und die Bedeutung äußerer Ursachen, insbesondere des Krieges bei diesen Erkrankungen. Arch. f. Psychiatr. 70, 286 (1924). Knigge: Über tertiär-syphilitische Hauterscheinungen malariabehandelter Paralysen. Arch. f. Psychiatr. 86, 493 (1929). Kolb: Eine vergleichende internationale Paralysestatistik. Z. Neur. 96, 1 (1925). Kollmeier: Krieg und progressive Paralyse. Arch. f. Psychiatr. 62, 92 (1920). Korbsch, H.: Über die paralyseähnliche Verlaufsart des Tumor cerebri. Ein Fall von multiplem metastatischem Carcinom. Arch. f. Psychiatr. 72, 165 (1924). Krabbe: Über Paralysis agitans-ähnlichen Tremor bei Dementia paralytica. Z. Neur. 9, 571 (1912). Kraepelin: Das Rätsel der Paralyse. Naturwiss. 12, 1121 (1924). — Klinische Psychiatrie. I. 9. Aufl. Leipzig 1927. — Klinische Psychiatrie. II. 9. Aufl. Leipzig. Krueger: Paralytische Anfälle, ihre Genese und Bedeutung für den Verlauf der Paralyse. Z. Neur. 80, 454 (1922). Kuhl, Anna: Über die Demenzformen bei der progressiven Paralyse. Inaug.-Diss., München.

Laforce: Zur Frage der hereditären Paralyse der Erwachsenen. Z. Neur. 9, 443 (1912). Lange, Joh.: Klinisch-genealogischer Beitrag zur Katatonie. Mschr. Psychiatr. 59, 1 (1925). — Die endogenen und reaktiven Gemütserkrankungen. Dieses Handb. 6 (1928). — Psychiatrie des praktischen Arztes. Klin. Lehrkurse d. Münch. med. Wschr. 9, München 1929. Lange-Lüddeke: Rhythmus und Takt bei Gesunden und Geisteskranken. Z. Neur. 113, 1 (1928). Langer: Die Häufigkeit der luetischen Organveränderungen insbesondere der Aortis luica. Münch. med. Wschr. 1926, Nr. 43, 1782. Lechelle, Baruk et Ledoux-Lebhard: Etude clonique d'un cas de tumeur cérébrale (probablement frontale) ayant simulé la paralysie générale. Bull. Soc. méd. Hôp. Paris 43, 785 (1927). Leppmann: Paralyse, Malariabehandlung und Strafrecht. Ärztl. Sachverst.ztg 34, 159 (1928). Leyser: Zum Problem der Iteration. Mschr. Psychiatr. 55, 175 (1924). Lhermitte: Les paralysies générales prolongées. Encéphale 16, 33 (1921). Lichter: Sur le prognostic de la forme hypochondiaque de la paralysie générale progressive. Bull. Soc. roum. Neur. etc. 3, 102 (1926). Liepmann: Über Störungen des Handelns bei Gehirnkranken. Berlin 1905. Lissauer: Über einige Fälle atypischer progressiver Paralyse. Bearb. v. Storch. Mschr. Psychiatr. 9, 401 (1901). Loew, K.: Zur Frage der stationären Paralyse. Arch. f. Psychiatr. 69, 278 (1923).

MAELTZER: Zur katatonen Form der progressiven Paralyse. Arch. f. Psychiatr. **57**, 365 (1917). MAGUNNA: Die Veränderung des klinischen Krankheitsbildes der progressiven Paralyse durch die Malariabehandlung. Arch. f. Psychiatr. **88**, 615 (1929). MARCHAND et COURTOIS: Traumatisme craniocérébral. Contamination spezifique. Paralysie générale trois ans plus tard. Bull. Soc. méd. Hôp. Paris **44**, 797 (1928). MARIE: Hypothermie chez un paralytique général. Bull. Soc. Méd. ment. **7**, 126 (1914). MARKUSZEWICZ: Ein Fall von progressiver Paralyse mit einer ungewöhnlichen Reaktion auf die Malariabehandlung. Z. Neur. **99**, 218 (1925). MAYER-GROSS: Nachwort zu der Arbeit von Kurt Westphal. Z. Neur. **110**, 607 (1927). MEGGENDORFER: Kraepelins psychologische Arbeiten. V. 427. — Über Syphilis in der Ascendenz von Dementia praecox-Kranken. Dtsch. Z. Nervenheilk. **51**, 442 (1914). — Die Disposition zur Paralyse. Med. Klin. **1920**, Nr. 12, 305. — Über den Ablauf der Paralyse. Z. Neur. **63**, 9 (1921). — Über die Rolle der Erblichkeit bei der Paralyse. Z. Neur. **65**, 18 (1921). MENNINGER v. LERCHENTHAL: Zur pyrogenetischen Therapie der Dementia praecox. Z. Neur. **97**, 460 (1925). MICHEL u. WEEBER: Beitrag zur forensischen Beurteilung der Paralyseremission nach Malariabehandlung. Wien. med. Wschr. **1928**, II, 925. MINKOWSKI, E.: La Schizophrénie. Psychopathologie des schizoïdes et des schizophrènes. Schweiz. Arch. Neur. **22** (1928). — La notion de perte de contact vital avec la réalité et ses applications en psychopathologie. Paris: Jouve & Cie. 1926. — Bergsons conceptions as applied to psychopathology. J. nerv. Dis. **63**, 553 (1926). MINKOWSKI et TISON: La psychologie comparé des paralytiques généraux et des schizophrènes. Encéphale **19**, 200 (1924). MÖLLENHOFF: Über einen Fall von Brompsychose. Mschr. Psychiatr. **67**, 364 (1928). MÖNKEMÖLLER: Zur Geschichte der progressiven Paralyse. Z. Neur. **5**, 500 (1911). MOREIRA u. VIANNA: Die allgemeine progressive Paralyse bei Greisen. Z. Neur. **18**, 187 (1913). MÜLLER, CHR.: Kongenitale Lues und progressive Paralyse. Münch. med. Wschr. **55**, 1986 (1908).

NAECKE, P.: Erblichkeit und Prädisposition resp. Degeneration bei der progressiven Paralyse der Irren. Arch. f. Psychiatr. **41** (1906). — Der endogene Faktor in der Pathogenese der Paralyse. Z. Neur. **18**, 280 (1913). NASSE: Einiges zur allgemeinen Paralyse der Irren. Allg. Z. Psychiatr. **42**, 316 (1886). NEEL: Über den Zell- und Eiweißgehalt der normalen Spinalflüssigkeit sowie über die Bedeutung der kleinen Zunahmen an Zellen und Eiweiß. Schweiz. Arch. Neur. **15**, 70 (1914) und **17**, 3 (1925). NEISSER, C.: Die paralytischen Anfälle. Stuttgart 1894. NIKOLAJEVSKIJ: Ein Fall von progressiver Paralyse im Alter von 72 Jahren. Sovrem. Psichonevr. (russ.) **5**, 309 (1927). (Ref.: Zbl. Neur. **49**, 479) (1928). NONNE: Juvenile Paralyse infolge acquirierter Lues. Z. Neur. R. **7**, 619 (1913). — Über Syphilis congenita in drei Generationen. Festschr. d. Eppendorfer Krankenh., S. 106. Hamburg 1914. — Klinische und anatomische Mitteilung über einen ausschließlich auf Grund der Liquorreaktionen diagnostizierten Frühfall von Paralyse. Neur. Zbl. **33**, 1074 (1914). — Ein weiterer Fall von alkohologener reflektorischer Pupillenstarre. Neur. Zbl. **7/8** (1915). — Über die Frage der Heilbarkeit der Dementia paralytica. Dtsch. Z. Nervenheilk. **58**, 33 (1918). — Syphilis und Nervensystem. 5. Aufl., 1924. NONNE u. WOHLWILL: Über einen klinisch und anatomisch untersuchten Fall von isolierter reflektorischer Pupillenstarre bei Fehlen von Paralyse, Tabes und Syphilis cerebrospinalis. Neur. Zbl. **1914**, Nr. 10.

OBERHOLZER: Spontaner Zahnausfall bei Paralyse. Z. Neur. **9**, 348 (1912). OESCHEY, OTTMAR: Die Bedeutung der präpsychotischen Persönlichkeit für das klinische Bild der Paralyse. Inaug.-Diss., München 1928. OLIVEIRA RIBEIRO: Contribution à l'étude des aortites dans la paralysie générale. Mom. do Hosp. de Juquery. **2**, 237 (1925). (Ref.: Neur. Zbl. **47**, 579 1927). OPPENHEIM: Über Vortäuschung von Tabes und Paralyse durch Hypophysentumor (Pseudotabes pituitaria). Z. Neur. **25**, 527 (1914). OSTERTAG: Zur Pathogenese und Pathologie der Paralyse. Mschr. Psychiatr. **68**, 430 (1928). OSTMANN: Ergebnisse der Herzsektion bei 350 Paralytikern und 15 Tabikern. Dtsch. med. Wschr. **52**, 1554 (1926).

PADÉANO: Un cas de paralysie générale à forme paranoide, d'emblée avec bradyphrénie, raideur parkinsonienne et crises d'aboiement par syphilis mésocéphalique concomitante. Bull. Soc. roum. Neur. etc. **3**, 18 (1926). — PADOVANI: D'un singolare e non frequente disturbo verbale in una demente paralitica (palilalia monosillabica). Atti Accad. Sci. med. e natur. Ferrara **97**, 29 (1923) (Ref.: Neur. Zbl. **37**, 418 [1924]). PATSCHKE: Zentral bedingte Schmerzattacke mit hohem Fieber bei Paralyse. Neur. Zbl. **31**, 752 (1912). PATZIG: Zur Frage der Aortitis und Konstitution bei progressiver Paralyse. J. Psychol. u. Neur. **39**, 455 (1929). PERITZ: Zur Psychopathologie des Rechnens. Dtsch. Z. Nervenheilk. **61**, 234 (1918). PERNET: Über die Bedeutung von Erblichkeit und Vorgeschichte für das klinische Bild der progressiven Paralyse. Berlin 1917. PETTE: Über den Eisengehalt der Hirnrinde und der Meningen bei syphilitischen Erkrankungen des Zentralnervensystems. Münch. med. Wschr. **1925**, S. 894. PFEIFER, B.: Zur Symptomatologie der progressiven Paralyse (Korssakowsche Psychose und delirante Zustände). J. Psychol. u. Neur. **37**, 274 (1928). PFEIFFER: Psychiatr.-neur. Wschr. **1926**, Nr 29. PICK: Über eine neuartige Form von Paramnesie. Jb. Psychiatr. **20**, 1 (1901). — Mschr. Psychiatr., Beiheft **13**, 178 (1921). — Zur Zerlegung der „Demenz". Mschr. Psychiatr. **54**, 3 (1923). PILCZ: Untersuchungen über die Blutgruppenzugehörigkeit bei Geisteskranken.

Jb. Psychiatr. **45**, 120 (1926). Pilcz, A.: Krieg und progressive Paralyse. Wien. med. Wschr. **67**, 2023 (1917). — Die weiteren Lebensschicksale von Kindern, welche während des Bestehens einer mütterlichen Geistes- oder Nervenkrankheit geboren sind. Jb. Psychiatr. **43**, 103 (1924). Pirilä: Ein Fall von frühzeitiger progressiver Paralyse. Arb. path. Inst. Helsingfors, N. F. **3**, 461 (1925). (Ref.: Zbl. Neur. **42**, 219 [1926]). Plaut: Die Lues-Paralyse-Frage. Allg. Z. Psychiatr. **66**, 340. — Die Wassermannsche Reaktion bei der Paralyse. Z. Neur. **56**, 295 (1920) und **59** (1920). — Über Recurrensimpfung. Dtsch. med. Wschr. **1925**, Nr 10. — Paralysestudien bei Negern und Indianern. Berlin 1926. — Pathologie des Liquor cerebrospinalis. Wien. klin. Wschr. **1927**, Nr 51/52. — Untersuchungen über die Rolle der Milz für die Aufrechterhaltung der isolierten Gehirnspirochätose bei Recurrens-Ratten. Klin. Wschr. **7**, 301 (1928). — Über gelungene Reinfektion mit Impfrecurrens und über die Ursachen der Recurrensimmunität beim Menschen. Dtsch. med. Wschr. **1928**, Nr 11. — Normale und pathologische Physiologie des Liquor cerebrospinalis. Handb. d. norm. u. pathol. Physiol., herausgeg. v. Bethe, **10**, Berlin 1928. — Klinische Verwertung der Liquoruntersuchung vom Standpunkt des Neurologen. Handb. d. Haut- u. Geschlechtskrankh., herausgeg. v. Jadassohn, **17**, Teil I, Berlin 1929. Plaut u. Ehrismann: Die Serodiagnostik im Dienste der Syphilis- und Paralysestatistik. Z. Neur. **106**, 1 (1926). Plaut u. Göhring: Untersuchungen an Kindern und Ehegatten von Paralytikern. Münch. med. Wschr. **58**, 1959 (1911). Plaut u. Spielmeyer: Zur Frage der Heilbarkeit der Paralyse. Zbl. Neur. **31**, 464 (1923). Plaut u. Steiner: Die Recurrenstherapie der syphilogenen Nervenkrankheiten. Zbl. Neur. **94**, 153 (1924). Plaut u. Wassermann: Über das Vorhandensein syphilitischer Antistoffe in der Cerebrospinalflüssigkeit von Paralytikern. Dtsch. med. Wschr. **1906**, Nr 44. Pönitz: Paralyseprobleme. Münch. med. Wschr. **1923**, Nr. 23, 729. — Der defektgeheilte Paralytiker. Z. Neur. **113**, 703 (1928). — Zur klinischen und sozialen Bedeutung des defektgeheilten Paralytikers. Münch. med. Wschr. I **1929**, 953. Pohlisch, Kurt: Über psychische Reaktionsformen bei Arzneimittelvergiftungen. Mschr. Psychiatr. **69**, 200 (1928). Poschoga: Über den Ursprung des paralytischen Größenwahns. Z. Neur. **106**, 792 (1926). Proescher u. Arkush: On the pathology and laboratory diagnosis of paresis. J. nerv. Dis. **67**, 21 (1928).

Raecke: Statistischer Beitrag zur Ätiologie und Symptomatologie der progressiven Paralyse. Arch. f. Psychiatr. **35**, 547 (1902). — Die Lehre von der progressiven Paralyse im Lichte neuerer Forschungsergebnisse. Arch. f. Psychiatr. **56**, 713 (1916). Rahner: Differentialdiagnostische Probleme aus dem Gebiet der syphilitischen Erkrankungen des Zentralnervensystems. Inaug.-Diss., München 1927. Raphael u. Shermann: Juvenil paresis associated with hypopituitarism and sympathicotonic trend. J. nerv. Dis. **55**, 194 (1922). Reichardt: Arbeiten aus der Psychiatrischen Klinik zu Würzburg. H. 6, Jena 1911; H. 7, Jena 1912; H. 8, Jena 1914. — Einführung in die Unfalls- und Invaliditäts-Begutachtung. Jena 1916. — Psychiatrie. 2. Aufl. Jena 1918. — Hirnstamm und Psychiatrie. Mschr. Psychiatr. **68**, 470 (1928). v. Rhoden: Über die Pathologie der Paralytikerfamilie. Z. Neur. **37**, 110 (1917). Riebeling: Über einen Fall von Taboparalyse mit epileptischen Krämpfen. Zbl. Neur. **49**, 806 (1928). Rittershaus: Die klinische Stellung des manisch-depressiven Irreseins. Z. Neur. **56**, 10 (1920). Rosenberg: Die Erinnerungstäuschungen der „reduplizierenden Paramnesie". Z. Pathopsychol. **1** (1912). Rosenfeld, M.: Über psychische Störungen bei Schußverletzung beider Frontallappen. Arch. f. Psychiatr. **57**, 84 (1917). Rühle: Ein Fall von Hirntumor bei Paralyse. Zbl. Nervenheilk., N. F. **20**, 233 (1909). Rümke: Zur Phänomenologie und Klinik des Glücksgefühls. Berlin 1924.

Salinger: Die forensische Bedeutung der Malariabehandlung der Paralyse. Mschr. Kriminalpsychol. **19**, 531 (1928). v. Sarbo: Ein geheilter Fall von Fettembolie des Gehirns nach Unterschenkelbruch, im Bilde der progressiven Paralyse verlaufend. Klin. Wschr. **4**, Nr 40 (1925). Seelert: Untersuchungen der Familienangehörigen von Paralytikern und Tabikern auf Syphilis und damit zusammenhängende nervöse Störungen, unter besonderer Berücksichtigung des Infektionstermins dieser Paralytiker und Tabiker. Mschr. Psychiatr. **41**, 327 (1917). — Verbindung endogener und exogener Faktoren in dem Symptomenbild und der Pathogenese von Psychosen. Berlin: Karger 1919. Siemerling: Jahresversammlung des Vereins der deutschen Irrenärzte. Allg. Z. Psychiatr. **58**, 697 (1901). Spaar: Zur Frage der Brauchbarkeit der von I. S. Harris angegebenen Probe bei progressiver Paralyse. Allg. Z. Psychiatr. **89**, 152 (1928). Spatz: Über den Eisennachweis im Gehirn. Z. Neur. **77**, 261 (1922). — Das Luescerebri-Paralyse-Problem und die pathogenetische Bedeutung des Ausbreitungsweges. Schweiz. Arch. Neur. **16**, 153 (1925). — Zur Pathologie und Pathogenese der Hirnlues und der Paralyse. Z. Neur. **101**, 644 (1926). — Anatomische Abteilung. Aus dem Jahresbericht der Psychiatrischen und Nervenklinik München. Arch. f. Psychiatr. **80**, 272 (1927). — Die paralytischen Veränderungen. In Bumkes Lehrbuch der Geisteskrankheiten. München 1929. Specht: Vegetatives System und Geistesstörung. Z. Neur. **84**, 438 (1923). Spielmeyer: Die progressive Paralyse. In Lewandowskys Handb. d. Neurol. **3**. Berlin 1912. — Paralyse, Tabes, Schlafkrankheit. Erg. Neur. **1**, 217. Jena 1912. — Über Versuche der anatomischen Paralyseforschung zur Lösung klinischer und grundsätzlicher Fragen. Z. Neur. **97**,

287 (1925). — Die Bedeutung des lokalen Faktors für die Beschaffenheit der Entmarkungsherde bei multipler Sklerose und Paralyse. Arch. f. Psychiatr. 74, 359 (1925). — Über die pathologische Anatomie der progressiven Paralyse. Schweiz. med. Wschr. 55, Nr 15 (1925). — Versuche der theoretischen Neuroluesforschung zur Lösung therapeutischer Fragen. Verh. d. 38. Kongr. d. dtsch. Ges. f. inn. Med., S. 15. Wiesbaden 1926. Süsstrunk: Über die Beziehungen der progressiven Paralyse zu den Generationsvorgängen. Zbl. Gynäk. 49, 1436 (1925). Scharnke: Zur Ätiologie der progressiven Paralyse. Arch. f. Psychiatr. 62, 766 (1920). Schiffmann: Schizophrenie-ähnliche Bilder im Verlauf der progressiven Paralyse. Inaug.-Diss. München 1927. Schilder: Bemerkungen über die Psychologie des paralytischen Größenwahns. Z. Neur. 74, 1 (1922). — Einige Bemerkungen zu der Problemsphäre: Cortex, Stammganglien, Psyche, Neurose. Z. Neur. 74, 454 (1922). — Zur Psychologie und Klinik malariabehandelter Paralysen. Wien. klin. Wschr. 1924, Nr 20. — Entwurf zu einer Psychiatrie auf psychoanalytischer Grundlage. Leipzig 1925. — Zur Psychologie der progressiven Paralyse. Z. Neur. 95, 613 (1925). Schmidt-Kraepelin, T.: Über die juvenile Paralyse. Berlin 1920. (Hier Literatur.) — Beitrag zur Klinik der Paralysen mit langsamem Verlauf. Z. Neur. 101, 564 (1926). — Beitrag zur Kenntnis der serologischen und anatomischen Befunde bei Paralysen mit langsamem Verlauf. Z. Neur. 103, 144 (1926). Schneider, Carl: Die forensische Bedeutung der neuzeitlichen Paralysebehandlung. Dtsch. Z. gerichtl. Med. 7, 333 (1926). Schneider, Erich: Über erbliche Belastung bei atypischen Paralysen. Z. Neur. 97, 770 (1925). Schröder: Über Remissionen bei progressiver Paralyse. Mschr. f. Psychiatr. 32, 429 (1912). — Katatone Zustände bei progressiver Paralyse. Mschr. Psychiatr. 40, 30 (1916). Schrottenbach: Zur pathophysiologischen Auffassung der Anfälle und Delirien bei Paralysis progressiva. Mschr. Psychiatr. 31, 250 (1912). Schüle: Psychiatrie. Leipzig 1886. — Statistische Ergebnisse aus 100 Fällen von progressiver Paralyse. Jb. Psychiatr. 1902. Schultze, Friedrich: Zur Frage von der Heilbarkeit der Dementia paralytica. Dtsch. Z. Nervenheilk. 47/48, 714 (1913). Schulze, F. O.: Die Malariabehandlung der Paralyse. Dtsch. med. Wschr. 1925, 1856. Stanojevic: Über die Art des Gedächtnisabbaues bei Paralytikern. Arch. f. Psychiatr. 79, 170 (1926). — Verbale Amnesie für Farben als konstantes Phänomen bei der progressiven Paralyse. Serb. Arch. ges. Med. 29, 88 (1927). [Ref. Zbl. Neur. 47, 683 (1927).] Starlinger: Beitrag zur pathologischen Anatomie der progressiven Paralyse. Mschr. Psychiatr. 7, 1 (1900). Steck: Der striäre Symptomenkomplex in der progressiven Paralyse. Z. Neur. 97, 424 (1925). — Les syndromes extrapyramidaux dans les maladies mentales. Arch. suiss. Neur. 19/20 (1927). Steiner: Über die Infektionsbehandlung der Metasyphilis des Nervensystems und ihre theoretischen Grundlagen. Jkurse ärztl. Fortbildg 1924, H. 5, 14. — Klinik der Neurosyphilis. Handb. d. Haut- u. Geschlechtskrankh. Herausgeg. v. Jadassohn. Berlin 1929. Stern, W.: Die Intelligenz bei Kindern und Jugendlichen. Leipzig 1920. Stertz: Zum Verständnis der mangelnden Selbstwahrnehmung der eigenen Blindheit. Zugleich ein Beitrag zur Symptomatologie der Tabesparalyse. Z. Neur. 55, 327 (1920). — Das dystone Syndrom. Berlin: Karger 1921. — Störungen der Intelligenz. Dieses Handb. 1, 689 (1928). — Die neurasthenische Reaktion. Dieses Handb. 5, 19 (1928). — Einleitung zu „Die exogenen Reaktionsformen und die organischen Psychosen“. Dieses Handb. 7 (1928). — Über die Senkung des Persönlichkeitsniveaus als funktionelle Störung und als Defektsymptom. Mschr. Psychiatr. 68, 621 (1928). Stöcker: Über eigenartige Unterschiede im Pupillenbefund bei progressiver Paralyse der Erwachsenen und der juvenilen Form. Z. Neur. 26, 564 (1914). v. Stockert: Zur Psychologie des klinischen Demenzbegriffes. J. Psychol. u. Neur. 37, 373 (1928). — Über Umbau und Abbau der Sprache bei Geistesstörung. Abh. Neur. usw., H. 49. Berlin 1929. Sträussler: Spezifische Lues und progressive Paralyse. Mschr. Psychiatr. 66 (1927). Straszynski: Über das Ergebnis der Wassermannschen Reaktion innerhalb verschiedener Blutgruppen bei behandelter Lues. Klin. Wschr. 4, 1962 (1925).

Takéouchi: Un cas de démence paralytique infantile. Arch. de méd. des enfants 27, 280 (1924). [Ref.: Zbl. Neur. 39, 452 (1925).] Targowla et Schiff-Wertheimer: Paralysie générale de l'adulte et hérédosyphilis. Progrès méd. 55, 1217 (1927). Tietze: Gewerbsmäßige Abtreibungen durch eine vorgeschrittene paralytische Kranke. Psychiatr.-neur. Wschr. I 1929, 46. Tophoff: Über Remissionen bei der progressiven Paralyse. Z. Neur. 91, 190 (1924).

Unger: Erfolgreiche Behandlung einer an schwerer progressiver Paralyse erkrankten Schwangeren mit Impfmalaria. Med. Klin. 21, 1498 (1925). Urechia: Note sur l'état des ganglions de Gasser chez deux paralytiques avec chute et préoccupation dentaire. Arch. internat. Neur. 1, 1 (1922).

Vogt, C. u. O.: Zur Lehre der Erkrankungen des striären Systems. J. Psychol. u. Neur. 25, Erg.-H. 3, 732 (1920).

Wagner-Jauregg: Die Bedeutung der Blutgruppen für die Impfmalaria. Wien. klin. Wschr. 1929, Nr 1. Walter: Die lokaldiagnostische Bedeutung der positiven WaR. im Liquor. Mschr. Psychiatr. 69, 683 (1928). — Die Blut-Liquor-Schranke. Leipzig 1929. — Ergebnisse der Liquorforschung. Fortschr. Neur. 1, 109 (1929). Weichbrodt, R.:

Über die Entstehung von Größenideen. Arch. Psychiatr. **57**, 204 (1917). Westphal, Kurt: Über reduplizierende Paramnesie (Pick) und verwandte Symptome bei progressiver Paralyse. Z. Neur. **110**, 585 (1927). Weygandt: Die Kriegsparalyse und die Frage der Dienstbeschädigung. Münch. med. Wschr. **63**, 1186 (1916). — Die Geisteskrankheit im Kriege. Aus: Die Kriegsbeschädigungen des Nervensystems. Wiesbaden 1917. — Der heutige Stand der Behandlung der Metalues. Z. Neur. **96**, 7 (1925). — Soziale Einschätzung paralytischer Akademiker nach Infektionsbehandlung. Wien. klin. Wschr. **41**, 1013 (1928). Wickel: Über stationäre Paralyse. Allg. Z. Psychiatr. **71**, 360 (1914). Wilczkowski: Blutgruppenforschung bei Schizophrenie und progressiver Paralyse. Klin. Wschr. **6**, 168 (1927). Wildermuth: Schizophrene Zustandsbilder bei verschiedenen Erkrankungen des Zentralnervensystems. Allg. Z. Psychiatr. **85**, 1 (1926). Wilmanns: Lues, Paralyse, Tabes. Klin. Wschr. **4**, 1097 u. 1145 (1925). Wilson, S. A. Kinnier: Role of trauma in the etiology of organic functional nervous desease. J. amer. med. Assoc. **81**, 2172 (1923). — Wilson, Kinnier u. Rudolf: Case of mesencephalitic tremor with double Argyll Robertson pupil. J. of Neur. **3**, H. 1 (1922). Wimmer: Considérations médico-légales sur les paralytiques généraux guéris par la malaria-thérapie. Encéphale **23**, 569 (1928). Witte: Ein Beitrag zur pathologischen Anatomie der progressiven Paralyse. Z. Neur. **92**, 236 (1924). Woerner, Marg.: Delirante Zustandsbilder und Bewußtseinstrübungen im Verlauf der progressiven Paralyse. Inaug.-Diss., München. Wuth: Untersuchungen über die körperlichen Störungen bei Geisteskranken. Berlin 1922. — Neuere Ergebnisse biochemischer Forschung bei Psychosen und Nervenkrankheiten. Jber. ges. Neur. **7**, 17 (1925). — Körpergewicht, Endokrines System, Stoffwechsel. Dieses Handb. **3**, 154 (1928).

Zappert: Ein 6jähriges Kind mit progressiver Paralyse. Mitt. Ges. inn. Med. Wien **4**, Nr 8 (1905). Zingerle: Klinische Studien über Haltungs- und Stellreflexe. J. Psychol. u. Neur. **31**, 400 (1925).

Handbuch der Geisteskrankheiten

Herausgegeben von

Oswald Bumke-München

Inhaltsübersicht des Gesamtwerkes.

Erster Band: Allgemeiner Teil. I.

Mit 44 Abbildungen. VIII, 732 Seiten. 1928. RM 66.— geheftet, RM 68.80 gebunden.

Ziele, Wege und Grenzen der psychiatrischen Forschung. Von Prof. Dr. O. Bumke-München.

Geschichte der psychiatrischen Wissenschaft. Von Prof. Dr. K. Birnbaum-Berlin.

Die Ursachen der Geisteskrankheiten:

Vererbung, Keimschädigung. Von Oberarzt Dr. J. L. Entres-Eglfing bei München.
Im Leben erworbene körperliche äußere Ursachen. Von Dr. H. Korbsch-Münster i. W.

Im Leben erworbene psychische Ursachen. Von Prof. Dr. F. Kehrer-Münster i. W.
Strukturanalyse. Von Prof. Dr. F. Kehrer-Münster i. W.

Allgemeine Symptomatologie:

Pathologie der Wahrnehmung I: Über die Veränderung der Sinnesleistungen und die Entstehung der Trugwahrnehmungen. Von Privatdozent Dr. J. Stein-Heidelberg.
Pathologie der Wahrnehmung II: Psychopathologie und Klinik der Trugwahrnehmungen. Von Prof. Dr. W. Mayer-Groß-Heidelberg.
Die Störungen des Gedächtnisses. Von Prof. Dr. K. Schneider-Köln a. Rh.

Störungen des Denkens. Von Dr. W. Jahrreiss-München.
Störungen des Bewußtseins. Von Dr. W. Jahrreiss-München.
Störungen des Gefühlslebens. Temperamente. Von Prof. Dr. E. Kretschmer-Marburg.
Störungen der Intelligenz. Von Prof. Dr. G. Stertz-Kiel.

Zweiter Band: Allgemeiner Teil. II.

Störungen des Wollens, Handelns und Sprechens.

Mit 34 Abbildungen. VIII, 377 Seiten. 1928. RM 37.40 geheftet, RM 39.80 gebunden.

Störungen des Wollens. Von Prof. Dr. A. Bostroem-München.
Die psychoreaktiven (psychogenen) Symptombildungen. Von Prof. Dr. K. Birnbaum-Berlin.
Katatone Störungen. Von Prof. Dr A. Bostroem-München.

Striäre Störungen. Von Prof. Dr. A. Bostroem-München.
Aphasie, Apraxie, Agnosie. Von Prof. Dr. R. Thiele-Berlin.

Dritter Band: Allgemeiner Teil. III.

Körperliche Störungen.

Mit 77 Abbildungen. VI, 333 Seiten. 1928. RM 32.— geheftet, RM 34.40 gebunden.

Körperbau und seelische Anlage. Von Prof. Dr. F. Georgi-Breslau.
Die neurologischen Störungen bei Geisteskrankheiten. Von Prof. Dr. M. Rosenfeld-Rostock.
Puls, Blutdruck, vasomotorische Störungen, Blut-

vertellung. Von Prof. Dr. E. Küppers-Freiburg i. Br.
Körpergewicht, Endokrines System, Stoffwechsel. Von Prof. Dr. O. Wuth-München-Kreuzlingen.
Serologie der Geisteskrankheiten. Von Prof. Dr. V. Kafka-Hamburg.

Vierter Band: Allgemeiner Teil. IV.

VI, 421 Seiten. RM 44.— geheftet, RM 46.80 gebunden.

Allgemeine Therapie und Prophylaxe der Geisteskrankheiten. Von Obermed.-Rat Dr. P. Nitsche-Pirna (Elbe).

Forensische Beurteilung. Von Prof. Dr. W. Vorkastner-Frankfurt a. M.
Grenzgebiete der Psychiatrie. Von Prof. Dr. K. Birnbaum-Berlin.

Fortsetzung auf Seite IV